AF591033

BIBLIOTHÈQUE SCIENTIFIQUE CONTEMPORAINE

LES

MERVEILLES DU CORPS HUMAIN

SA STRUCTURE ET SON FONCTIONNEMENT

DU MÊME AUTEUR

Le Microscope et ses applications à l'étude des végétaux et des animaux (*Bibliothèque scientifique contemporaine*, J.-B. Baillière et Fils, 1888).

Les Exercices du corps. Le développement de la force et de l'adresse (*Bibliothèque scientifique contemporaine*, J.-B. Baillière et fils, 1890).

Contribution à l'étude physiologique du pneumogastrique chez les vertébrés inférieurs (*Comp. rend. Soc. de biologie*, 2 juin 1888).

Recherches sur la respiration du caïman (*Mém. soc. biologie*, 1888).

Sur les variations du rythme de la respiration chez les Sauriens (*Comp. rend. Soc. biologie*, 6 juillet 1889).

Sur les conditions physiques de la respiration aquatique (en collaboration avec M. Bataillon; *Comp. rend. Soc. biol.*, 26 octobre 1889).

Influence de l'excitation du pneumogastrique sur la circulation pulmonaire chez la grenouille (*Comp. rend. Acad. des sciences*, 25 novembre 1889).

De l'innervation vaso-motrice du poumon (*Comp. rend. Soc. biologie*, 21 décembre 1889).

Contribution à l'étude anatomique et physiologique du diaphragme chez les Batraciens (*Revue linnéenne*, février 1890).

Sur la cause de l'arrêt en expiration que présentent certains reptiles (*Revue linnéenne*, août 1890).

Influence de la double section des pneumogastriques sur la ventilation pulmonaire, et les échanges respiratoires chez les oiseaux (*Revue linnéenne*, décembre 1890).

Id., deuxième note (*Revue linnéenne*, janvier 1891).

Sur la digestion gastrique des oiseaux (*Revue linnéenne*, février 1891).

Sur les causes des troubles glycogéniques consécutifs à la section des vagues (*Comp. rend. Soc. biologie*, mars 1891).

Influence du pneumogastrique sur les phénomènes mécaniques et chimiques de la respiration chez les oiseaux (*Ann. Soc. linnéenne*, 1891).

Etude anatomique sur la myologie du membre postérieur du grand Fourmilier (en collaboration avec M. Bataillon; *Ann. Soc. linnéenne*, 1891).

Lyon. — Imp. Pitrat aîné, A. Rey successeur, 4, rue Gentil. — 3413.

LES MERVEILLES

Du Corps Humain

SA STRUCTURE ET SON FONCTIONNEMENT

PAR

E. COUVREUR

CHEF DES TRAVAUX DE PHYSIOLOGIE A LA FACULTÉ DES SCIENCES DE LYON

Avec 121 figures intercalées dans le texte

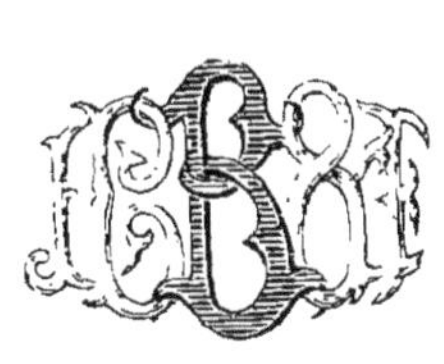

PARIS

LIBRAIRIE J.-B. BAILLIÈRE ET FILS

RUE HAUTEFEUILLE, 19, PRÈS DU BOULEVARD SAINT-GERMAIN

1892

INTRODUCTION

En dehors des médecins et des personnes qui s'occupent des sciences biologiques ; ceux qui ont une connaissance exacte de la structure du corps humain, et de la manière dont il fonctionne. sont assez rares.

C'est pourtant là, on peut le dire, une connaissance primordiale et dont l'utilité n'est pas à prouver. Le γνῶθι σεαυτὸν des anciens, qui s'appliquait surtout à l'âme, est encore plus indispensable quand il s'agit du corps. Ne serait-ce d'ailleurs qu'au simple point de vue de la curiosité, il nous semble qu'il est assez intéressant pour tout le monde de savoir comment l'homme est construit : la machine est admirable, mais combien son fonctionnement est plus admirable encore. On ne sait trop ce qui doit causer le plus d'étonnement, de la perfection des résultats obtenus ou de la simplicité des moyens mis en œuvre.

Mais nous dira-t-on, les médecins mettent des années à étudier le corps de l'homme tant au point de vue anatomique qu'au point de vue physiologique, et si intéressante que soit cette étude, tout le monde n'a pas les loisirs nécessaires pour s'y consacrer.

Evidemment l'étude de l'homme dans tous ses détails est longue et difficile, si longue, qu'elle n'est pas encore terminée depuis des siècles qu'on s'y applique ; mais ces détails ne sont utiles qu'au petit nombre ; ce qui est indispensable à tous, ce sont des notions générales, notions représentant dans leurs grandes lignes les résultats auxquels on est arrivé dans l'état actuel de la science. Ce sont ces notions, que nous nous proposons de présenter dans ce livre : celui qui l'aura lu ne pourra se dire ni anatomiste ni physiologiste, mais il aura appris à connaître et à admirer les deux grandes sciences qui sont la base de la biologie, cette science plus grande encore, qui nous fait pénétrer chaque jour dans la connaissance de ce mystère qu'on appelle *la vie*.

Et d'abord, qu'est-ce que cet homme que nous allons étudier? Est-ce comme on s'est plu longtemps à le croire, par un sentiment d'orgueil, bien naturel d'ailleurs, un être absolument à part, et régi par des lois différentes de celles qui mènent le reste de la nature? Et bien non. Plus on a étudié comparativement l'homme et les animaux, plus on a vu que les points de contact étaient nombreux entre eux, aussi bien au point de vue de la structure, qu'au point de vue du fonctionnement. L'homme est, il est vrai, au sommet de l'échelle animale, mais aucune ligne bien nette de démarcation ne le sépare des animaux : il n'en est pas d'ailleurs moins admirable pour cela.

Il va sans dire que, dans cet ouvrage, nous nous occuperons de l'homme exclusivement au point de vue physique, laissant de côté toute psychologie ; on verra d'ailleurs que la physiologie n'a pas laissé une bien grande place à cette dernière. Mais il ne faudrait pas croire que ce côté physique est le moins intéressant ; il nous révèlera, comme nous le verrons, bien des merveilles, et on pourra se rendre compte que la réalité l'emporte de beaucoup sur les chimères et les rèveries, même au point de vue du merveilleux.

Pour ce qui est du plan de ce livre, nous étudierons d'abord dans une partie générale tout ce qui sera nécessaire pour la parfaite compréhension des parties suivantes, puis nous passerons à l'étude des différentes fonctions qui assurent le maintien de la vie, et des appareils chargés de remplir ces fonctions. Nous tâcherons d'être aussi clair que possible et à la portée de tous, et nous serons heureux si le lecteur trouve en terminant que la science n'est pas toujours aussi rébarbative qu'elle a la réputation de l'être, et que l'on peut instruire sans ennuyer.

E. COUVREUR.

Lyon, 15 novembre 1891.

LES MERVEILLES DU CORPS HUMAIN

SA STRUCTURE ET SON FONCTIONNEMENT

PREMIÈRE PARTIE

NOTIONS PRÉLIMINAIRES

CHAPITRE PREMIER

LA STRUCTURE DES ÊTRES VIVANTS

Matériaux qui entrent dans la constitution du corps de l'homme. — Ce sont exclusivement des principes minéraux. — Complexité de leurs combinaisons. — Le protoplasma. — Différenciation anatomique des êtres supérieurs. — Division du travail physiologique. — Les tissus. — Les organes. — Les appareils.

Matériaux qui entrent dans la constitution du corps de l'homme. — On pourrait croire au premier abord, et cette idée a même été soutenue par Buffon, que l'on doit rencontrer dans le corps de l'homme, et dans celui des êtres vivants en général, des substances particulières et qui n'ont pas leur équivalent dans le monde minéral. Il n'en est rien pourtant, et la chimie a démontré qu'on ne trouvait comme principes constituants du corps humain, que les mêmes corps simples qui produisent par leurs combinaisons toutes les substances du règne inorganique.

Il s'en faut même de beaucoup que tous les corps simples soient mis à contribution dans la confection des matériaux qui composent, au point de vue chimique le corps de l'homme. Ces corps simples, en effet, sont en tout au nombre de quinze ; et on reste frappé d'admiration, quand on voit qu'avec un aussi petit nombre de substances, la nature a pu réaliser quelque chose d'aussi complexe que le corps humain. Ces substances sont : l'oxygène, l'hydrogène, le carbone, l'azote, le soufre, le phosphore, le chlore, le fluor, le silicium, le sodium, le potassium, le calcium, le magnésium, le fer et le manganèse.

Complexité des combinaisons. Le protoplasma. — Mais si les matériaux employés sont simples et peu nombreux, on trouve dans leur combinaison une variété extraordinaire, et c'est par centaines qu'on peut compter les composés variés que la chimie permet d'extraire des différents tissus. Nous n'entreprendrons même pas la nomenclature de ces composés, qui occuperait plusieurs pages. Nous nous contenterons de dire que tous les tissus sont composés fondamentalement d'une substance particulière, très simple de composition (elle est formée presque exclusivement d'oxygène, hydrogène, carbone, azote, soufre, phosphore), mais très complexe dans son architecture et que l'on appelle le *protoplasma*. Le caractère vraiment distinctif de cette substance, c'est qu'elle est *vivante*, et jamais, malgré de nombreux efforts, on n'a pu la reproduire : c'est qu'en effet l'essence de la vie nous échappe à tel point, que l'on n'a même jamais pu la définir dans une formule irréprochable. Quoi qu'il en soit, le mot *vivant* est compris de tout le monde, et évoque tout de suite dans l'esprit un groupe d'idées bien définies : nous croyons donc nous être faits suffisamment comprendre en disant que le protoplasma est vivant.

Différenciation anatomique des êtres supérieurs. Les tissus, les organes, les appareils. — Certains êtres très inférieurs sont composés uniquement de ce protoplasma, réduit à sa forme la plus simple, c'est-à-dire un grumeau de substance, semi-solide, semi-fluide, rappelant plus ou moins le blanc d'œuf, et sans aucune différenciation : c'est cette masse amorphe qui remplit chez eux toutes les fonctions nécessaires au maintien de la vie ; mais il n'en est plus de même chez des êtres élevés en organisation, et particulièrement chez l'homme qui fait l'objet de notre étude. Tout d'abord chez lui, le protoplasma, au lieu d'être complètement libre, et nu pour ainsi dire, est renfermé dans une coque ou *membrane*. Il renferme dans son intérieur un corpuscule parfaitement différencié et que l'on appelle le *noyau*, bref il constitue des *cellules*. Ces cellules sont réunies par groupes entre elles et forment ce que l'on appelle les *tissus*. Ces tissus eux-mêmes sont différenciés suivant leur but, à tel point parfois, qu'il est difficile de reconnaitre leur composition cellulaire. Nous voyons donc, chez l'homme, où toutes les fonctions de la vie s'accomplissent avec une perfection inconnue chez les êtres inférieurs, exister parallèlement, des modifications profondes dans la constitution des tissus, qui semblent se modeler suivant le but spécial qu'ils auront à remplir : c'est ce que l'on exprime en disant que la différenciation anatomique suit la division du travail physiologique. Un exemple fera peut-être mieux comprendre notre pensée. Dans l'industrie, pour la confection du même objet, il existe souvent deux sortes de fabricants : les uns confectionnent cet objet dans sa totalité, les autres ont des usines où chaque pièce constitutive de cet objet est fabriquée à part. Et bien! la vie est l'objet en question, les fonctions en sont les pièces constitutives, les êtres inférieurs sont des fabricants du premier groupe, l'homme est un fabricant du second. En un mot, il y a chez l'homme spécialisation de chaque tissu, chacun remplit un rôle déterminé, au lieu de les remplir tous à la fois, et l'on sait que moins on fait, mieux on fait. Ce sont là de grands avantages, on ne peut le nier, mais il y a aussi des inconvénients. Quelle médaille n'a pas son revers? Quand les tissus qui composent un être sont tous semblables, que tous accomplissent l'ensemble des fonctions nécessaires à la vie, on peut facilement retrancher à cet être même une partie considérable de ses tissus, il continuera parfaitement à vivre. Mais retranchons à l'homme un tissu chargé spécialement d'une fonction nécessaire à la vie, après son ablation, cette fonction ne s'exerce plus, et la mort en sera la conséquence. Plus les êtres sont parfaits, plus ils sont délicats. On peut faire subir à un mollusque des mutilations que ne supporterait pas une grenouille, et à cette dernière des mutilations que l'homme ne pourrait subir.

Nous nous contenterons pour le moment d'une énumération des tissus différenciés dans des buts spéciaux nous reprendrons plus tard leur étude un peu plus détaillée, quand nous nous occuperons des fonctions. Ces tissus sont : les tissus *épithéliaux* (épithélium proprement dit, tissu glandulaire, sang, lymphe), les tissus *conjonctifs* (conjonctif cellulaire, muqueux, fibreux, cartilagineux, osseux) — tous ces tissus sont dits *végétatifs;* le tissu *musculaire* et le tissu *nerveux* — ces tissus sont dits *animaux.*

La différenciation chez l'homme ne se borne pas à la formation de tissus particuliers, ces tissus s'associent entre eux pour former ce que l'on appelle des *organes*. Définissons tout de suite ce terme, dont nous aurons à nous servir souvent. On appelle *organe* un ensemble de tissus doué d'une fonction bien déterminée, un *muscle* est un organe, dont la fonction est la *contraction*, l'*œil* est un *organe* dont le rôle est la *vision.*

Ce n'est pas tout, les organes se groupent entre eux pour former des *appareils.* Un appareil est un composé d'organes, qui associent leurs différentes fonctions propres pour concourir à une grande fonction générale. Ainsi l'*appareil digestif* est un composé d'organes dont les fonctions se prêtent un mutuel appui pour concourir au but final de la *digestion.*

En résumé, le corps de l'homme est composé par de petites masses de protoplasma différencié, les *cellules :* ces cellules forment des *tissus* qui sont des groupes de cellules semblables concourant à une même fonction élémentaire (tissu glandulaire, sécrétion, tissus épithéliaux, protection); ces tissus se groupent pour former des *organes*, qui ont déjà à remplir une fonction plus générale; enfin les organes constituent par leur réunion les *appareils*, qui, par un ensemble de fonctions, concourent à un but plus général encore.

CHAPITRE II

LES FONCTIONS

Le tourbillon vital. — Nécessité d'une réparation continuelle des tissus. — **Fonctions de nutrition.** — Digestion. — Absorption. — Respiration. — Circulation. — Sécrétion. — Nutrition intime. — Formation de réserves. — Calorification. — **Fonctions de relation.** — Sensibilité. — Mouvement.

Le tourbillon vital. Nécessité d'une réparation continuelle des tissus. — Un caractère particulier à tous les êtres vivants, et à l'homme par conséquent, puisque nous avons vu, qu'on n'en devait pas faire un être à part, et qu'il obéissait aux lois générales de la nature, c'est le perpétuel mouvement qui s'opère au sein de leur substance : c'est en ce sens qu'il faut entendre l'expression de Cuvier quand il parle du *tourbillon vital*. Les molécules des différents corps qui composent les tissus, n'en font partie que transitoirement, elles ne tardent pas être éliminées sous une forme minérale, et il faut que d'autres viennent les remplacer, qui entrent un moment dans la combinaison, mais doivent bientôt céder la place à de nouvelles venues. Il se fait en effet sans cesse, dans le corps de l'homme, et par le fait même de la vie, des destructions que l'on peut mettre en évidence par les procédés les plus simples. Si, par exemple, on fait traverser à de l'eau de chaux l'air qui a servi à la respiration, on voit cette eau de chaux se troubler rapidement par suite de la formation de carbonate de chaux. Un homme exhale donc sans cesse de l'acide carbonique. Il perd aussi de l'eau, par la sueur, par les urines ; son épiderme se détache : des excrétions de toute espèce se produisent : ces pertes peuvent être évaluées en bloc par la diminution du poids. Mais quand dans une bourse on puise sans cesse, sans jamais rien y remettre, elle ne tarde pas à être vide ; et notre homme serait bientôt réduit à rien, si rien ne venait compenser ces pertes perpétuelles, qui se font sans interruption aux dépens de sa propre substance.

Fonctions de nutrition.

Il est tout un ensemble de grandes fonctions. dont le but est à la fois d'assurer le renouvellement des matériaux perdus, et de rejeter au dehors ceux qui ayant cessé de faire partie de la substance vivante, sont devenus étrangers à l'organisme pour lequel souvent même ils sont de vrais poisons. Ces fonctions forment le groupe général des *fonctions de nutrition.*

La première est la *digestion*, celle ci a pour but, de rendre assimilables, c'est-à-dire propres à faire partie des tissus. les substances introduites dans l'organisme par l'alimentation : il s'en faut en effet de beaucoup, que les corps que nous absorbons comme aliments, et qui sont destinés ultérieurement à réparer les pertes causées par l'exercice même de nos organes, soient aptes à entrer d'emblée dans nos tissus; on n'en peut citer qu'un petit nombre comme l'eau et certains sels. Tous les autres doivent subir une transformation préalable qui a lieu dans le sein de l'appareil digestif.

L'*absorption*, la *circulation*, sont deux autres fonctions, du même groupe, dont le but est de répandre dans tout l'organisme les aliments élaborés dans le tube digestif.

La *respiration* est encore une fonction de nutrition, c'est elle qui assure, aidée en cela par la circulation, qui joue comme on le voit un double rôle, l'apport constant de l'oxygène dans le sein des tissus, pour lesquels, comme nous le verrons plus tard, ce gaz est indispensable : c'est elle aussi qui a pour charge de rejeter au dehors l'acide carbonique qui se produit sans cesse dans les profondeurs de l'organisme, pour lequel il deviendrait un poison s'il venait à s'y accumuler.

Ajoutons enfin à cette liste les sécrétions : celles-ci sont soit des *sécrétions vraies*, dont le produit est utilisé par l'organisme; soit des *excrétions*, dont le produit au contraire, absolument nuisible doit être rejeté au dehors : telle est l'excrétion de l'urine.

Nous n'avons pas parlé dans cette énumération de la *nutrition intime*; celle-ci se passe dans la profondeur même des tissus, qui doivent élaborer chacun pour leur usage propre et d'une manière spéciale, les matériaux nutritifs qui leur sont apportés par le sang. Nous n'avons pas parlé non plus de la formation de réserves, d'accumulation, de dépôt dans certains organes, de matériaux momentanément inutiles, mais qui seront utilisés plus tard. Ce sont encore deux groupes de fonctions à ajouter aux précédentes pour clore la liste des fonctions de nutrition, que nous ne faisons qu'énumérer à présent, mais que nous étudierons ultérieurement avec détail.

Un phénomène concomitant de l'exercice de toutes ces fonctions, c'est une production de chaleur, la *calorification*. Ce n'est pas là, si l'on veut une fonction à proprement parler, puisqu'elle est le résultat naturel de toutes les autres et qu'elle n'a pas d'organes ni d'appareils spéciaux. Néanmoins, chez les êtres supérieurs comme l'homme, la calorification, si elle n'est pas produite en des points déterminés de l'organisme, possède des appareils de régulation, qui font une nécessité de s'en occuper à part. Nous aurons donc un chapitre spécial pour la calorification, où nous étudierons les moyens qu'emploie la nature pour faire de l'homme un être à température constante, quelle que soit celle du milieu dans lequel il est plongé.

Fonctions de relation.

Ce mot de *milieu*, que nous venons de prononcer, nous conduit à l'étude d'un autre groupe de fonctions que l'on appelle les *fonctions de relation*, ou encore *fonctions animales*, par opposition avec les autres qui sont dites *végétatives*. Les fonctions que nous venons d'énumérer sont propres en effet à la fois aux animaux et aux végétaux, celles dont nous allons nous occuper semblent être plus particulièrement l'apanage des animaux, dont l'homme (notre orgueil dût-il en souffrir) fait indubitablement partie. Le milieu dans lequel l'homme est plongé, doit remplir des conditions spéciales pour être compatible avec la vie (température déterminée, présence d'oxygène, d'eau, etc.), il fallait qu'il fût averti, des modifications du milieu et pût se soustraire à des conditions défavorables. Les fonctions qui sont du domaine de la sensibilité remplissent le premier rôle, celles qui sont du domaine de la motilité remplissent le second. *Sensibilité* et *mouvement*, voilà donc deux grands groupes à établir dans les fonctions de relation. Les appareils qui sont au service de la sensibilité, se composent du système nerveux et des organes des sens, le système nerveux comprenant lui-même des centres et des conducteurs. Les appareils qui sont au service de la motilité, se composent du système nerveux, des os et des muscles. Nous voyons que le système nerveux empiète à la fois sur les fonctions de sensibilité et sur celles de motilité. Nous aurons donc à étudier en résumé, en nous occupant de la *relation*, c'est-à-dire des relations qui existent entre l'homme et le milieu ambiant. 1° les fonctions des nerfs ; 2° les fonctions des centres ; 3° les fonctions des organes des sens ; 4° les fonctions du squelette et des muscles, et cela à deux points de vue, *locomotion* d'une part, *expression* d'autre part.

Nous devons avouer que cette classification que nous venons d'établir dans les fonctions est bien un peu arbitraire, mais toutes les classifications le sont. C'est ainsi que nous voyons, à mainte reprise, intervenir dans l'accomplissement des fonctions de nutrition le *système nerveux* et le *système musculaire :* c'est qu'en effet, dans un être aussi complexe que l'homme, tout se tient par sa complexité même, et en particulier, il n'est peut-être pas une seule fonction chez lui dans laquelle n'intervienne pas le système nerveux. Mais cette restriction faite, les groupes que nous venons d'établir, n'en seront pas moins utiles, pour nous permettre de conduire avec méthode, l'étude que nous allons entreprendre des différents appareils qui constituent le corps humain, et des fonctions qu'ils sont chargés d'accomplir.

Les deux grandes divisions que nous avons établies ci-dessus, nutrition, relation, ne comprennent que les fonctions qui assurent la conservation de la vie de l'*individu :* il est un autre grand groupe, les fonctions de *reproduction* qui assurent la conservation de l'*espèce :* nous ne nous occuperons dans cet ouvrage que des deux premiers groupes.

DEUXIÈME PARTIE

LES FONCTIONS DE NUTRITION ET LEURS APPAREILS

CHAPITRE PREMIER

APPAREIL DIGESTIF ET DIGESTION

Nos aliments, transformations qu'ils subissent. — Le laboratoire où elles s'effectuent. — **Anatomie de l'appareil digestif.** — Bouche. — Pharynx et œsophage. — Estomac. — Intestin. — **Physiologie de l'appareil digestif.** — Digestion dans la cavité buccale. — Digestion stomacale. — Digestion intestinale. — Excréments. — Défécation.

Nous avons dit que l'homme devait puiser sans cesse dans le monde extérieur des matériaux destinés à l'entretien de son existence, et qu'un appareil spécial, l'appareil digestif était chargé de transformer ces matériaux. Mais avant d'étudier cet appareil et les modifications qu'y subissent les substances apportées de l'extérieur, il est bon de dire un mot de ces substances que l'on désigne sous le nom d'*aliments*.

Nos aliments, transformations qu'ils subissent. — Pour qu'une substance puisse servir d'aliment, il faut qu'une fois introduite, dans les voies digestives, elle puisse s'incorporer aux tissus, par conséquent qu'elle soit soluble dans les sucs digestifs et que, dans cet état de solution, elle puisse être absorbée. Toutes les matières ne sont pas dans ce cas; par conséquent, elles ne sont pas toutes des aliments. Parmi celles qui remplissent les conditions précitées, on peut distinguer trois grands groupes, les *aliments minéraux*, les *aliments végétaux* et les *aliments animaux;* il vaut mieux remplacer les deux derniers groupes par ceux d'*aliments ternaires* ou *hydrocarbonés*, contenant de l'oxygène, de l'hydrogène et du carbone, et dont les types sont l'amidon, la fécule, les sucres, les graisses; et ceux d'aliments *quaternaires* ou *azotés* contenant en plus de l'azote, et dont les types sont l'albumine ou blanc d'œuf, la caséine, la fibrine, etc. On trouve des aliments appartenant à ces deux groupes, à la fois dans le règne végétal et dans le règne animal.

Tous ces aliments sont indispensables au maintien de la vie, il faut absolument que l'homme absorbe de l'eau et des sels, des matières hydrocarbonées et des matières albuminoïdes. Les aliments minéraux sont, on le sait depuis longtemps, insuffisants à entretenir l'existence, et c'est un fait bien connu que seuls les végétaux verts peuvent s'en contenter; mais on a pu penser un moment qu'un homme pourrait se contenter soit de matières hydrocarbonées seules, soit de matières albuminoïdes exclusivement. Pour vérifier ces vues de l'esprit, on n'a naturellement pas expérimenté sur l'homme mais sur le chien, dont le régime alimentaire se rapproche beaucoup du nôtre, et on a pu s'assurer par de nombreuses expériences, qu'un animal nourri seulement de sucre par exemple, ou d'amidon, ou de graisse ne tardait pas à périr. Les animaux soumis au régime exclusif de la viande, n'ont pas été plus heureux et tous sont morts également. Ce n'est donc pas par caprice et pour satisfaire simplement à ses sens que l'homme emprunte les matériaux destinés à le nourrir à tant de corps différents. Cette variété dans l'alimentation est absolument nécessaire au maintien de son existence. On a même calculé, quelles étaient les proportions d'eau, de sels, de matières ternaires et de matières quaternaires, qui étaient nécessaires chaque jour pour la nourriture d'un homme, et la réparation de ses pertes, et on a pu s'apercevoir, que par un instinct merveilleux, les quantités trouvées étaient justement celles qui étaient absorbées dans les divers repas.

Cet instinct des proportions que doit présenter chaque substance dans l'alimentation générale, s'est encore fait sentir d'une façon bien manifeste chez les peuples divers. Suivant le climat, l'alimentation ne doit pas être la même et l'on sait quelles différences de régime existent entre les peuples du midi et les peuples du nord. L'homme qui ne veut pas plier son alimentation aux nécessités du climat sous lequel il habite, ne tarde pas à en être puni cruellement. L'Anglais, qui dans les climats brûlants de l'Inde veut continuer à suivre le régime substantiel auquel il était habitué en Angleterre, et qui continue à faire un usage, actuellement immodéré, de la viande et de l'alcool, est bientôt en proie aux maladies de foie les plus pénibles.

Les mêmes raisons qui font que le régime alimentaire

doit varier avec les climats, sont cause qu'il doit être différent suivant les saisons ; n'oublions pas en effet, que l'alimentation ne doit pas avoir d'autre but que de réparer les pertes qui se font dans l'organisme, quand ces pertes sont différentes, l'alimentation doit être autre aussi.

C'est toujours pour une cause identique que l'alimentation doit changer avec l'âge, le tempérament, l'état de santé ou de maladie, etc. Mais ce sont là des considérations qui nous entraîneraient bien loin et que nous ne faisons que citer en passant.

Nous devons envisager surtout un homme normal et dans les conditions où nous nous trouvons habituellement. Si nous nous plaçons à ce seul point de vue, nous verrons qu'il y a deux cas encore à distinguer, suivant que l'homme travaille ou qu'il est en repos ; de là, ce que l'on a appellé la ration *totale* et la ration *d'entretien*, qui sont comme on va le voir, bien différentes, en raison même de la différence des pertes qu'elles sont destinées à réparer. Il est en effet évident que l'homme qui travaille dépense plus que celui qui est commodément assis dans un fauteuil, la ration totale est la somme des rations d'entretien et de travail [1].

Voici d'après M. Armand Gautier, les chiffres correspondant à la ration d'entretien de travail, et totale, pour un homme de poids moyen.

[1] On appelle *ration d'entretien* la quantité d'aliments nécessaires pour compenser chaque jour les pertes de l'organisme l'homme étant au repos ; la *ration de travail* est la quantité qui doit être ajoutée à la première pour compenser les pertes d'un travail de 70.000 kilogrammètres environ.

NATURE DES ALIMENTS	RATION		
	D'ENTRETIEN	DE TRAVAIL	TOTALE
Pain.	829	361	1190
Viande..	239	175	414
Graisse.	60	33	93

Dans ce tableau, on n'a fait intervenir ni l'eau, ni les sels. Un homme de poids moyen perd en moyenne par jour 18 à 20 grammes d'azote, 280 grammes de carbone et 30 grammes de sels. Le régime suivant permet de compenser ces pertes.

		CONTENANT	
		Azote	Carbone
Viande. . . .	300 gr.	10	44
Pain.	600 —	6,48	177,50
Beurre et graisse.	60 —	0,35	50,08
Haricots. . . .	50 —	2,00	21,50
Sel de cuisine. .	16 —	»	»
Eau.	2,800 —	»	»
		18,83	293,08

Il est évident qu'il y aurait bien d'autres combinaisons possibles d'aliments. On pourrait réparer même ses pertes par un régime exclusivement animal ou végétal, au point de vue de la théorie. Mais pour trouver dans la viande les 280 grammes de carbone nécessaire, il faudrait en manger des quantités énormes, et il y aurait beaucoup trop d'azote; de même pour trouver dans une nourriture végétale l'azote nécessaire, il en faudrait des quantités considérables et contenant beaucoup trop de carbone; de là, des troubles digestifs : c'est donc avec raison que nous avons déclaré le régime mixte indispensable à l'homme.

Pour terminer l'étude de ces questions d'alimentation chez l'homme, nous citerons encore le tableau suivant de Voit et Pettenkofer, indiquant les différentes rations nécessaires à l'homme, suivant son âge, son sexe, sa profession, etc.

CONDITIONS DIVERSES	ALBUMINOÏDES	GRAISSES	HYDRATES DE CARBONE
Enfant jusqu'à 1 an 1/2. . .	20-30	30-45	60-90
Enfant de 6 à 15 ans. . . .	70-80	37-50	250-400
Homme adulte travaillant. . .	118	56	500
Femme adulte travaillant. . .	92	44	400
Soldat en garnison.	120	56	500
Soldat en manœuvres. . . .	135	80	500
Soldat en guerre.	145	100	500
Vieillard (hommes).	100	68	350
Vieillard (femmes).	80	50	200

Maintenant il nous faut nous occuper de l'appareil chargé de transformer les aliments et de les rendre assimilables, et que l'on désigne sous le nom d'*appareil digestif*. Nous examinerons d'abord cet appareil au point de vue de sa constitution, forme, etc. *(anatomie de l'appareil digestif)* puis ensuite au point de vue de son fonctionnement *(physiologie de l'appareil digestif)* : c'est la marche que nous suivrons dans l'étude de tous les appareils qui constituent par leur ensemble le corps de l'homme.

Anatomie de l'appareil digestif.

L'appareil digestif de l'homme se compose d'un véritable tube, ouvert à ses deux extrémités : une des ouvertures, qui sert à l'introduction des aliments, est la *bouche*, l'autre, qui sert à la sortie des résidus de la digestion, est l'*anus*.

Les différentes parties qui entrent dans la constitution de ce tube digestif sont : la *bouche*, déjà citée, sorte de vestibule où les aliments subissent déjà certaines modifications (mastication, insalivation) : le *pharynx* et l'*œsophage*, qui ne sont qu'un lieu de passage, l'*estomac*, vaste poche où se continuent les phénomènes de la digestion, l'*intestin*, où ils se terminent.

Bouche. — La bouche (fig. 1) est une cavité *(cavité buccale)* qui est constituée par des parties osseuses, et par des parties molles. On peut y distinguer un plancher, un plafond et des parois. Le plancher est formé par la langue, le plafond par la voûte palatine ou palais, les parois sont formées par les mâchoires, les joues et les lèvres. Toute la cavité buccale est tapissée par une *muqueuse*, sorte de peau délicate, humide et rosée, qui commence sur le bord libre des lèvres, et qui leur donne leur couleur rouge particulière. Dans les deux mâchoires sont implantés de petits organes très résistants, qui jouent, comme nous le verrons, un grand rôle dans la division des aliments, et qu'on appelle les dents.

La *langue* est un organe mobile, dont la base est seule fixe, et dont la pointe est libre ; elle est susceptible de mouvements très variés, et nous verrons aussi que son rôle est multiple ; elle est mise en mouvement par des muscles nombreux. Les joues sont des parois musculaires qui n'ont d'autre usage que de fermer latéralement la cavité buccale.

Le *palais* est une voûte osseuse, formée principalement par les os maxillaires supérieurs et palatins, et qui se

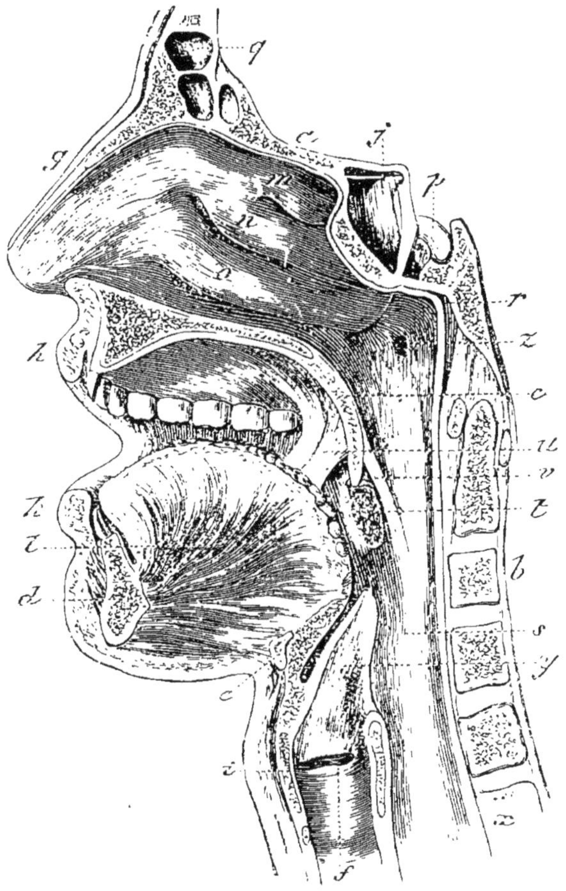

FIG. 1. — Bouche et pharynx.

prolonge en arrière par une sorte de languette mobile qu'on appelle le voile du palais : celui-ci est terminé par un petit prolongement plus ou moins long, suivant les sujets, la luette. La partie épaisse du palais n'a d'autre but que de fermer en haut la cavité buccale, il n'en est pas de même de sa partie mobile qui joue un rôle important dans la déglutition (passage des aliments de la bouche dans l'estomac).

Les *lèvres* constituent deux sortes de valves mobiles qui, sous l'action de différents muscles, sont susceptibles des'écarter et de se rapprocher ; leur mobilité est extrême et nous verrons plus tard que, comme la langue, elles ont des usages multiples. Quand elles sont rapprochées, elles ferment en avant la cavité buccale, quand elles sont écartées, elles permettent accès dans cette cavité, mais pour que l'entrée soit libre, il faut encore le concours des mâchoires.

Les *mâchoires* constituent deux pièces osseuses (mâchoire supérieure et mâchoire inférieure) : la première est immobile et rattachée aux autres os du crâne, la deuxième est susceptible de s'élever et de s'abaisser par un mécanisme que nous étudierons quand nous nous occuperons de la mastication. Elles forment, en dedans des lèvres, la partie antérieure de la bouche, quand elles sont rapprochées ; quand elles s'écartent, les lèvres étant elles aussi ouvertes, les aliments peuvent être introduits dans la cavité buccale.

Les os qui constituent les mâchoires sont recouverts d'un tissu dense et serré qui forme les *gencives ;* on trouve implantés dans ces os et consolidés par les gencives les organes principaux de la mastication : les *dents*.

Les dents chez l'homme adulte sont au nombre de 32,

16 à chaque mâchoire : on les a divisées suivant leur forme en quatre catégories : *incisives*, *canines*, *prémolaires*, *molaires*. Les incisives sont des dents à bord tranchant, et qui sont fixées dans les maxillaires par une seule racine ; les canines sont des dents à extrémité pointue, possédant également une racine unique; les prémolaires et les molaires sont des dents tuberculeuses, présentant, les premières, deux tubercules et deux racines, les secondes, quatre tubercules et trois ou quatre racines. Elles sont réparties de la même manière aux deux mâchoires et, dans chaque mâchoire, sont disposées symétriquement à droite et à gauche, de sorte que, pour avoir une idée de la disposition relative et du nombre de chacune de ses dents, il suffit d'envisager la moitié d'une mâchoire. On trouve alors, en allant du devant de la bouche vers le fond : deux incisives, une canine, deux prémolaires et trois molaires, ce qui fait en tout 8 incisives, 4 canines, 8 prémolaires et 12 molaires, soit un total de 32 dents, comme nous le disions plus haut. Nous verrons, en étudiant la mastication, le rôle spécial de chacune de ces espèces de dents.

On distingue dans une dent, quelle qu'elle soit, trois parties : la *couronne*, qui en est la partie extérieure, celle qui sort de la gencive, la *racine*, partie enfoncée dans les os de la mâchoire, ou *maxillaire*, et le *collet*, point de séparation de la couronne et de la racine. Au point de vue de la structure, les dents sont composées de trois matières diverses : l'*ivoire*, qui en est la substance fondamentale, puis l'*émail* et le *cément* qui recouvrent l'ivoire, l'un à la couronne, l'autre à la racine. L'émail est une substance très dure, plus ou moins analogue à la couverte de la porcelaine ; elle protège la couronne contre les causes de destruction. Le cément est une matière plus ou moins analogue à l'os. La dent est creuse à son intérieur : cette cavité est remplie de ce qu'on appelle la *pulpe dentaire*, formée par l'ensemble des vaisseaux et des nerfs qui servent à la nutrition de la dent.

L'homme n'a pas toujours trente-deux dents : il y a même une époque où il n'en a pas du tout. Les dents se forment aux dépens de germes particuliers, les *bulbes dentaires ;* elles commencent à pousser vers un an et constituent, vers l'âge de sept ans, ce que l'on appelle la *première dentition* ou *dentition de lait.* Cette dentition ne comprend que vingt dents et diffère de celle de l'adulte par l'absence de molaires vraies ou grosses molaires. Ces dents sont destinées à tomber pour être remplacées par la dentition définitive.

La cavité buccale présente, en arrière, un orifice plus ou moins rétréci, que l'on appelle *l'isthme du gosier*, et qui la met en communication avec le pharynx ; cet isthme est limité, à droite et à gauche, par deux paires de replis formés par le voile du palais, et que l'on appelle les *piliers antérieurs et postérieurs.* Entre les deux piliers, de chaque côté, se trouve un espace où est logé le petit organe appelé *amygdale.*

A la bouche sont annexés un certain nombre d'organes glandulaires. D'abord, les glandules buccales logées dans l'épaisseur de la muqueuse, et qui sécrètent un liquide filant, puis enfin les glandes salivaires; celles-ci sont au nombre de trois paires.

1° Les *glandes parotides*, logées, comme leur nom l'indique, près de l'oreille ; leur canal excréteur traverse l'épaisseur des parois des joues et va s'ouvrir à la surface de la muqueuse buccale, au niveau de l'intervalle qui sépare les deux premières molaires supérieures.

2° Les *glandes sous-maxillaires*, logées dans l'intervalle qui sépare les deux branches du maxillaire inférieur ; leur canal excréteur s'ouvre au-dessous de la langue, en arrière des incisives inférieures.

3° Les *glandes sublinguales*, situées sous la langue, entre les deux sous-maxillaires ; elles possèdent plusieurs canaux excréteurs qui vont s'ouvrir sous les côtés du frein de la langue.

Ces trois paires de glandes sécrètent des salives différentes.

Pharynx et Œsophage. — Ce sont les parties du tube digestif qui font suite à la cavité buccale.

Le *pharynx* (fig. 1) est un canal irrégulier, à parois musculaires de 12 à 14 centimètres de long sur 5 à 6 de diamètre ; c'est une sorte de vestibule où se croisent les voies digestives et les voies respiratoires. En effet si, d'une part, la bouche et l'œsophage communiquent avec lui, les fosses nasales et la trachée vont s'ouvrir également dans son intérieur. Les muscles qui le constituent sont les *constricteurs*, c'est-à-dire susceptibles de le rétrécir, uns les autres *élévateurs*.

L'*œsophage*, qui fait suite au pharynx, est un long tube de 22 à 25 centimètres de long sur 25 à 30 millimètres de diamètre, qui fait communiquer le pharynx et l'estomac. Il descend dans la poitrine, compris entre la trachée en avant et la colonne vertébrale en arrière. Après avoir traversé le *diaphragme*, sorte de cloison musculaire qui sépare la cavité thoracique de la cavité abdominale, il va s'ouvrir dans l'estomac par un orifice plus ou moins resserré, le *cardia*.

Ses parois sont formées de trois tuniques : une tunique fibreuse externe, une tunique musculaire moyenne et une tunique muqueuse interne ; celle-ci qui est limitée par un épithélium pavimenteux stratifié (c'est-à-dire une couche composée de plusieurs assises de cellules épithéliales aplaties), renferme dans son épaisseur des glandules en grappes excrétant un mucus.

Estomac. — L'estomac (fig. 2) est constitué par une dilatation du tube digestif; c'est une poche véritable dont la forme est connue de tous : c'est celle d'une cornemuse (il serait plus exact de dire que c'est la cornemuse qui a la forme d'un estomac, puisque c'en est un). Ses dimensions moyennes sont 25 centimètres de long, 12 de large et 9 de haut ; mais ces dimensions sont sujettes à de grandes variétés, suivant les individus et selon l'état de plénitude de l'estomac.

L'estomac est situé sous le diaphragme, du côté gauche ; il occupe une position transversale ; il communique avec l'œsophage par le cardia et avec l'intestin par le *pylore*, valvule renfermant un fort muscle circulaire, ou *sphincter*, susceptible de fermer, par sa contraction, l'orifice pylorique. La partie de l'estomac la plus renflée, et qui est située à gauche, porte le nom de grande tubérosité, la région pylorique celui de petite tubérosité. On appelle grande courbure le bord inférieur convexe de l'estomac, et petite courbure son bord supérieur concave.

Trois tuniques entrent dans la constitution de l'estomac, qui sont en allant de l'extérieur vers l'intérieur.

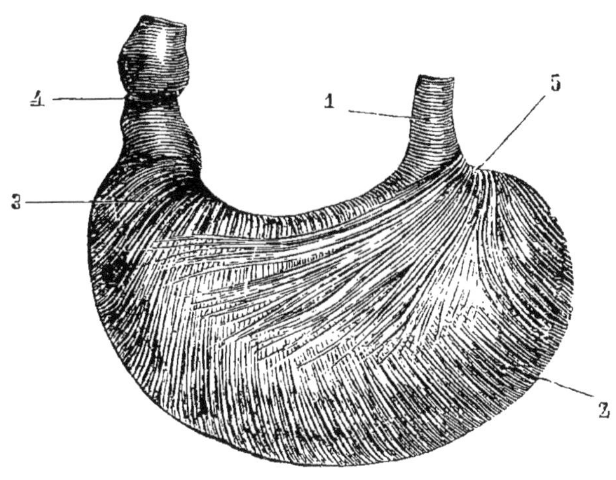

Fig. 2. — Estomac

1° Une tunique *séreuse*, dépendance du *péritoine*, membrane qui recouvre tous les organes situés dans la cavité abdominale, et qui est composée de deux feuillets pouvant glisser l'un sur l'autre.

2° Une tunique *musculaire*, formée de fibres longitudinales, circulaires et obliques ; ces fibres, comme celles de l'œsophage et de l'estomac, appartiennent à la catégorie des fibres *lisses*, et qui sont soustraites à l'empire de la volonté.

3° Une tunique *muqueuse*, limitée par un épithélium

cylindrique simple (un seul plan de cellules allongées) et renfermant dans son épaisseur des glandes nombreuses; sous cette tunique rampent les nerfs et les vaisseaux chargés de la nutrition de l'organe.

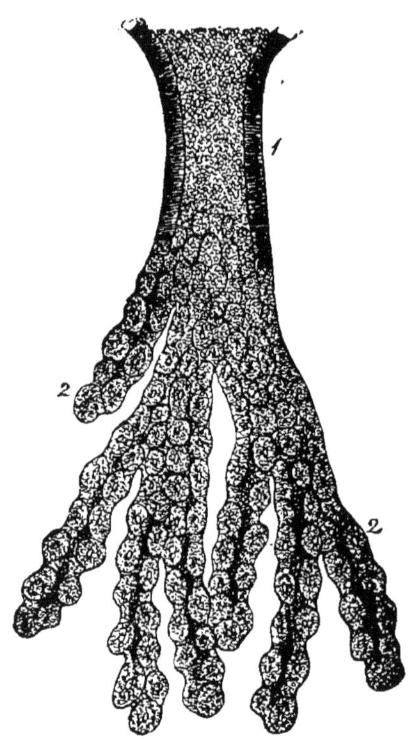

Fig. 3. — Glandes à pepsine.

Les glandes renfermées dans la muqueuse de l'estomac sont de deux espèces. Les glandes muqueuses, répandues sur toute la surface de l'estomac, mais particulièrement dans la région pylorique, et qui produisent le mucus stomacal; et les glandes à pepsine, (fig. 3) localisées dans la moitié cardiaque de l'estomac, ce sont elles qui sécrètent le suc gastrique, qui joue un rôle si important dans la digestion stomacale.

Intestin. — Faisant suite à l'estomac, on trouve un long tube, l'*intestin*, qui commence au pylore, et finit à l'anus. Ce tube a une longueur moyenne de 7 mètres : on peut le diviser suivant le calibre en deux parties : 1° l'intestin grêle (5 mètres) ; 2° le gros intestin (2 mètres).

C'est l'intestin grêle qui fait suite au pylore : on le divise lui-même en *duodénum*, *jejunum*, *iléon*, il est plus ou moins contourné et replié sur lui-même (circonvolutions intestinales) ; il est appendu à la colonne vertébrale par un replis particulier du péritoine que l'on appelle le *mésentère :* il est excessivement mobile dans la cavité abdominale.

Le gros intestin fait suite à l'intestin grêle : ces deux portions de l'intestin ne se continuent pas bout à bout, mais viennent s'aboucher l'une dans l'autre à angle droit. Au point de réunion existe une valvule, la valvule *iléo-cœcale*, qui permet le passage des aliments de l'intestin grêle dans le gros intestin, mais ne permet pas le mouvement inverse : de là le nom de *barrière des apothicaires* qu'on lui a donné parfois.

Le gros intestin se divise en *cœcum*, *colon*, *rectum :* le cœcum présente un petit appendice dit *appendice vermiculaire;* le colon qui encadre pour ainsi dire l'intestin grêle se divise en, *ascendant transverse*, *descendant*, cette dernière région contournée en S, est dite *S iliaque*.

Le rectum est la dernière partie du tube digestif : cette

partie est droite, d'où son nom. Elle se termine à l'anus, qui est fermé habituellement par un anneau musculaire, le sphincter anal. Celui-ci ne se relâche que pour la sortie des excréments.

L'intestin est formé, comme l'estomac, de trois tuniques : une séreuse formée par le péritoine, une musculaire composée de fibres lisses longitudinales et circulaires, et une muqueuse. Cette muqueuse, dans la région de l'intestin grêle, forme de nombreux prolongements, que l'on appelle *villosités*, et qui donnent à la surface interne de l'intestin un aspect velouté; ces prolongements, au nombre de plusieurs millions ont une longueur de 1 millimètre au maximum : ils jouent un grand rôle dans les phénomènes d'absorption. La muqueuse forme encore de nombreux replis dits *valvules conniventes* qui existent aussi dans le gros intestin, où les villosités sont absentes. Un épithélium cylindrique recouvre la muqueuse intestinale, qui renferme dans son épaisseur de nombreuses glandes : glandes en tubes ou de *Lieberkühn*, glandes en grappes ou de *Brünner*, et enfin des corpuscules lymphatiques, les follicules clos, qui forment des amas ovales *(plaques de Peyer)*. Nous reviendrons avec plus de détails sur cette muqueuse, quand nous nous occuperons de l'absorption.

A l'intestin grêle (duodénum), sont annexées deux grosses glandes, le *foie* et le *pancréas*.

Le pancréas (fig. 4) est une glande rosée de 12 centimètres de longueur environ, qui longe le duodénum, et qui va déboucher par un canal excréteur dit canal de Wirsung dans une dépression de la muqueuse duodénale, l'ampoule de Vater, en même temps que le canal excréteur du foie. Cette glande sécrète le suc pancréatique qui joue un grand rôle dans la digestion.

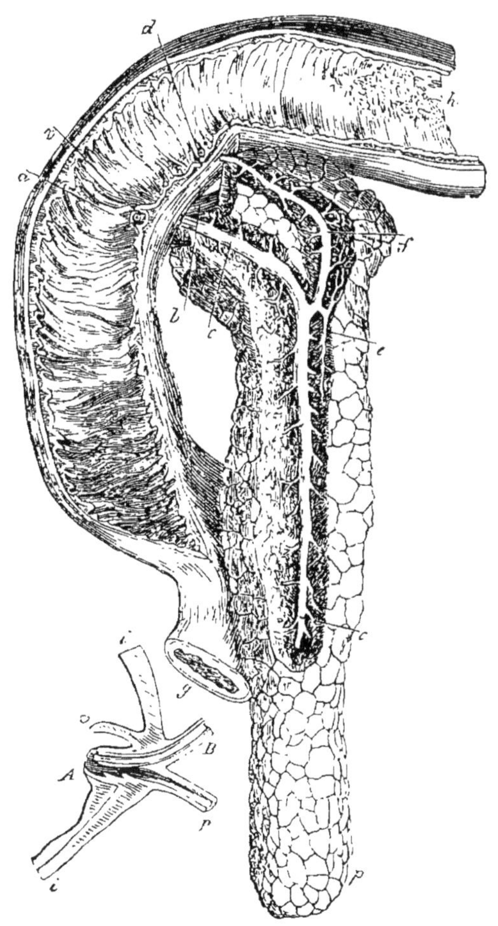

Fig. 4. — Pancréas.

Le foie, est une glande extrêmement volumineuse, c'est le plus gros de tous les viscères abdominaux. Sa forme est très irrégulière (fig. 5); sa couleur brun foncé. Il est situé sous le diaphragme du côté droit. Il a à peu près 30 centimètres de long dans le sens transversal, 18 d'avant en arrière, 7 de haut en bas. Son poids varie de 1000 à 2000 grammes.

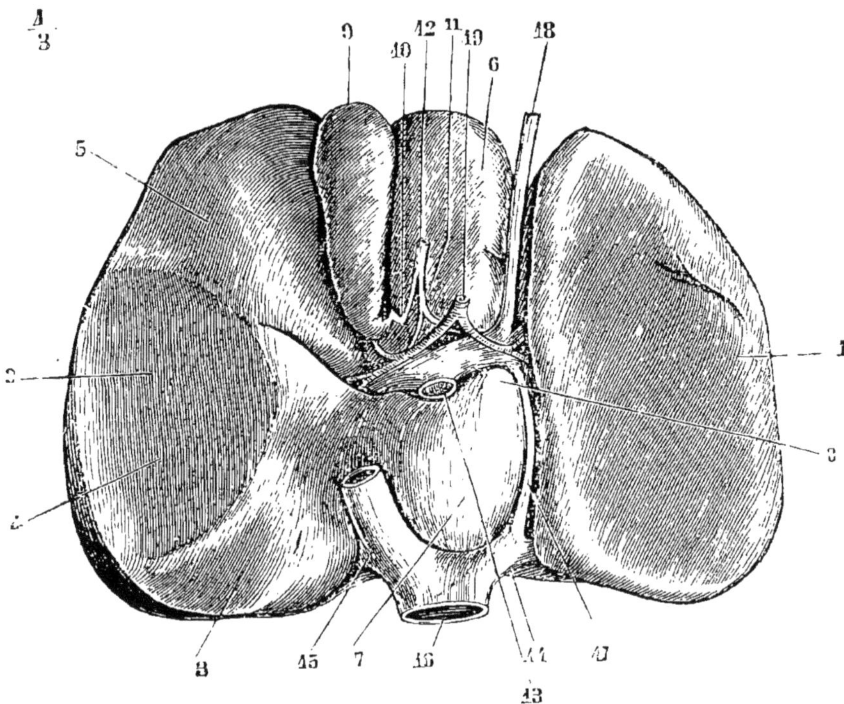

FIG. 5. — Foie : 9, vésicule biliaire; 10, canal cystique; 11, canal hépatique ; 12, canal cholédoque.

Sa face supérieure est convexe et appliquée contre le diaphragme, sa face inférieure est concave et traversée par trois sillons qui représentent à peu près la lettre H. Un organe aussi volumineux ne peut manquer d'avoir une grande importance. Le foie en effet possède des fonctions multiples : il fabrique une matière de réserve, appelée *glycogène* (voir les phénomènes de nutrition intime), il joue un rôle dans la fabrication et l'épuration du sang, enfin il sécrète la *bile*. Cette bile, dont nous reparlerons plus en détail quand nous traiterons la digestion intestinale, est secrétée par les cellules hépatiques; les canalicules qui la recueillent finissent par donner naissance à un canal, le *canal hépatique* : celui-ci sort du foie et après un trajet de quelques centimètres se bifurque, ou plutôt continue sous le nom de *canal cholédoque*, après avoir fourni un canal récurrent le *canal cystique* : ce dernier se renfle en un petit réservoir la *vésicule biliaire* ou vésicule du fiel, ou la bile s'accumule dans l'intervalle des digestions.

Le canal cholédoque après un trajet de 6 à 8 centimètres, rampe dans l'épaisseur de la muqueuse duodénale et vient s'ouvrir dans l'*ampoule de Vater* en même temps que le canal pancréatique. Le foie est composé par l'agglomération d'un grand nombre de lobules ayant chacun une taille de 1 millimètre environ; ces lobules résultent eux-mêmes du groupement d'un certain nombre de cellules hépatiques. C'est entre ces cellules que prennent naissance les canalicules biliaires, et que rampent les vaisseaux et les nerfs de l'appareil hépatique.

Vaisseaux et nerfs de l'appareil digestif. — L'appareil digestif, tel que nous venons de l'examiner, serait incapable de fonctionner. Il a besoin de se nourrir, lui qui est la source de la nutrition ; aussi de nombreux vaisseaux vont-ils se distribuer dans ses parois et se rendent-ils à ses annexes ; nous les étudierons, quand nous parlerons de la circulation. Nous avons vu également, que chez l'homme, tous les organes étaient plus ou moins en relation avec le système nerveux. De nombreux nerfs, appartenant les uns au système cérébro-spinal, les autres au système grand sympathique vont innerver l'appareil de la digestion : nous les décrirons en leur temps, quand nous nous occuperons du système nerveux.

Physiologie de l'appareil digestif

Ce n'est pas tout de connaître la structure de l'appareil de la digestion ; il faut encore connaître son fonctionnement, et c'est même là la partie de beaucoup la plus intéressante. Nous allons prendre un aliment introduit dans la bouche, et nous allons voir ce qu'il devient depuis le moment où il est introduit dans le tube digestif, jusqu'au moment où les résidus impropres à la nutrition en sortent.

Modifications que subissent les aliments dans la cavité buccale. — Dans la bouche, les aliments ont à subir des modifications de deux sortes, dues les unes à la *mastication*, les autres à l'*insalivation*

Mastication. — On donne le nom de mastication à la fonction qui a pour but de réduire les aliments en fragments, de les diviser de manière à les rendre plus aptes à être attaqués par les sucs digestifs. Les organes de la mastication sont les *dents*, qui exercent leur action, grâce au mouvement des mâchoires. Au moment où un aliment st introduit dans la cavité buccale, il est coupé par les incisives, ou déchiré par les canines, suivant sa nature. Une bouchée se trouve ainsi séparée, qui va être soumise à l'action triturante des molaires. Il est évident que nous ne nous occupons ici que des aliments solides, nous verrons ultérieurement le sort des aliments liquides.

Comment s'opère cette trituration des aliments : elle est due aux mouvements du *maxillaire inférieur*, seul mobile comme nous l'avons fait remarquer, et qui s'approche et s'éloigne successivement du maxillaire supérieur. Les aliments, poussés par la *langue* sous les arcades dentaires, sont ainsi comprimés entre les molaires supérieures et les molaires inférieures. Mais un simple mouvement de haut en bas, n'assurerait pas un broiement complet des aliments : chez l'homme, outre ce mouvement de charnière, le maxillaire inférieur peut encore exécuter, grâce à la forme spéciale de son articulation, de légers mouvements de latéralité, et d'arrière en avant; les molaires inférieures peuvent ainsi glisser plus ou moins sur les supérieures, et jouer le rôle de véritables meules. Des muscles spéciaux sont chargés d'assurer ces mouvements divers du maxillaire inférieur : ce sont pour l'abaisser, les muscles *hyoïdiens* et *digastriques*, pour le relever les *masséters* et les *temporaux :* enfin les *ptérygoïdiens* sont chargés des mouvements de latéralité.

Insalivation. — En même temps que les aliments sont broyés par la mastication, ils sont imprégnés par le liquide que sécrètent les glandes salivaires; humectés ainsi, ils sont réunis plus facilement au moment de la déglutition en une petite masse, le bol alimentaire.

La *salive* qui imprègne les aliments est ce que l'on appelle la salive *mixte*. Elle résulte de la réunion des produits de sécrétion des trois paires de glandes salivaires. Mais en réalité, il y a trois salives : la salive *parotidienne*, la salive *sous-maxillaire*, et la salive *sublinguale*.

La salive parotidienne est très aqueuse, et est sécrétée surtout pendant la mastication : l'homme peut alors en produire jusqu'à 35 grammes par heure. La salive sous-maxillaire, et la salive sublinguale sont beaucoup plus épaisses ; la première est sécrétée sous l'influence du contact des substances sapides sur la langue, par un mécanisme nerveux particulier, que l'on appelle un réflexe : la deuxième est sécrétée surtout au moment de la déglutition, qu'elle favorise par sa viscosité.

La salive mixte, qui est celle que l'on trouve dans la cavité buccale (les autres n'ont pu être recueillies chez l'homme qu'accidentellement dans des cas de fistule) est un liquide transparent, un peu opalin, légèrement visqueux et qui mousse très facilement. Elle renferme de l'eau en grande abondance (sa densité est 1,01), un certain nombre de sels, des débris de l'épithélium buccal et un ferment particulier que l'on nomme la *ptyaline*. Celui-ci provient exclusivement des glandes sous-maxillaire et sublinguale et des glandules qui sécrètent le mucus buccal. On trouve enfin un certain nombre de micro-organismes, dans la salive même normale.

La salive n'a pas seulement pour fonction d'humecter les aliments, grâce à la ptyaline qu'elle renferme, elle exerce sur eux une action chimique : la digestion proprement dite commence donc dès la cavité buccale.

La ptyaline appartient à la catégorie de ce que l'on appelle les *ferments solubles*. Ce sont des ferments de cette nature que nous retrouverons tout le long du tube digestif, il importe donc dès maintenant d'en donner une idée générale. Nous verrons dans cet aperçu, que s'il se passe chez les êtres vivants des phénomènes que l'on peut reproduire par les procédés ordinaires de la chimie, ces phénomènes ont un mécanisme de production tout différent, et que l'on n'est pas encore parvenu à imiter.

Les ferments solubles sont des substances albuminoïdes, c'est-à-dire renfermant de l'oxygène, de l'hydrogène, du carbone et de l'azote : ils sont solubles dans l'eau, la glycérine, et précipités de leurs solutions par l'alcool, qui les coagule pour ainsi dire. Ils offrent cette particularité, qu'une quantité presque infinitésimale de ferment, suffit pour transformer des quantités énormes de matière. Ils ne peuvent exercer leur action qu'en milieu aqueux, et dans des limites de température déterminées. Ce sont là autant de caractères qui les rapprochent de la substance vivante, et les éloignent des substances que les chimistes étudient. Nous allons en avoir un exemple immédiat en étudiant la ptyaline.

Ce corps, extrait de la salive par des procédés, qui sont du domaine de la technique physiologique, se présente sous la forme d'une poudre blanche amorphe, c'est-à-dire sans structure. Si l'on prend une parcelle de cette ptyaline et qu'on l'introduise dans une solution d'amidon cuit, que l'on abandonne quelque temps à une température de 38 à 40°, on peut s'apercevoir que cet amidon a été transformé en un sucre particulier que l'on appelle *le glucose*. Or, si l'on mêle à la même solution d'amidon cuit, un acide étendu, et que l'on chauffe, on aura la même transformation. Mais qui pourrait soutenir que les deux procédés sont identiques ou même comparables. D'abord, la ptyaline n'a rien de commun avec un acide ; ensuite, pour transformer l'amidon en sucre par le concours de l'acide, on peut porter à l'ébullition, la réaction n'en aura pas moins lieu, tandis qu'en portant à 60° la solution de ptyaline, on lui aurait fait perdre toutes ses propriétés. Il est donc évident que les êtres vivants ont une chimie qui leur est propre, et que si les effets sont les mêmes, les causes sont absolument distinctes.

Pour en revenir à l'action spéciale de la ptyaline, c'est un ferment qui a pour action de transformer les matières amylacées : amidon, fécule, etc., en glucose ; c'est donc un agent de la digestion des féculents. Là, d'ailleurs, se borne l'action de la salive sur les aliments. La graisse, la viande, ne subissent de sa part aucune transformation.

Passage des aliments de la bouche dans l'estomac. — C'est ce passage qu'on désigne sous le nom de *déglutition.* Elle s'effectue immédiatement pour les aliments liquides, tandis que les aliments solides ont déjà subi les modifications dont nous avons parlé plus haut : elle présente d'ailleurs de légères différences, suivant qu'il s'agit des uns ou des autres. Pour les solides, le bol alimentaire est poussé peu à peu par la langue vers l'isthme du gosier, dont à ce moment les piliers s'écartent, pendant que le pharynx s'élève légèrement. Simultanément le voile du palais se relève et vient s'appliquer contre l'orifice des fosses nasales qu'il ferme : un repli particulier, qu'on appelle l'*épiglotte*, vient aussi oblitérer le larynx ; il ne reste plus à l'aliment qu'une voie à suivre, l'œsophage dans lequel il s'engage. Quand il s'agit de liquides, l'épiglotte ne s'abaisse pas, et ceux-ci passent à droite et à gauche de ce repli. Quand les aliments sont dans l'œsophage, tout se passe de la même façon, qu'il s'agisse d'un liquide ou d'un solide. On a cru quelque temps que c'était sous l'action de la pesanteur que les aliments cheminaient dans le tube œsophagien : il n'en est rien (ce qui le prouve, c'est qu'on peut parfaitement avaler la tête en bas) et c'est sous l'action de contractions successives des fibres annulaires de l'œsophage que le bol alimentaire progresse : il arrive ainsi au cardia qui se relâche, et pénètre dans l'estomac.

Telle est la déglutition normale. il arrive parfois, quand on parle, et surtout quand on rit en mangeant, que les aliments se trompent de route et tendent à pénétrer dans les voies respiratoires, mais grâce à l'exquise sensibilité de l'entrée de celles-ci, il se produit une violente toux réflexe, qui expulse les aliments.

Modifications que subissent les aliments dans l'estomac. — Digestion gastrique ou stomacale. — Tous les aliments séjournent dans l'estomac un temps plus ou moins long. Certains auteurs ont pensé que les liquides faisaient exception à la règle, qu'ils ne faisaient que traverser l'estomac, et passaient immédiatement dans l'intestin, mais le fait qu'après l'absorption du lait, on en trouve l'estomac rempli, prouve bien que les liquides, eux aussi, font un certain séjour dans l'estomac. Ils sont d'ailleurs absorbés très rapidement, sauf ceux qui, comme le lait nécessitent une digestion préalable.

Les aliments subissent dans l'estomac comme dans la cavité buccale des actions de deux sortes : actions mécaniques et actions chimiques.

Actions mécaniques. — Ces actions qui consistent en un véritable brassage des aliments, sont dues aux contractions des parois musculaires de l'estomac ; pendant ce brassage, la cavité stomacale est entièrement fermée par la contraction du cardia et celle du pylore. Les aliments subissent un mouvement giratoire qui les met en contact successivement avec les différentes régions de l'estomac, et qui favorise beaucoup leur imprégnation par les sucs que sécrète la muqueuse. On avait attribué autrefois une importance très grande à ces actions mécaniques, dans lesquelles on faisait consister seules les fonctions de l'estomac : on sait maintenant que ces mouvements ne sont que des adjuvants, et que la véritable digestion stomacale, consiste dans l'action que les sucs de l'estomac exercent sur les aliments. Ces mouvements sont néanmoins nécessaires et leur paralysie suffit pour mettre obstacle plus ou moins complètement aux fonctions digestives : c'est qu'en effet, le mélange des aliments avec les sucs sécrétés par l'estomac n'est plus alors assez intime, et que ceux-ci ne peuvent plus être attaqués que superficiellement.

Actions chimiques. — Suc gastrique. — Ces actions sont dues au *suc gastrique*, produit par les glandes dont nous avons parlé quand nous avons décrit la muqueuse stomacale. Quand celle-ci se trouve irritée par le contact des aliments, ce suc est immédiatement sécrété sous forme de petites gouttelettes qui ruissellent à la surface de la muqueuse. Beaumont a eu l'occasion d'observer directement cette sécrétion, sur un chasseur canadien, atteint d'un coup de feu, qui avait eu pour résultat la production d'une fistule stomacale. Il a même profité de cette occasion pour faire de nombreuses recherches sur la digestion, dont nous aurons l'occasion de parler ; et en particulier des digestions artificielles.

Le suc gastrique est un liquide limpide d'une saveur légèrement acide, et qui doit cette acidité à la présence de l'acide chlorhydrique. Il renferme, outre ce corps, des sels, et enfin deux ferments solubles : la pepsine et le ferment de la présure. C'est à ses ferments et à son acide qu'il doit son action sur les aliments. Pendant la digestion, l'homme en sécrète environ 500 grammes par heure : pendant que l'estomac est vide, la sécrétion est arrêtée.

Pepsine. — Grâce à sa pepsine, le suc gastrique exerce une action très manifeste sur les matières albuminoïdes (viande, blanc d'œuf, caséine, etc.), il les hydrate, il les transforme en *peptones*, produits azotés complexes qui, sont solubles et absorbables. On a pu fabriquer également des peptones par d'autres procédés (ébullition prolongée sous pression), mais là encore, on voit une fois de plus la différence des procédés employés par le chimiste et par l'organisme vivant. Le suc gastrique n'exerce aucune action directe sur les aliments gras ou féculents : il facilite seulement leur attaque ultérieure, en les désagrégeant plus ou moins.

On a pu s'assurer directement de l'action que le suc

gastrique de l'homme exerce sur les albuminoïdes, par des digestions artificielles. Il suffit de recueillir par une fistule (et nous avons vu que des cas accidentels l'avaient permis) un peu de ce suc, et de le mettre en contact dans une étuve à 35° avec du blanc d'œuf cuit; au bout de quelques heures on trouve ce blanc d'œuf dissous, et les différents réactifs des peptones, permettent d'en constater la présence dans le liquide.

La pepsine ne peut exercer son action que dans un milieu acide.

Présure. — Le ferment de la présure a la propriété de coaguler le lait, et d'y déterminer un précipité de *caséine* : ceci explique pourquoi quand on a pris du lait, et qu'on le rend, il est complètement caillé. Cette caséine précipitée par le ferment est attaquée ensuite par la pepsine et transformée en peptone. On utilise depuis longtemps la propriété qu'a la muqueuse gastrique de faire cailler le lait, dans la préparation de ce qu'on appelle *la présure*, qui est une solution étendue de suc gastrique obtenue en faisant macérer la caillette (quatrième estomac) du veau, dans de l'eau pendant quarante-huit heures. On a d'ailleurs ainsi beaucoup plus de ferment qu'on n'en aurait par la macération de l'estomac de l'homme, qui en renferme bien moins.

Beaumont a pu faire sur son chasseur canadien de très nombreuses recherches sur la sécrétion gastrique, outre les digestions artificielles dont nous parlions tout à l'heure. C'est ainsi qu'il a constaté par exemple, que la vue simple d'un mets savoureux, pouvait exciter la sécrétion du suc gastrique absolument comme celle de la salive. Il a pu recueillir aussi des données très importantes sur la digestibilité plus ou moins grande des divers aliments et le temps qu'ils séjournaient dans l'estomac. Ces faits ayant une assez grande portée hygiénique, nous croyons utile de nous y arrêter quelque temps.

Voici résumés dans un tableau les principaux résultats obtenus par Beaumont :

NATURE DES ALIMENTS	TEMPS DE SÉJOUR DANS L'ESTOMAC heures
Tripes étuvées	1 »
Gibier frais grillé	1,35
Dinde grillée	2,30
Hachis	2,30
Huitres crues	2,45-3 h.
— cuites	3,30
Bœuf grillé	3,30
Bœuf bouilli	4 »
Bœuf salé	5,30
Cochon salé	5,15-6 h.
Cochon frais grillé	6,30
Mouton grillé	3,15
Œufs durs	3,30
Poule bouillie	4 »
Veau rôti	4 »
Pain et beurre avec café	4,15
Pain sec	3,45

On peut ainsi s'assurer que la durée moyenne d'une digestion est de 3 à 4 heures, ce n'est qu'au bout de ce temps que les aliments réduits en une bouillie qu'on appelle le *chyme*, passent dans l'intestin. Le chyme se compose des peptones non encore absorbées (l'absorption a déjà commencé dans l'estomac comme nous le verrons plus tard) et des substances non encore digérées; qui sont plus nombreuses qu'on ne le croit même parmi les albuminoïdes. Des recherches récentes ont en effet montré que le rôle de la digestion gastrique était beaucoup moins important qu'on ne se l'imaginait autrefois; nous allons trouver dans l'intestin des sucs bien plus actifs, et qui sont les véritables agents de la digestion, qui est presque exclusivement intestinale. Pour montrer jusqu'à quel point la digestion gastrique est peu indispensable, qu'il nous suffise de citer l'exemple d'un chien auquel on avait extirpé l'estomac, et qui vécut encore cinq ans : la digestion était même chez lui plus rapide.

Troubles de la digestion gastrique. — Ces troubles sont de deux sortes comme les fonctions gastriques elles-mêmes, troubles mécaniques, troubles chimiques. Parmi les premiers, les uns sont temporaires, comme le vomissement, qui consiste dans le rejet des aliments, et l'éructation, ou sortie brusque de gaz : les autres sont dus à une inertie des tuniques de l'estomac, qui ne peut plus effectuer le brassage du chyme, et présente alors une dilatation chronique plus ou moins prononcée : ceux-ci sont durables et constituent les dyspepsies motrices.

Le vomissement est l'expulsion brusque par la bouche des aliments contenus dans l'estomac. Cette expulsion est précédée de nausées, et d'une abondante sécrétion de salive : elle est due à des contractions convulsives des muscles abdominaux et du diaphragme. Le mécanisme nerveux du vomissement est encore obscur, tout ce que l'on sait, c'est qu'on peut le produire d'une façon réflexe par certaines excitations, comme la titillation de la luette par exemple. Certaines substances, (ipécacuanha, émétique) peuvent provoquer des vomissements, et cela même quand on les injecte dans le sang.

Une forme particulière du vomissement est la régurgitation, analogue à la rumination : certaines personnes possèdent cette faculté.

Les troubles chimiques, connus sous le nom de *dyspepsies*, consistent dans des modifications survenues dans le fonctionnement des glandes de l'estomac, soit qu'il y ait insuffisance du suc gastrique (dyspepsie putride), soit qu'il y ait exagération dans son acidité (dyspepsie acide, pyrosis), soit qu'au contraire le suc gastrique soit insuffisamment acide. Les traitements doivent naturellement varier suivant le genre de dyspepsie. On a eu recours, dans certains cas, à la pepsine extraite de l'estomac de certains animaux, particulièrement du porc.

Modifications que subissent les aliments dans l'intestin. Digestion intestinale. Suc pancréatique. Bile. Microbes. — En sortant de l'estomac par le pylore, le chyme pénètre dans la première portion de l'intestin grêle, le duodénum. Là il se trouve soumis à l'action de deux liquides, le *suc pancréatique* et la *bile*. Le suc pancréatique est un liquide plus ou moins visqueux, incolore, analogue à la salive. Ce n'est pas la seule ressemblance qu'il présente avec elle, aussi les Allemands lui donnent-ils souvent le nom de *salive abdominale*. Il a une réaction alcaline et se trouve sécrété particulièrement au moment de l'arrivée des aliments dans l'intestin.

Son principe actif est la *pancréatine*, substance albuminoïde complexe, dans laquelle on peut isoler trois ferments : l'un analogue à la ptyaline, et qui transforme l'amidon en glucose ; l'autre analogue à la pepsine et qui transforme les albuminoïdes en peptones ; le troisième enfin qui exerce une certaine action sur les graisses. C'est donc le plus important de tous les liquides digestifs, et c'est avec raison que nous disions plus haut que la digestion était surtout intestinale. L'activité des ferments pancréatiques est d'ailleurs beaucoup plus grande que celle des ferments correspondants de la salive et du suc gastrique.

La *bile* est un liquide verdâtre, légèrement filant, sa sécrétion est continue, et assez abondante (1 k^{gr} par 24 heures), sa composition est très complexe : cela tient à ce qu'elle représente à la fois un liquide digestif et un produit de désassimilation, c'est-à-dire destiné à être rejeté. On y trouve de l'eau, du chlorure de sodium, des sels de soude (*glycocholate* et *taurocholate*), de la *cholestérine*, et enfin des pigments que lui donnent sa teinte (*biliverdine* et *bilirubine*) ces derniers semblent résulter de la destruction des globules rouges du sang dans le foie, car leur composition rappelle beaucoup celle de l'*hémoglobine*, matière colorante des globules.

La bile joue un certain rôle dans la digestion des matières grasses, mais le rôle le plus important qu'elle remplit dans la digestion, c'est d'exciter la contraction de l'intestin, de faciliter l'*absorption*, et enfin d'empêcher la putréfaction des aliments dans l'intestin. Enfin c'est un liquide, qui rejeté partiellement au dehors avec les excréments, débarrasse l'organisme d'un grand nombre de déchets.

Le chyme, après avoir subi l'action du suc pancréatique et de la bile, prend le nom de *chyle* : pendant tout son passage dans l'intestin grêle, le chyle subit l'action du suc intestinal, celui-ci renferme un ferment, l'*invertine*, qui jouit de la propriété de transformer le sucre de canne, ou *saccharose*, en glucose. Le saccharose, en effet, doit être digéré; s'il est soluble, il n'est pas assimilable, car injecté dans le sang, il ressort par les urines : et sa digestion s'effectue dans l'intestin grêle.

Le chyle dans l'intestin, n'est pas seulement soumis à des actions chimiques; comme tout le reste du tube digestif, l'intestin présente des mouvements : ces mouvements qui consistent en contractions alternatives des fibres circulaires et longitudinales de l'intestin, font progresser peu à peu les aliments le long de ce tube. Là, ils sont absorbés peu à peu par un mécanisme que nous étudierons plus tard, de sorte que quand ils arrivent dans le gros intestin, ils sont réduits à peu près exclusivement aux parties non absorbables, aux résidus, qui constituent les *excréments* ou *matières fécales*. L'absorption continue à se faire peu à peu le long du gros intestin, où les résidus de la digestion demeurent un temps assez long, et se concentrent de plus en plus : en même temps des fermentations de toutes natures s'établissent, qui donnent naissance aux acides gras volatils et aux produits de dédoublement : indol, scatol, qui donnent aux excréments leur odeur particulière. Des gaz aussi se forment, principalement CO^2, H, Az, parfois HS. Cette fermentation putride, cette formation de gaz sont dues à des microbes, bactéries, vibrions etc., qui sont introduits dans le tube digestif avec l'eau et les boissons : ces microbes sont d'autant plus abondants dans le tube digestif, que l'on se rapproche davantage de l'anus. On a voulu faire jouer, à un certain moment, un rôle considérable aux microbes dans les phénomènes de la digestion, on a voulu leur attribuer toutes les modifications que les aliments subissent dans le tube digestif, depuis la bouche jusqu'à l'anus.

C'est là une vue évidemment très exagérée : il n'y aurait pas de ferments solubles sécrétés tout le long du tube digestif, si les ferments figurés suffisaient à tous les phénomènes de digestion. Certains d'entre eux néanmoins rendent de réels services : c'est ainsi que le *bacillus amylobacter*, en attaquant la cellulose permet de mettre en liberté les grains d'amidon contenus dans certaines cellules végétales. Mais il ne faudrait pas exagérer ce rôle bienfaisant des microbes intestinaux, dont la plupart loin de digérer, ne sont que des agents de putréfaction.

Troubles de la digestion intestinale. — Ces troubles sont toujours de deux sortes, *troubles moteurs* et *troubles sécrétoires*. Ces derniers consistent soit dans une exagération de la production du liquide intestinal *(diarrhée)*, soit au contraire dans une diminution *(constipation.)* Quant aux premiers, ce sont soit des contractures plus ou moins énergiques et souvent très douloureuses *(coliques)*, soit au contraire des paralysies intestinales, d'où paresse de la digestion et dilatation passive de l'intestin sous l'influence des gaz qui le distendent librement.

Excréments : défécation. — Nous avons suivi les aliments tout le long du tube digestif, nous les avons vus devenir chyme dans l'estomac, chyle dans l'intestin : ces produits sont absorbés peu à peu : mais ils ne contiennent pas seulement des matières assimilables ; celles qui ne le sont pas, échappent à l'absorption, et s'accumulent peu à peu dans le gros intestin : où elles constituent les excréments destinés à être rejetés.

Ces excréments ont un poids moyen journalier de 150 à 200 grammes chez l'adulte : mais ce poids varie beaucoup suivant la nature de l'alimentation : ils sont d'autant plus abondants que le régime est moins carnivore.

Voici les différentes substances qui entrent dans la constitution des matières fécales de l'homme, indépendamment de l'eau qui compte pour 75 0/0 environ.

Résidus insolubles des aliments :

- Substances cornées épidermiques, nucléine.
- Tissus élastiques, tendons.
- Matières grasses en excès.
- Cholestérine des aliments.
- Cellulose végétale.
- Chlorophylle.

Produits de dédoublement :

- Acides gras : lactique, butyrique, etc.
- Indol : scatol (donnant l'odeur).
- Excrétine.
- Stercorine.

Substances excrémentitielles :

Hydrobilirabine (venant des pigments biliaires).
Acide glycocholique.
Acide cholalique.
Cholestérine biliaire.
Mucine, débris épithéliaux.

Substances minérales :

Phosphate de chaux et de magnésie
Sels alcalins.
Silice et oxyde de fer.

Organismes inférieurs (Microbes très nombreux).

On le voit d'après ce tableau, les excréments rejettent au dehors non seulement les résidus de la digestion, mais encore beaucoup de produits de désassimilation de l'organisme ; ces derniers sont apportés surtout par la bile.

Les propriétés physiques des excréments : couleur, odeur, consistance, varient beaucoup et dépendent de très nombreuses conditions, soit physiologiques, soit pathologiques. Pour ce qui est de la quantité, le régime y est pour beaucoup ; et c'est pour cette raison qu'un de nos grands poètes a dit qu'on pouvait reconnaître les habitants d'Outre-Rhin à la grosseur de leurs excréments.

Les excréments s'accumulent peu à peu en se durcissant plus ou moins dans l'S iliaque ; ils y provoquent une distension qui amène des contractions, poussant les fèces dans le rectum. Arrivés là, ils donnent lieu à une sensation particulière, le *besoin*, qui, s'il est écouté, provoque la contraction réflexe du rectum et l'expulsion des matières fécales. Dans le cas contraire, une contraction inverse les ramène dans l'S iliaque. A l'état normal, le rectum est fermé par un *sphincter*, qui retient, indépendamment de notre volonté, les matières fécales quand la pression n'est pas trop forte. Un autre sphincter, soumis à la volonté, permet de fermer et d'ouvrir le passage, sauf dans des cas pathologiques.

Quand les matières fécales sont arrivées au sphincter, et que le besoin est écouté, celui-ci se relâche, en même temps les muscles abdominaux se contractent, ainsi que le rectum, et cette pression suffit à l'évacuation.

Nous avons ainsi suivi les matières alimentaires depuis leur entrée dans le tube digestif jusqu'à leur sortie; mais toute la masse des aliments n'est pas rejetée, ce ne sont que les résidus de la digestion. Il nous faut maintenant revenir un peu en arrière pour faire voir ce que sont devenues les parties digérées et quel sera leur sort ultérieur.

CHAPITRE II

APPAREIL CIRCULATOIRE ET CIRCULATION

Ce que deviennent les aliments digérés. — Comment ils entrent dans le sang. — Absorption. — Système lymphatique. — **Appareil circulatoire.** — Le sang. — Cœur. — Artères. — Veines. — Capillaires. — **Mécanisme de la circulation.** — Son rôle. — Troubles circulatoires.

Absorption. — Comme on l'a dit souvent, ce n'est pas ce que l'on *mange* qui nourrit, c'est ce que l'on *digère* ; on pourrait même ajouter : c'est ce qui entre dans le sang. Par quel mécanisme les produits absorbables de la digestion, qui existent soit dans le chyme, soit dans le chyle, passent-ils dans le sang ? c'est ce que nous avons maintenant à examiner.

Cette absorption se fait par deux voies différentes : 1° par les *veines*, 2° par les *chylifères* (fig. 6).

Dans l'absorption par les veines, les produits assimilables de la digestion passent immédiatement dans le sang.

L'absorption par les chylifères n'amène que tardivement dans le sang les produits de la digestion. Nous avons vu que la surface de l'intestin grêle était hérissée d'une foule de petites papilles portant le nom de *villosités*. Ces petites éminences, recouvertes d'un épithélium cylindrique, sont autant d'origines de vaisseaux chylifères, c'est-à-dire chargés de transporter le chyle. Ces vaisseaux commencent, dans chaque villosité, par un petit tube en

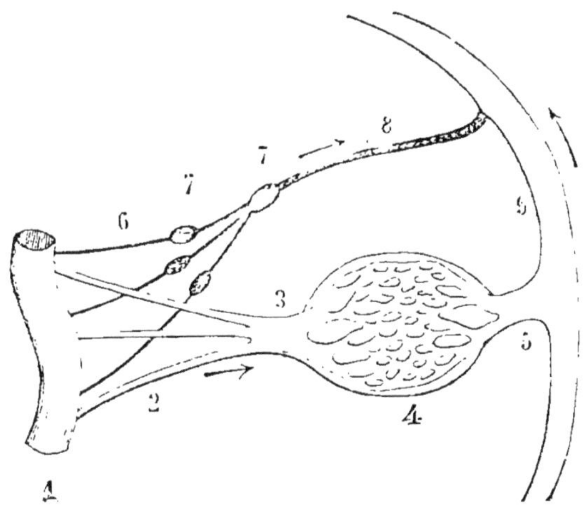

Fig. 6. — Schéma de l'absorption par les veines, traits blancs, et les chylifères, traits noirs. 1, intestin.

cœcum, c'est-à-dire fermé à son extrémité. Ils se réunissent les uns aux autres pour former des troncs plus importants qui rampent dans l'épaisseur du mésentère, où ils sont très visibles après une digestion, gorgés qu'ils sont d'un liquide blanchâtre et lactescent qui n'est autre que le chyle. Les troncs, après avoir formé plusieurs plexus, se réunissent tous dans un réservoir appelé *citerne de Pecquet*, qui est le point de départ d'un canal appelé *canal thoracique*, qui remonte le long de la colonne vertébrale pour venir déboucher dans la veine sous-clavière gauche.

C'est à ce moment que les produits de la digestion, captés par les chylifères, sont entraînés dans le torrent circulatoire. Les chylifères ne forment qu'une partie de ce que l'on appelle le système lymphatique dont nous aurons à reparler plus tard : ce sont simplement les lymphatiques de l'intestin.

On peut se demander comment le chyle, peut passer dans les vaisseaux chylifères, puisque, comme nous le disions plus haut, ces vaisseaux sont fermés à leur extrémité : ce passage s'effectue en vertu des phénomènes physiques connus sous le nom de phénomènes d'*osmose* (fig. 7). Toutes les fois que l'on sépare par une membrane deux liquides de densités différentes, il s'établit à travers cette membrane un double courant, allant d'un liquide à l'autre et *vice versa*, mais qui est surtout intense du liquide le moins dense vers le plus dense. Mais il ne faudrait pas croire que, dans le passage du chyle à travers les parois des chylifères, il n'y a que des phénomènes bruts d'osmose.

Le fait que la membrane de ces vaisseaux est *vivante* vient modifier considérablement le phénomène. Les membranes vivantes ont, en effet, la propriété de ne laisser passer que certains corps et d'en arrêter d'autres, comme nous le verrons manifestement pour l'épithélium vésical. Quoi qu'il en soit, les produits solubles de la digestion : les peptones, le glucose, les graisses émulsionnées traversent l'épithélium des villosités, puis les parois des chylifères, viennent s'accumuler dans ces vaisseaux où ils progressent d'une part sous l'action de la force osmotique, d'autre part, grâce à la présence de valvules, qui ne permettent pas de rétrograda-

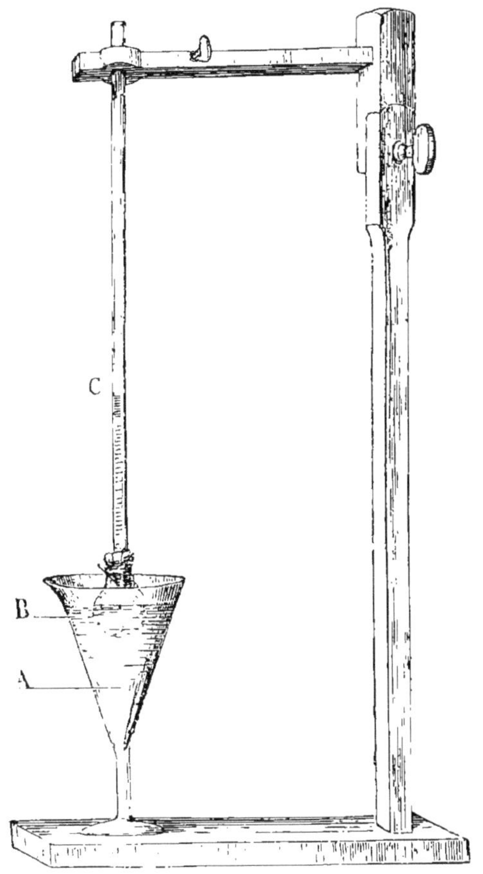

Fig. 7. — Appareil pour la démonstration des phénomènes d'osmose.

tion. Ils traversent ainsi le canal thoracique et vont se déverser dans le système circulatoire, à l'embouchure de ce canal.

Avant d'étudier ce système circulatoire, pour savoir ce que vont devenir les produits de la digestion qui y sont ainsi introduits, revenons sur le système *lymphatique* dont les chylifères ne composent qu'un département.

Système lymphatique. — Ce système consiste dans un ensemble très complexe de vaisseaux qui prennent naissance dans tous les organes par un système capillaire, et se jettent finalement dans le système veineux pour y déverser le liquide qu'ils charrient, la *lymphe*. On peut distinguer les lymphatiques proprement dits, les chylifères, les ganglions lymphatiques.

Les vaisseaux lymphatiques, qui naissent par des capillaires très serrés dans la profondeur des organes, sont des vaisseaux noueux, irréguliers, munis de valvules qui permettent à la lymphe de cheminer de la périphérie vers le centre, mais non en sens inverse.

Les chylifères sont, les lymphatiques spéciaux de l'intestin.

Les ganglions lymphatiques sont de petits renflements situés sur les trajets des vaisseaux; leur tissu est essentiellement un tissu lacuneux, où la lymphe chemine très lentement et subit diverses modifications. Les lymphatiques des membres inférieurs, de l'intestin, du tronc, du membre supérieur gauche et de la moitié gauche de la tête, vont tous se rendre dans le canal thoracique. Ceux du membre supérieur droit et de la moitié droite de la tête vont constituer la *grande veine lymphatique droite* qui se jette dans la veine sous-clavière droite. Celle-ci charrie par conséquent de la lymphe pure, tandis que le canal thoracique charrie un mélange de lymphe et de chyle.

La lymphe est un liquide incolore, ou très légèrement citrin ou rosé, qui se compose d'un *plasma* et de *globules*.

Ce plasma est semblable à celui du sang, nous n'y insistons pas, ayant à en reparler longuement à propos de ce dernier. Les globules, dits encore *leucocytes* ou globules blancs, sont de petits corps protoplasmiques amorphes, ou plutôt à forme très variable et doués de mouvements. Ils sont analogues aux globules blancs du sang, mais se rencontrent dans la lymphe en bien plus grande quantité.

Quel est le rôle de cette lymphe : il est très complexe. C'est d'une part un liquide nourricier qui est en contact presque immédiat avec les éléments anatomiques : c'est d'autre part un liquide qui recueille tous les produits de désassimilation des tissus, pour les transporter dans le système circulatoire, qui aura à son tour pour fonction de les conduire dans les organes spéciaux, tels que le rein, où ces produits séront finalement éliminés.

C'est donc, enfin de compte, l'appareil circulatoire, qui d'une part, transporte à tous les organes les produits de la digestion, d'autre part est chargé de débarrasser l'organisme de tous ses résidus. Un appareil aussi important, doit nous arrêter quelque temps.

Appareil circulatoire

L'appareil circulatoire est un appareil qui a pour but de transporter les matériaux nutritifs dans tous les points de l'organisme, et de débarrasser ce dernier de ses déchets. Le liquide qui circule dans cet appareil est le *sang*, dont nous devons tout d'abord nous occuper.

Sang. — Le sang est un liquide rouge, dont le poids total est d'environ 1/13 du poids du corps, soit 5 kilogrammes, c'est-à-dire près de 5 litres pour un homme de poids moyen (65 kg.). Ce liquide qualifié par Bordeu, de *chair coulante*, a été appelé par Claude Bernard le *milieu intérieur* de l'organisme : c'est lui qui baigne tous les éléments anatomiques des tissus, qui ont ainsi une véritable *vie aquatique* : c'est à la fois le liquide *nourricier*, et le liquide *épurateur*.

On y peut distinguer deux parties : une partie liquide, le *plasma*, et une partie solide, les *globules*, qui nagent dans ce plasma. Ces derniers sont de très petite taille, et il a fallu l'emploi du microscope pour s'assurer que le sang n'était pas un liquide homogène. Ce sont eux qui donnent au sang sa couleur rouge.

Le plasma du sang, qui est plus ou moins incolore ou légèrement jaunâtre, est formé en majeure partie d'eau. On trouve en dissolution dans cette eau des sels (chlorure, carbonate et phosphate de sodium) des peptones, du glucose, de la graisse, de l'urée, etc. et enfin de l'*albumine* et de la *fibrine*.

Cette albumine existe en quantité assez considérable (70 grammes par litre de sang), elle est analogue au blanc d'œuf et se coagule comme lui par la chaleur. Quant à la

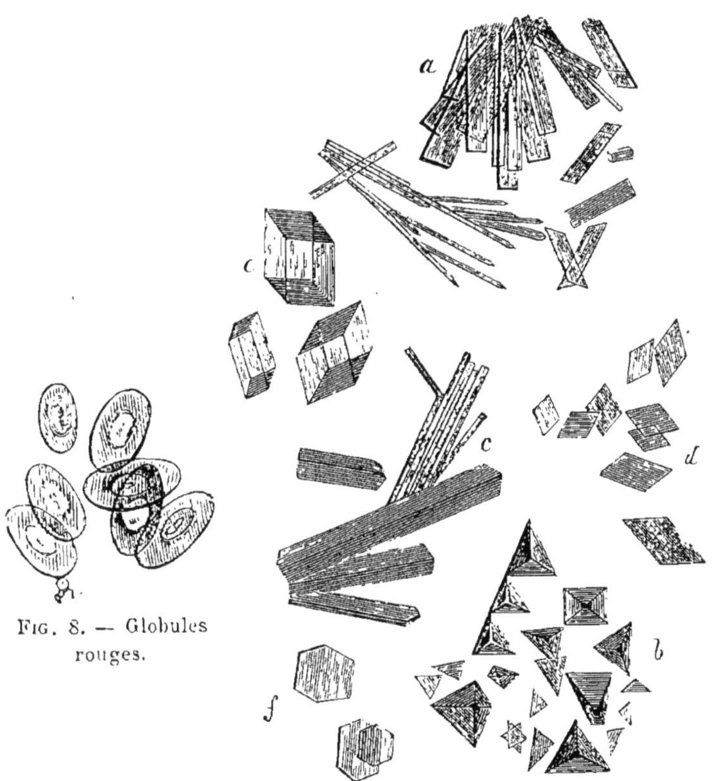

Fig. 8. — Globules rouges.

Fig. 9. — Cristaux d'hémoglobine.

fibrine, elle existe en bien moins grande proportion (2 à 3 grammes par litre) : nous verrons d'ailleurs qu'elle ne préexiste pas dans le sang vivant, et se forme seulement au moment de la coagulation.

Les globules du sang sont de deux sortes : ce sont

d'abord et surtout des globules rouges ou *hématies* ; 2° des globules blancs ou *leucocytes*. Les globules rouges (fig. 8) existent en très grande quantité dans le sang (5.000.000 par millimètre cube) ce sont de petits corps arrondis, discoïdes d'un diamètre de 7 millièmes de millimètres environ et d'une épaisseur de deux millièmes de millimètres. Ils sont formés d'une matière albuminoïde appelée *globuline*, colorée par une matière rouge l'*hémoglobine* (fig. 9), qui joue, comme nous le verrons, un grand rôle dans la respiration, grâce à son affinité considérable pour l'oxygène et à l'instabilité du composé qu'elle forme avec lui. Cette hémoglobine renferme du fer, ce qui permet de comprendre pourquoi l'on administre souvent des formes assimilables de ce métal (citrate, tartrate) aux personnes atteintes d'anémie.

Les globules blancs ou leucocytes sont beaucoup moins nombreux que les hématies (1 à 2 pour 100), leur diamètre est d'environ 8 à 9 millièmes de millimètres. Ils sont incolores, ne renferment pas d'hémoglobine et sont absolument semblables aux globules de la lymphe dont nous avons déja parlé.

Le sang renferme des gaz dans son intérieur : ces gaz sont ceux mêmes que l'on rencontre dans l'air atmosphérique, oxygène, acide carbonique, azote. Parmi ceux-ci, l'oxygène se trouve en combinaison avec l'hémoglobine, l'acide carbonique est partie en dissolution dans le plasma, partie combiné aux sels de ce plasma, l'azote est simplement dissout dans le plasma. Ces gaz varient suivant que l'on examine le sang qui va aux organes *(sang artériel)* ou celui qui en revient *(sang veineux)*.

Pour 100^{cc} de sang artériel on trouve :

	cc
Oxygène.	19,66
Acide carbonique. . . .	48,02
Azote.	2,19

Pour 100^{cc} de sang veineux on obtient :

	cc
Oxygène.	11,98
Acide carbonique. , . .	55,47
Azote.	2,26

On voit que ce qui distingue surtout le sang artériel du sang veineux, c'est une grande proportion d'oxygène et une moins grande proportion d'acide carbonique : nous expliquerons ces changements quand nous aborderons l'étude de la fonction respiratoire. Il y a encore bien d'autres distinctions entre le sang artériel et le ou plutôt *les* sangs veineux, car la nature du sang varie beaucoup suivant l'organe qu'il a traversé, mais nous ne pouvons insister ici sur ces différences. Qu'il nous suffise de signaler encore que la couleur du sang qui va aux organes (sang artériel) est rouge vermeil, tandis que celle du sang qui en revient (sang veineux) est rouge plus ou moins foncé, presque noir.

Lorsqu'on extrait du sang d'un vaisseau, et qu'on l'abandonne à lui-même, il ne tarde pas à se prendre en une espèce de gelée : c'est à ce phénomène que l'on a donné le nom de *coagulation*. Cette coagulation tient à la formation de la fibrine, substance gélatineuse formant une trame qui emprisonne dans ses mailles le plasma et les globules. Peu à peu les mailles de cette trame se ressèrent et le caillot primitif ne tarde pas à se séparer en deux parties. Une partie semi-solide, le *caillot* proprement dit, qui se compose de la fibrine et des globules, une partie liquide, le *sérum*, qui n'est autre que le plàsma moins les principes constitutifs de la fibrine. Nous avons dit en effet que la fibrine ne préexistait pas dans le plasma : on y trouve simplement une substance albuminoïde particulière, le *fibrinogène*, des sels de calcium, et un ferment particulier. C'est ce ferment qui, en réagissant sur le fibrinogène et les sels de calcium donne naissance, dans la coagulation à la fibrine.

Le liquide que nous venons d'examiner est perpétuellement en mouvement, grâce à un ensemble d'organes destinés à assurer sa marche : c'est cet ensemble d'organes qui constitue l'appareil circulatoire (fig. 10).

Cet appareil consiste : 1° en un moteur central, le *cœur*, qui met le sang en mouvement par ses contractions répétées;

2° un ensemble de canaux formant un système clos, et qu'on peut diviser, suivant qu'ils partent du cœur ou qu'ils y retournent, en *artères* et en *veines*.

Les artères se rendent aux organes pour leur apporter le sang nourricier. Les veines ramènent au cœur le sang devenu impropre à l'entretien de la vie.

Un réseau extrêmement riche de petits vaisseaux, réunit dans chaque organe l'artère afférente et la veine efférente : ces vaisseaux à cause de leur petitesse ont reçu le nom de *vaisseaux capillaires*.

Nous allons donc avoir à étudier successivement : le cœur, les artères, les capillaires et les veines.

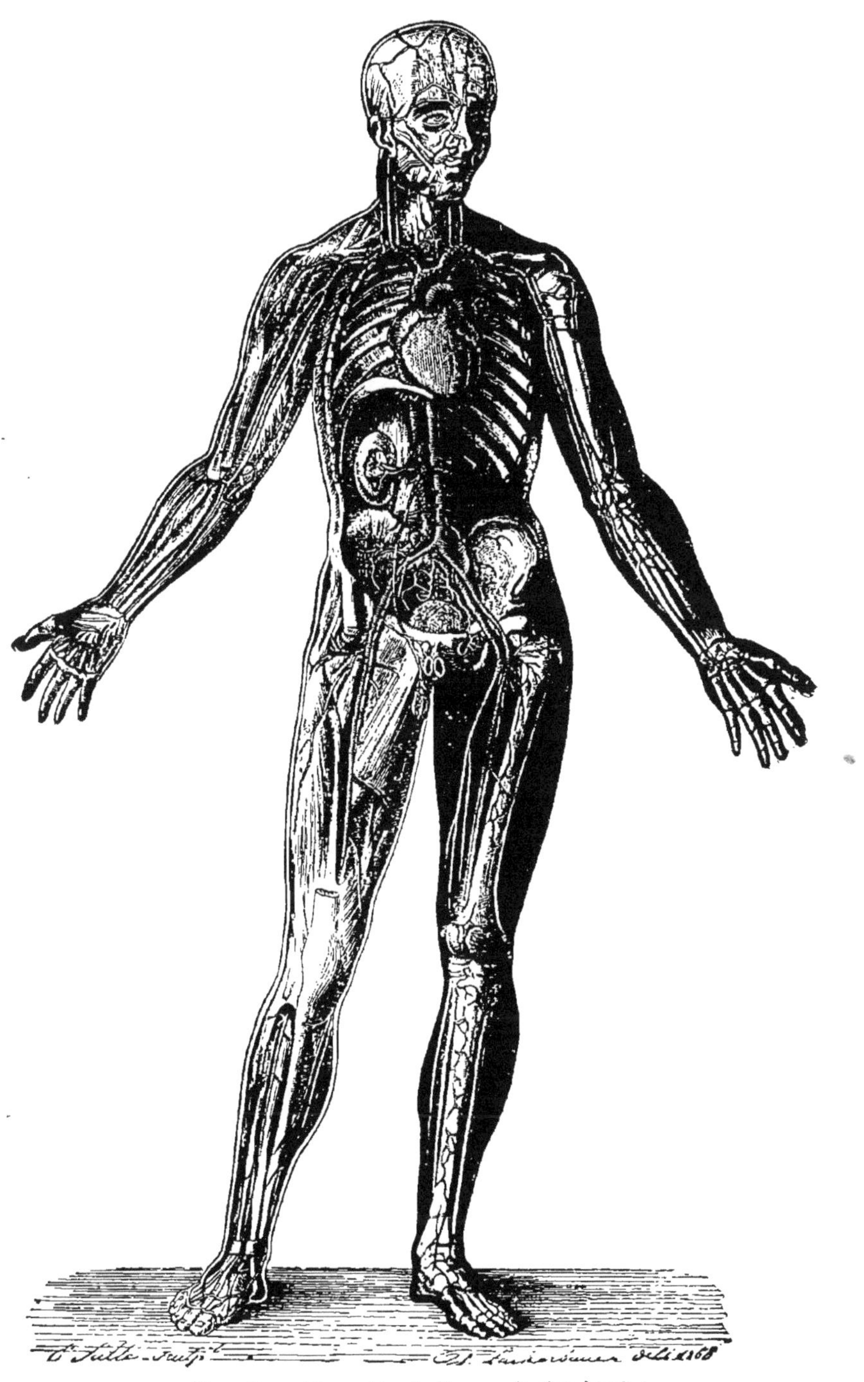

FIG. 10. — Ensemble de l'appareil circulatoire.

Cœur. — Le cœur (fig. 11) organe central de la circu-

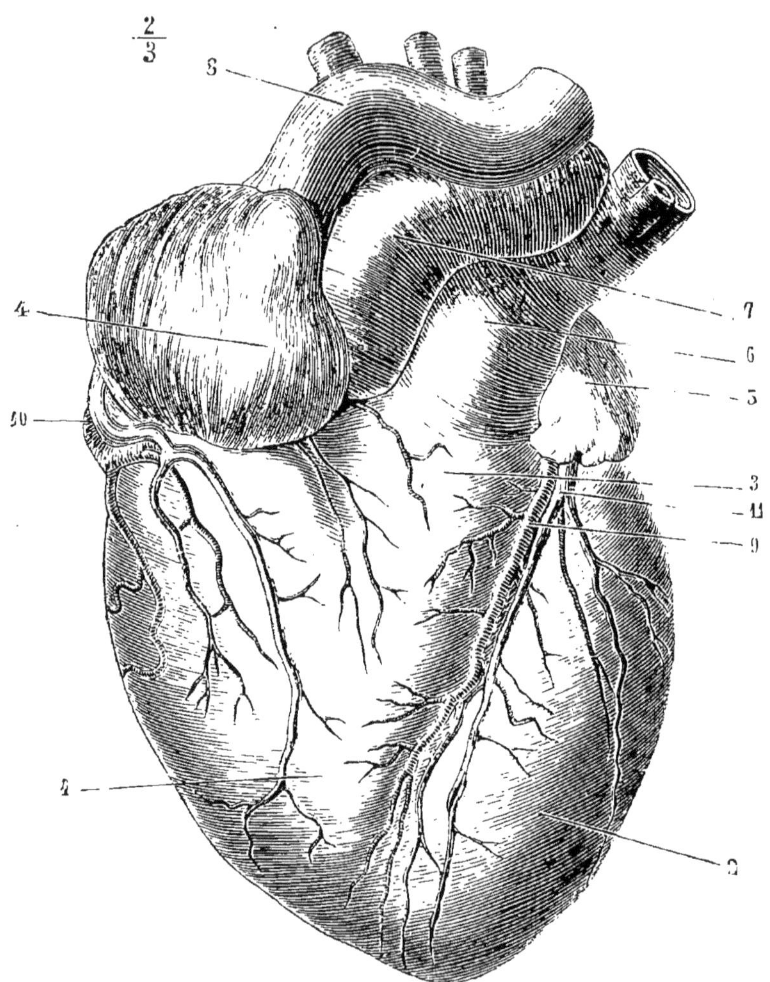

Fig. 11. — Cœur, face antérieure.

lation est situé dans le thorax entre les deux poumons (fig. 12) en avant de la colonne vertébrale. Il a la forme d'un cône, à base supérieure et pointe inférieure, dont l'axe est incliné de haut en bas, de droite à gauche et d'arrière en avant. Son volume chez l'adulte est à peu près celui du poing, son poids est de 280 grammes environ. Il est maintenu en place par les gros vaisseaux qui en partent

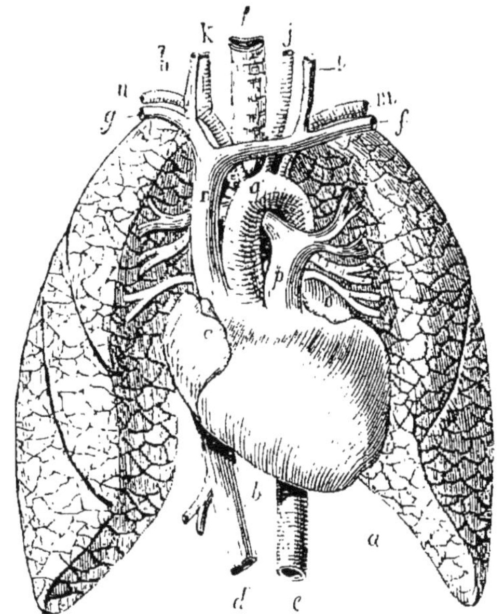

Fig. 12. — Place du cœur dans le thorax

et entouré d'une enveloppe séreuse, le *péricarde*. Sa pointe vient butter contre la paroi thoracique, au niveau du cinquième espace intercostal, un peu en dedans du mamelon gauche. Chez certains individus, il y a inversion du cœur qui est alors incliné de gauche à droite, et dont la pointe correspond au mamelon droit.

Au point de vue anatomique, c'est un muscle creux,

divisé en quatre cavités : deux supérieures, les *oreillettes*,

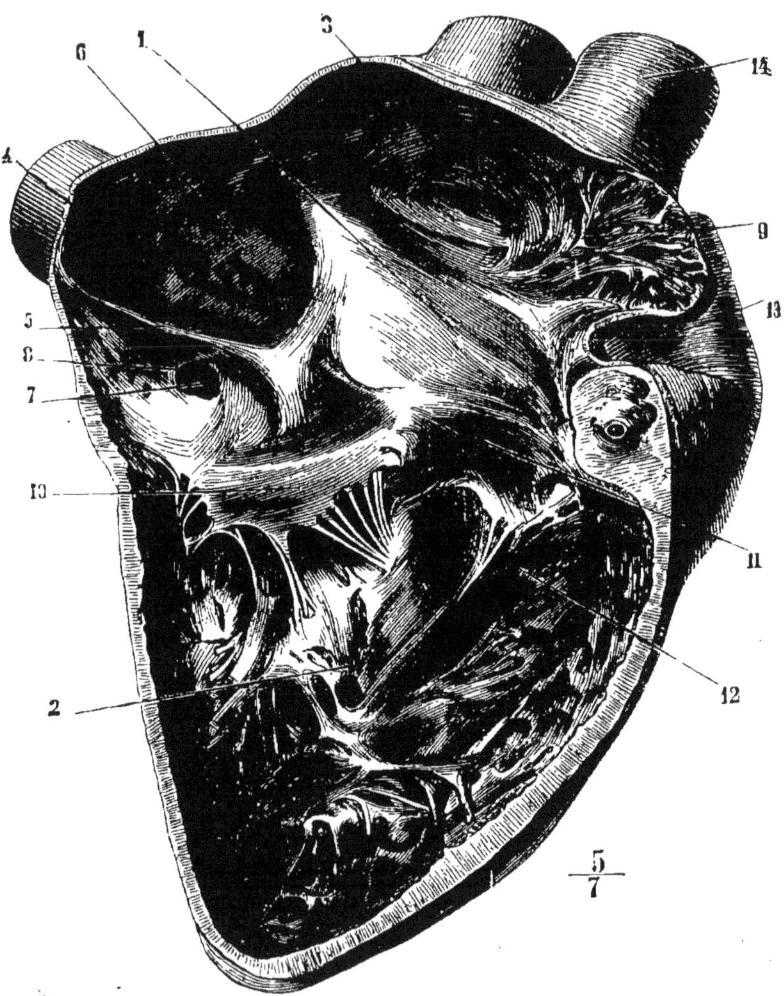

FIG. 13. — Coupe du cœur droit.

deux inférieures, les *ventricules*. Les oreillettes ne communiquent pas entre elles non plus que les ventricules, mais chaque oreillette communique directement avec le

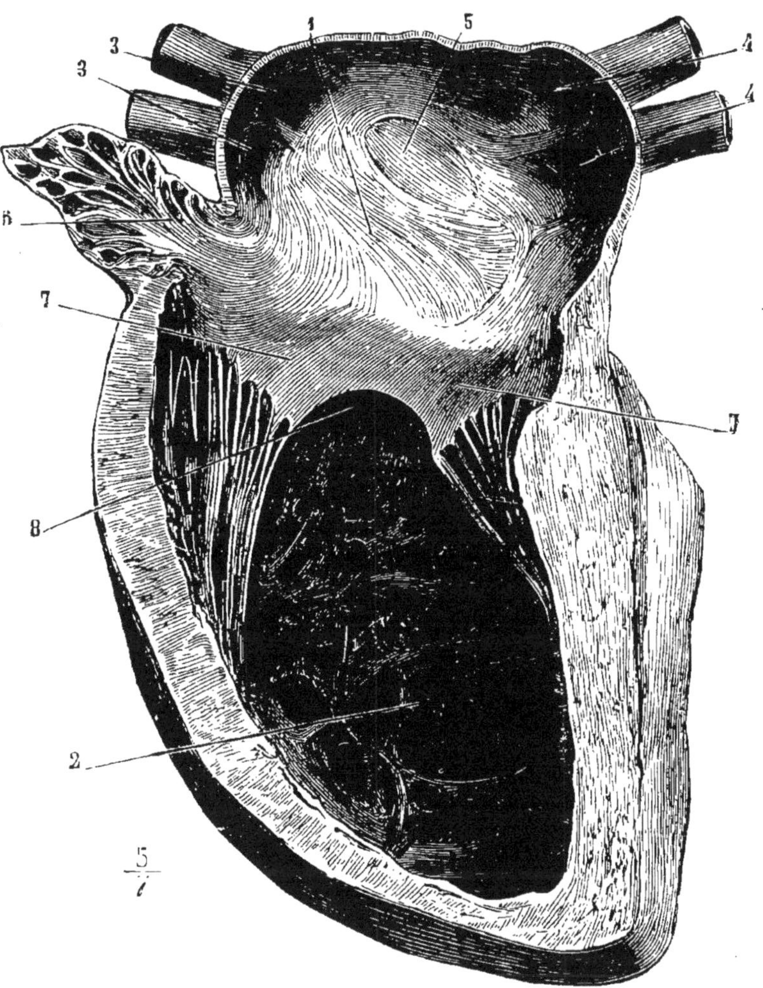

Fig. 14. — Coupe du cœur gauche.

ventricule correspondant, par un orifice, l'orifice *auriculo-ventriculaire*. Il y a ainsi deux moitiés absolument séparées dans le cœur, ce qui a permis de le considérer comme un véritable organe double, composé du cœur droit (fig. 13) (oreillette et ventricule droits) et du cœur gauche (fig. 14) (oreillette et ventricule gauches) : le ventricule gauche communique indirectement avec l'oreillette droite, le ventricule droit avec l'oreillette gauche, comme nous le verrons en étudiant les vaisseaux de ce que l'on a appelé la grande et la petite circulation. Le cœur droit renferme du sang veineux ; le gauche du sang artériel.

Deux sillons, l'un circulaire, l'autre méridien, permettent de distinguer plus ou moins de l'extérieur les quatre cavités du cœur, mais pour en prendre une connaissance exacte, il faut absolument ouvrir l'organe. On s'assure alors, qu'une cloison complète sépare le cœur droit du cœur gauche et que chaque oreillette communique avec le ventricule correspondant. L'orifice, qui fait communiquer chaque oreillette avec son ventricule, est muni d'une valvule, du côté gauche c'est la valvule *mitrale*, formée de deux replis, du côté droit la valvule *tricuspide*, à trois pointes. Nous verrons, en étudiant le mécanisme de la circulation, le rôle considérable de ces valvules, qui sont rattachées par leurs bords aux parois internes du ventricule correspondant, à l'aide de petites amarres de nature musculaire et tendineuse.

Les parois des oreillettes sont relativement minces, celles des ventricules sont beaucoup plus épaisses, surtout celles du ventricule gauche. Ces parois sont formées de fibres musculaires enchevêtrées de la manière la plus compliquée : les unes sont propres à chaque cavité, oreillette ou ventricule ; les autres dites unitives sont communes aux deux cavités de même ordre, oreillette ou ventricule ;

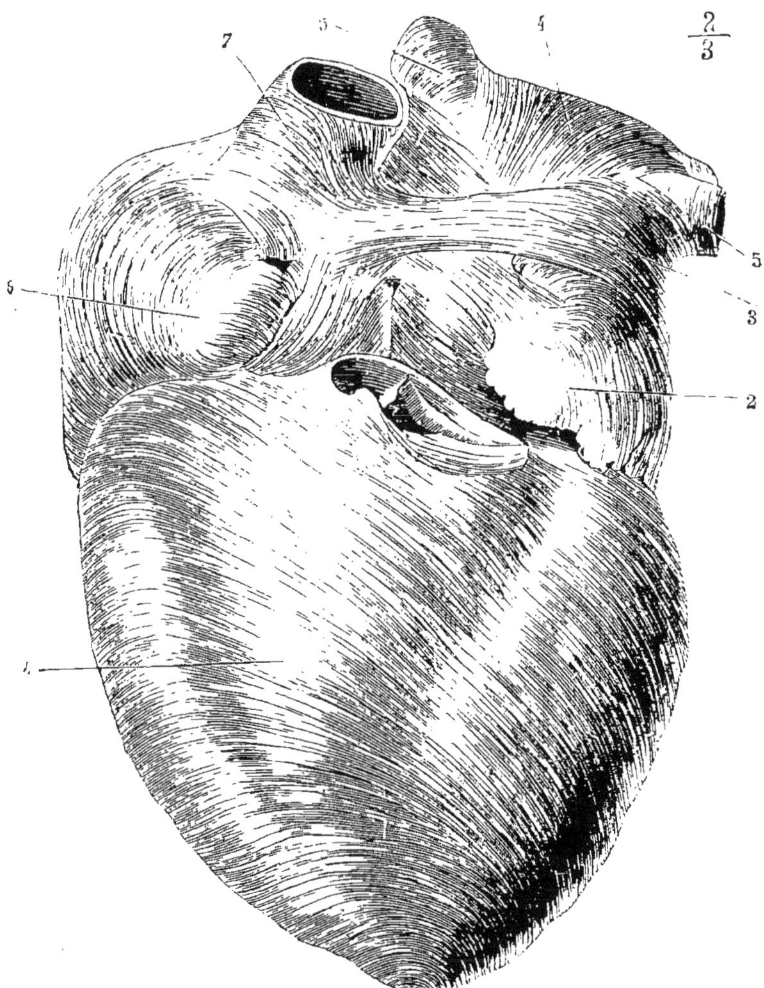

Fig. 15. — Fibres musculaires du cœur.

ces dernières dans les ventricules, ont une disposition tourbillonnante; après en avoir constitué la couche superficielle, elles pénètrent dans les ventricules dont elles viennent former la paroi profonde : cette paroi présente de nombreuses saillies, les *colonnes* du cœur, qui lui donnent un aspect plus ou moins aréolaire.

La face interne du cœur est tapissée par une membrane particulière, l'*endocarde*.

Notons en passant, que les fibres musculaires qui constituent les parois du cœur (fig. 15), sont des fibres *striées* quoique n'étant pas soumises à l'action de la volonté ; il est vrai qu'elles diffèrent un peu des fibres des muscles des mouvements volontaires, car elles sont ramifiées et anastomosées.

Les quatre cavités cardiaques sont chacune en rapport avec un certain nombre de vaisseaux, qui y aboutissent (oreillettes), ou qui en sortent (ventricules). Ceux qui sortent du cœur s'appellent *artères*, ceux qui y aboutissent s'appellent *veines*.

Dans l'oreillette gauche viennent déboucher par 4,3 ou 2 orifices, les quatre veines *pulmonaires* ; ces orifices ne sont pas munis de valvules.

Du ventricule gauche sort l'artère *aorte*, origine de tous les vaisseaux artériels du corps ; l'orifice aortique est muni de trois valvules dites valvules sigmoïdes.

Dans l'oreillette droite (fig. 15) viennent déboucher les deux veines caves (supérieure et inférieure) qui ramènent au cœur le sang veineux de tous les points du corps ; et la grande veine coronaire, qui ramène le sang veineux du cœur lui-même.

La valvule d'Eustache ferme partiellement l'ouverture de la veine cave inférieure, la valvule de Thébésius celle de la veine coronaire. La veine cave supérieure n'a pas de valvules.

Du ventricule droit par l'artère pulmonaire, dont l'orifice, comme celui de l'aorte, est muni de trois valvules sigmoïdes.

Artères. — Les artères, ou vaisseaux nourriciers des organes, naissent toutes [1], d'un tronc commun, l'aorte qui sort du ventricule gauche. L'aorte à sa sortie du cœur suit un trajet ascendant, puis se recourbe en crosse (crosse de l'aorte), et enfin descend le long de la colonne vertébrale constituant l'aorte descendante, qui se divise elle-même en thoracique et abdominale.

L'aorte ascendante donne naissance aux artères coronaires qui se distribuent au cœur ; la crosse de l'aorte donne naissance : 1° au tronc *brachio-céphalique* droit, qui ne tarde pas à se diviser en deux : artère *carotide* qui se rend au cou et à la tête, artère *sous-clavière* qui se rend au membre supérieur droit ; 2° à la carotide gauche qui se rend également à la tête ; 3° à la sous-clavière gauche qui se rend au membre supérieur gauche.

L'artère carotide de chaque côté ou carotide primitive, ne tarde pas à se bifurquer en carotide externe et carotide interne : la première se distribue surtout à la face, la deuxième se distribue dans l'intérieur du crâne.

La sous-clavière de chaque côté, après avoir fourni l'artère vertébrale qui chemine dans le canal cervical et se distribue à la moelle épinière et à la base de l'encéphale,

[1] Exception faite des artères pulmonaires.

et fourni un certain nombre d'autres troncs, s'engage dans le bras sous le nom d'artère humérale et va s'y ramifier.

La crosse de l'aorte donne encore naissance : 4° aux artères bronchiques nourricières du poumon ; 5° aux artères œsophagiennes.

L'aorte descendande donne naissance dans sa portion thoracique : 1° aux artères intercostales au nombre de neuf ou dix paires, 2° aux artères diaphragmatiques; et dans sa partie abdominale : 1° au tronc *cœliaque* qui se divise en trois : artère *stomachique*, artère *splénique*, artère *hépatique* ; 2° aux artères *mésentériques* supérieure et inférieure, qui se rendent à l'intestin ; 3° aux artères *rénales* qui se rendent au rein.

L'aorte se bifurque alors en deux troncs : artères *iliaques* primitives. Celles-ci se divisent elles-mêmes en iliaques internes, qui se ramifient dans le bassin, et iliaques externes, qui pénètrent dans chaque membre inférieur sous le nom d'artères *fémorales*. Là elles se ramifient en de nombreux vaisseaux.

Toutes les artères qui naissent de l'aorte, charrient un sang qui a été vivifié par le poumon. Il n'en est pas de même des artères du poumon. Celles-ci charrient au contraire du sang veineux. L'artère *pulmonaire* qui naît du ventricule droit, ne tarde pas à se ramifier en deux troncs, un pour chaque poumon. Chacun de ces troncs se divise à l'infini dans le tissu pulmonaire.

Les artères ont une paroi assez épaisse formée de trois tuniques. Une externe *conjonctive*, une moyenne *élastique* et *musculaire*, une interne *endothéliale*.

C'est la tunique moyenne qui est la plus épaisse, et qui

par son élasticité maintient l'artère béante quand elle vient à être coupée, ce qui rend si dangereuse la blessure d'une artère : parfois cette tunique moyenne se détruit en un point de l'artère; sous l'influence de la pression sanguine il se produit alors en ce point une petite hernie en forme de poche connue sous le nom d'*anévrysme*.

La paroi de cette poche, très mince, peut se rompre quand la pression sanguine vient à augmenter sous l'influence d'une émotion ou d'un effort : si l'artère qui présente un anévrysme est importante, cette rupture peut occasionner la mort immédiate.

Veines. — Les veines sont les vaisseaux qui ramènent au cœur le sang envoyé dans les organes par les artères. Elles forment en définitive par leur réunion trois troncs principaux : la veine *cave supérieure*, la veine *cave inférieure* et la veine *coronaire*.

La veine cave supérieure ramène au cœur le sang de la tête et des membres supérieurs, elle est formée par la réunion de deux troncs brachio-céphaliques veineux formés chacun par la jonction de la veine *jugulaire* et de la veine *sous-clavière*. Elle reçoit en outre une partie du sang du tronc par la veine *azygos*.

La veine cave inférieure ramène le sang des membres inférieurs et du tronc. Elle est formée par la réunion des deux veines *iliaques*, ou veines des membres inférieurs. Une fois ainsi constituée, elle reçoit les veines *rénales*, les veines *mésaraïques* ou de l'intestin, et la veine *porte* : celle-ci au lieu de se jeter directement dans la veine cave inférieure, se ramifie abondamment dans le foie. Ces ramifications confluent à nouveau pour former la veine *sus-hépatique* qui se jette dans la veine cave inférieure. Cette dernière reçoit encore les veines diphragmatiques, et plusieurs branches de la veine azygos.

La veine coronaire ramène le sang du cœur.

Les veines ont des parois beaucoup plus minces que celles des artères : elles sont aussi composées de trois tuniques, mais la tunique moyenne est peu élastique ; aussi les parois opposées d'une veine sectionnée s'affaissent-elles l'une sur l'autre, et la blessure d'une veine est-elle beaucoup moins dangereuse que celle d'une artère.

Beaucoup de veines présentent sur leur parcours des *valvules*, replis en forme de calotte dont la concavité est tournée vers le cœur. Le rôle de ces valvules est d'empêcher le sang de retourner en arrière, aussi sont-elles surtout abondantes dans les veines où le sang a à cheminer contrairement à l'action de la pesanteur, comme les veines des membres inférieurs. Ces valvules se rompent parfois, et occasionnent sur les veines des dilatations connues sous le nom de *varices*, ces dilatations, comme les anévrysmes, peuvent se rompre et occasionner des hémorragies : on les prévient par l'emploi de tissus élastiques, qui compriment les veines variqueuses [1].

Capillaires. — Les dernières ramifications des veines et des artères, sont mises en communication par un

[1] Toutes ces veines charrient un sang vicié par les organes : il n'en est pas de même des veines pulmonaires, qui ramenent à l'oreillette droite le sang vivifié dans le poumon : ces veines aboutissent toutes à quatre troncs principaux qui vont déboucher dans l'oreillette droite par quatre, trois ou même deux orifices.

système très riche de petits vaisseaux que l'on nomme les *capillaires*. Ces vaisseaux sont en nombre très considérable, comme l'on peut s'en assurer par le fait que quel que soit le point du corps que l'on pique, on en voit sortir immédiatement une goutte de sang. Leur diamètre est excessivement petit de 0^{mm},006 à 0^{mm},01. Leur paroi, très mince, est constituée uniquement par une assise simple de cellules aplaties, qui n'est autre que la continuation de l'endothélium des artères et des veines. Le sang, en quelque point qu'on l'examine, n'est jamais en contact immédiat avec les tissus dont il est toujours séparé par une membrane plus ou moins mince : c'est à travers cette membrane que se font les échanges nutritifs.

Telle est dans son ensemble la constitution de l'appareil circulatoire. On voit que l'on peut le diviser en deux systèmes : Le système de la grande circulation, composé du cœur gauche de l'aorte et de ses ramifications, des capillaires généraux et des veines formant par leur réunion les veines caves supérieure et inférieure ; et le système de la petite circulation, composé du cœur droit, de l'artère pulmonaire, des capillaires pulmonaires, et des veines pulmonaires. Dans tout le système de la grande circulation, les artères contiennent du sang rouge et les veines du sang noir ; c'est l'inverse dans le système de la petite circulation.

Mécanisme de la circulation

Dans cet appareil, le sang n'est pas stagnant, il est sans cesse en mouvement, en un mot il circule. Ce mot est d'autant plus exact qu'en réalité le sang décrit un cercle fermé et qu'il recommence sans cesse le même circuit.

La circulation du sang a été méconnue par les anciens qui, ayant trouvé toujours sur le cadavre les artères vides, pensaient que ces vaisseaux étaient destinés à conduire de l'air, d'où le nom qu'ils leur avaient donné, et qui leur est resté, tout impropre qu'il soit. Vésale, Michel Servet, et enfin Harvey en ont démontré l'existence.

Circulation dans le cœur. — Quelles sont maintenant les causes diverses qui mettent le sang en mouvement, comment parcourt il tout l'appareil que nous venons de décrire, c'est ce qu'il nous reste à examiner.

Le moteur central et principal de toute la circulation est le cœur; c'est lui qui communique au sang l'impulsion nécessaire pour le transporter jusque dans les plus fins capillaires, et le faire revenir d'où il est parti. Les causes de cette propulsion consistent dans la contraction et le relâchement successifs des cavités cardiaques, Le cœur en effet bat continuellement. comme l'on peut s'en assurer en mettant la main sur la poitrine. Ce sont d'abord les oreillettes qui se contractent simultanément, puis les ventricules simultanément également; puis survient un repos général de l'organe qui ne tarde pas à se contracter de nouveau dans le même ordre et ainsi de suite.

On donne le nom de *systole* à la contraction soit des oreillettes soit des ventricules, le nom de *diastole* à leur relâchement. Le temps qui sépare deux systoles auriculaires successives, c'est-à-dire de ce que l'on appelle une *révolution cardiaque* est de 0^{sec},75 environ chez l'adulte, ce qui porte à 70 à 80 par minute le nombre des révolutions cardiaques. Hâtons-nous d'ajouter que ce nombre est très variable, non seulement suivant l'état de l'individu mais encore selon son âge. Le cœur des enfants bat beaucoup plus vite, celui des vieillards plus lentement.

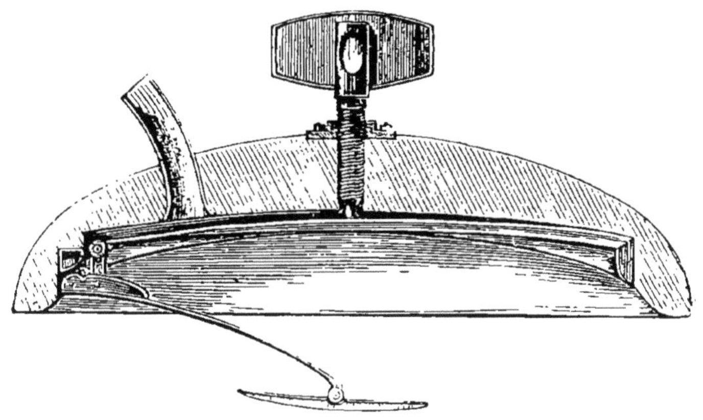

FIG. 16. — Cardiographe.

On a inventé des instrumeuts appellés *cardiographes* (fig. 16) qui rendent de grands services en clinique et qui permettent d'étudier tous les détails de la systole et de la diastole. Les mouvements du cœur, qui sont perceptibles à travers le thorax, viennent influencer une ampoule élastique, reliée elle-même à une autre ampoule qui porte un petit levier : on peut faire tracer par ce levier sur un papier noirci tous les mouvements de l'ampoule, et comme ces derniers dépendent des mouvements du cœur, on comprendra qu'en fin de compte le tracé obtenu soit la traduction de ces mouvements. On peut s'assurer ainsi :

1° que la systole auriculaire représente 1/10 du temps de la révolution cardiaque; 2° que la diastole auriculaire représente 9/10 de ce temps; 3° que la systole ventriculaire représente 4/10 de ce temps; 5° que la diastole ventriculaire en représente 6/10. Il y a 4/10 du temps de la révolution cardiaque pendant lesquels le cœur entier est

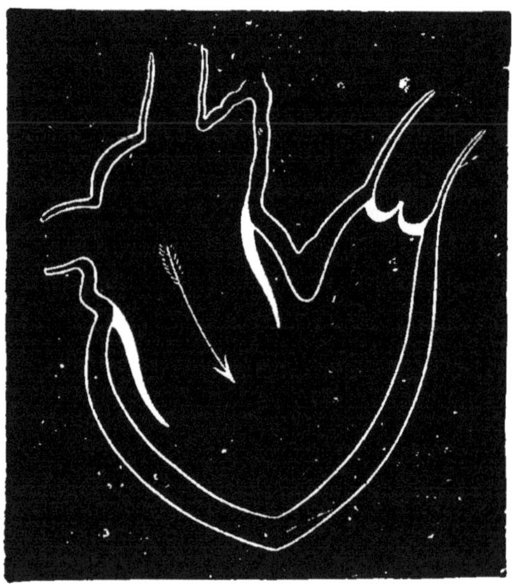

Fig. 17. — Position des valvules dans la diastole ventriculaire.

en repos, et 1/10 de ce temps entre la fin de la systole auriculaire et le commencement de la systole ventriculaire. Les tracés obtenus à l'aide du cardiographe permettent également de voir que la contraction des oreillettes est brève et peu énergique, celle des ventricules plus étendue et beaucoup plus forte.

Quelle est la conséquence au point de vue du mouvement du sang de ces contractions et dilatations successives?

Les deux oreillettes se contractent : le sang contenu dans ces cavités tend donc à s'en échapper.

Or, les oreillettes sont en communication d'une part

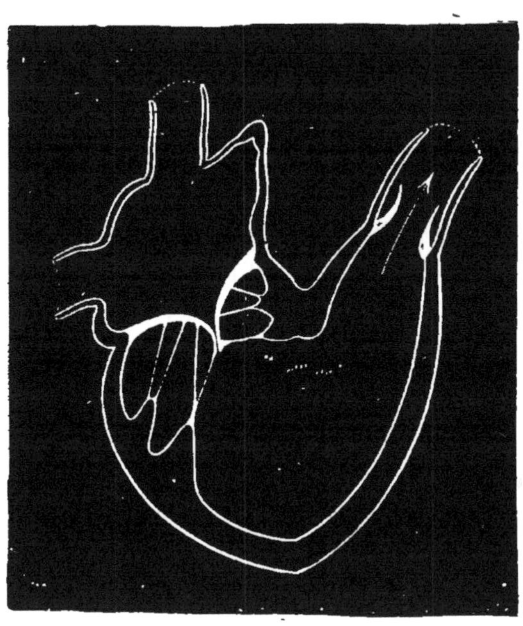

Fig. 18. — Position des valvules dans la systole ventriculaire.

avec les ventricules correspondants, d'autre part, avec les orifices des veines qui viennent y déboucher.

Quelle est celle de ces deux directions que le sang va prendre? L'examen anatomique va nous renseigner immédiatement (fig. 17 et 18). Les origines des veines qui débouchent dans les oreillettes sont munies de valvules qui s'ouvrent de la veine vers l'oreillette. Les orifices auriculo-ventriculaires sont munis de valvules, qui s'ouvrent de l'oreillette dans le ventricule. La contraction des oreillettes, en augmentant la pression du sang qui s'y trouve contenu, aura donc pour effet de faire fermer les premières valvules et ouvrir les secondes. Si nous ajoutons que les veines sont pleines de sang et que les ventricules sont vides, on comprendra facilement que le sang passe au moment de la contraction auriculaire dans les ventricules : ce qui a lieu effectivement.

Après la systole, les oreillettes se dilatent immédiatement : cette dilatation produit dans leur intérieur un vide relatif qui a pour effet, d'une part, d'assurer l'occlusion des valvules auriculo-ventriculaires, d'autre part de produire une aspiration dans les veines, aspiration qui fait ouvrir leurs valvules d'origine, et produit l'appel du sang dans les oreillettes, qui se remplissent de nouveau. Commence alors la systole des ventricules. Cette systole tend à les vider du sang qu'ils renferment. Ce sang ne peut retourner dans les oreillettes, grâce aux valvules auriculo-ventriculaires; il est donc forcé de s'engager dans les artères, aorte et pulmonaire, dont il fait ouvrir les valvules sigmoïdes. Mais ces vaisseaux sont déjà pleins de sang; il y a donc une résistance assez forte à vaincre, celle de toute la colonne sanguine comprise dans l'arbre artériel : c'est pour cela que les ventricules ont des parois musculaires si épaisses, particulièrement le ventricule gauche. Les oreillettes, au contraire, qui n'ont qu'à chasser le sang dans les ventricules vides, ont des parois musculaires bien moins épaisses.

Au moment de la diastole du ventricule, celui-ci par sa dilatation produit un appel de sang, qui favorise la systole de l'oreillette. Quant au sang qui a franchi les valvules sigmoïdes il ne peut plus retourner en arrière, à cause de la fermeture de ces valvules.

Après un petit repos de tout le cœur, les oreillettes se contractent à nouveau, et tout recommence dans le même ordre que précédemment.

Avant de suivre le sang dans les troncs artériels où il s'engage après la systole du ventricule, nous ajouterons encore quelques mots sur les particularités des mouvements du cœur.

Ces mouvements sont perceptibles de l'extérieur par le toucher et l'ouïe ; produisant ce que l'on appelle le *choc* du cœur et les *bruits* du cœur.

Lorsque l'on place la main en dedans du mamelon gauche, dans l'espace intercostal compris entre la cinquième et la sixième côte, on perçoit un battement rythmique très net, la main étant comme repoussée par des saccades successives et régulières. On a pu s'assurer que ce battement se produit au moment précis de la systole ventriculaire : c'est donc évidemment cette systole qui en est la cause. Par quel mécanisme le phénomène est-il produit ? 1° l'ondée sanguine au moment de la systole produit un choc à la crosse de l'aorte, choc dont le contre-coup produit un léger déplacement du cœur en avant ; 2° au moment de la contraction du ventricule, le cœur se durcit, sa face antérieure aplatie pendant la diastole devient convexe et repousse la paroi thoracique.

Lorsqu'on applique l'oreille sur la poitrine au niveau

du cœur, on perçoit deux bruits rythmiques presque sans intervalle, et qui recommencent après un silence. On a pu s'assurer que le premier bruit, qui est sourd, assez prolongé, correspond à la systole ventriculaire, c'est un bruit d'origine musculaire. Le deuxième, plus bref et plus clair, correspond à la fermeture des valvules sigmoïdes de l'aorte et de l'artère pulmonaire. Dans des cas pathologiques, ces bruits prennent des caractères particuliers qui permettent au médecin d'assurer son diagnostic.

Le cœur renferme en lui-même les causes de son mouvement rythmique, comme on a pu s'en assurer sur des cœurs isolés, qui continuent à battre spontanément. Il doit cette propriété aux petits ganglions nerveux disséminés dans ses parois. Néanmoins, il ne faudrait pas croire qu'il est complètement indépendant du système nerveux central. Il reçoit ses nerfs de deux origines : du grand sympathique (nerfs *accélérateurs* cardiaques), et du système cérébrospinal (pneumogastrique nerf *modérateur* cardiaque). Grâce à cette double innervation, le cœur est réglé automatiquement : la voie centripète des réflexes qui, suivant la pression endocardiaque, accélèrent ou ralentissent son rythme, est constitué par un nerf sensitif, contenu dans le tronc du pneumogastrique, le *nerf de Cyon*. Toutes les fois que pour une raison quelconque, la pression sanguine vient à augmenter dans le cœur, ses battements se ralentissent d'eux-mêmes ; vient-elle à baisser au contraire, ils s'accélèrent, de sorte que le travail du cœur est toujours constant. On peut s'expliquer de la sorte la part qu'ont les émotions dans les variations du rythme cardiaque : celles-ci, peuvent faire dilater ou contracter les capillaires périphériques, d'où variations de la pression, d'où conséquemment, ralentissement ou accélération du rythme. La joie, la pudeur, certaines formes de la colère qui se traduisent par une rougeur manifeste, font par suite de l'afflux du sang à la périphérie, baisser la pression sanguine centrale; elles accélèrent les battements du cœur. La peur, les colères blanches, qui sont manifestées par une pâleur marquée, font baisser la pression sanguine, et ralentissent par suite les battements. Il n'y a rien dans tout cela que de très naturel; mais ce naturel n'est-il pas merveilleux et digne d'admiration.

Le nombre des battements du cœur est, comme nous le disions plus haut, très variable suivant l'état de l'individu; mais sur le même individu, normal, il varie selon l'âge, l'état de veille ou de sommeil. Chez l'enfant de un à deux mois, ce nombre est de 140, de 120 au douzième mois, de 70 environ chez l'adulte, de 80 chez le vieillard. Pendant le sommeil, les battements du cœur sont moins nombreux qu'à l'état de veille.

La quantité de sang lancé dans le système artériel à chaque systole ventriculaire est à peu près de 150 à 200 grammes, la pression exercée est de 15 à 18° de mercure.

Circulation dans les vaisseaux. — Que va devenir ce sang? Le fait qu'il vient se loger dans des vaisseaux qui en sont déjà pleins, a pour conséquence une augmentation de pression dans ces vaisseaux. Donc, augmentation de la *tension* sanguine à l'origine de l'arbre artériel au moment de la systole, destruction de l'équilibre hydrostatique qui y existait, et par suite production d'un courant, allant de l'origine des artères vers leurs ramifications. Toute la cause de la circulation dans le système vasculaire est là. Une molécule sanguine, prise en un point quelconque de ce système, a toujours devant elle des molécules à pression moins forte et derrière elle des molécules à pression plus forte; poussée par ces dernières, elle refoule devant elle les premières. A l'origine de l'arbre artériel, les variations de pression sont rythmiques, correspondant à chaque contraction cardiaque, il en est de même dans les gros troncs; ces variations de pression produisent même ce que l'on appelle le *pouls* : mais le courant sanguin, d'abord saccadé, est régularisé peu à peu par l'élasticité artérielle, de sorte que, dans les petites artères, dans les capillaires et dans les veines, le courant devient régulier. Ce courant est soumis à certaines règles générales que nous pouvons énoncer, avant de nous occuper spécialement de la circulation artérielle, de la circulation capillaire, et de la circulation veineuse.

1° Dans le même temps la même quantité de sang traverse les différentes sections de l'appareil circulatoire: ceci résulte forcément de ce que le système circulatoire étant clos, une quantité nouvelle de sang introduite à un bout du système, doit chasser par l'autre bout une quantité justement égale. La systole du ventricule gauche envoie dans l'aorte 150 grammes de sang environ, 150 grammes doivent rentrer dans l'oreillette droite par les veines caves (voilà pour la grande circulation). La systole du ventricule droit envoie pour la même raison 150 grammes de sang dans l'artère pulmonaire, 150 grammes de sang doivent rentrer par les veines pulmonaires dans l'oreillette gauche (petite circulation). C'est la loi des *débits*.

2° Les différentes sections de l'appareil circulatoire laissent passer, dans le même temps, les mêmes quantités de sang : il en résulte que la vitesse de propulsion dans ces différentes sections doit être inversement proportionnelle à leur surface. Comme conséquence, la vitesse du sang doit être considérable dans les gros troncs, et très faible dans les petits, qui représentent par leur ensemble une surface beaucoup plus considérable que le tronc qui leur a donné naissance. La vitesse va donc d'abord en diminuant de l'aorte vers les capillaires, puis en augmentant des capillaires vers les grosses veines. La surface des capillaires pulmonaires, quoique très considérable (150^{mq} environ) est environ cinq fois plus petite que celle des capillaires généraux, il en résulte que le sang se renouvelle cinq fois plus vite dans le poumon que dans le reste du corps. C'est la loi des *vitesses*.

Examinons maintenant d'un peu plus près les circulations artérielle, capillaire et veineuse, dans le système de la grande circulation (circulation générale) et dans celui de la petite circulation (circulation pulmonaire).

Dans le premier système, le cours du sang n'est guère influencé que par les mouvements du cœur et la contractilité et l'élasticité des artères, mais dans le second, les vaisseaux sont soumis à des variations de pression, dues aux mouvements respiratoires.

Parlons d'abord du premier système. Le sang lancé dans l'aorte, produit une dilatation de cette artère, qui par suite de son élasticité ne tarde pas à revenir à son premier calibre; en revenant sur elle-même, elle produit en chassant le sang une dilatation dans un point un peu plus éloigné, et ceci se transmet de proche en proche jusque dans les dernières artérioles, mais en s'affaiblissant et s'atténuant de plus en plus. L'élasticité des artères joue ainsi un double rôle. 1° en permettant la dilatation du vaisseau lors de l'ondée sanguine, elle diminue le travail que le cœur aurait à accomplir; 2° elle régularise le cours du sang et transforme peu à peu le mouvement saccadé de l'origine en un mouvement continu.

Le mouvement saccadé se fait néanmoins subir encore assez loin, et c'est l'origine de ce que l'on nomme *le pouls*[1]. On sait que lorsqu'on applique le doigt au poignet sur l'artère radiale, on perçoit un soulèvement périodique de la paroi artérielle : ces soulèvements sont synchrones des battements du cœur et correspondent chacun à une nouvelle ondée lancée dans l'arbre artériel. On peut puiser, en clinique, des renseignements assez importants de l'étude du pouls : cette étude peut se faire, soit par le palper direct avec le doigt, soit par des instruments spéciaux portant le nom de *sphygmographe* (fig. 19); les tracés obtenus (fig. 20 et 21) présentent des modifications très nettes suivant l'état du malade. Notons cependant que ces appareils ont permis de constater que le pouls normal n'est pas constitué par une pulsation simple comme on en a la notion

[1] Celui-ci n'est pas dû en réalité à la progression de l'ondée sanguine, mais à la transmission de l'onde pulsatile : celle-ci est beaucoup plus rapide que n'est le cours du sang lui-même; c'est ce qui permet de comprendre pourquoi les artères battent presqu'en même temps que le cœur.

avec le doigt, mais de deux pulsations. La première est

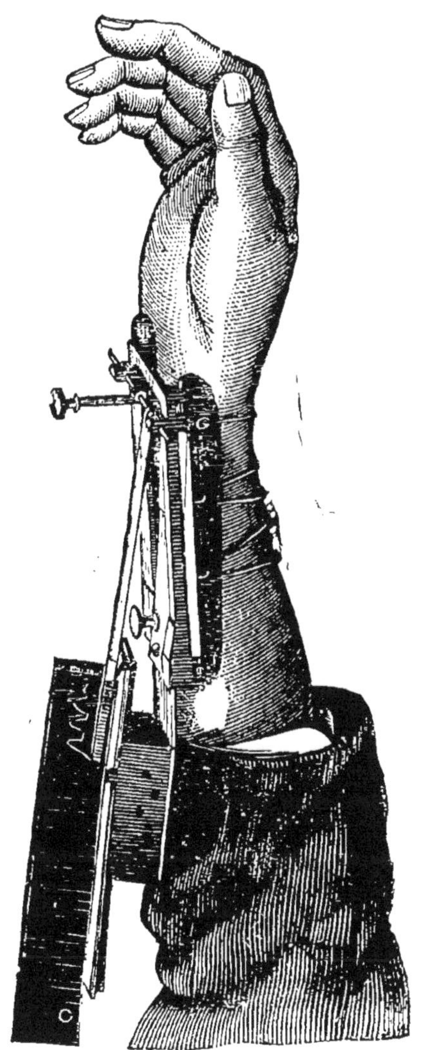

FIG. 19. — Sphygmographe.

due à la systole ventriculaire, la seconde à une onde

de retour produite par l'occlusion des valvules sigmoïdes.

La pression[1] du sang dans les artères baisse graduellement de l'origine à la périphérie : elle correspond à peu près à 25/100 de la pression atmosphérique à l'entrée de l'aorte, et à 12/100 dans les capillaires.

La vitesse du sang va aussi en diminuant graduellement, elle est de 44 centimètres par seconde à l'origine de l'aorte,

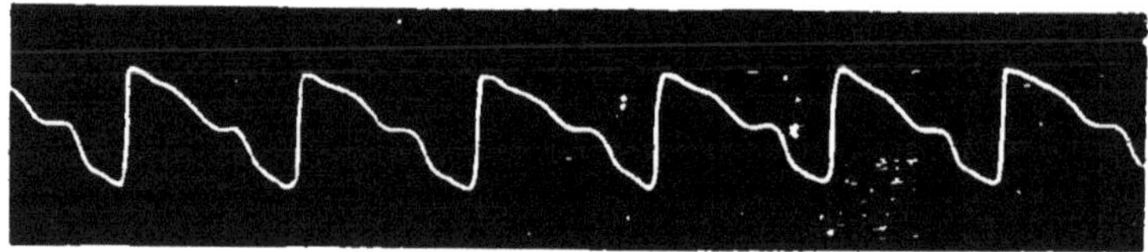

Fig. 20. — Pouls normal.

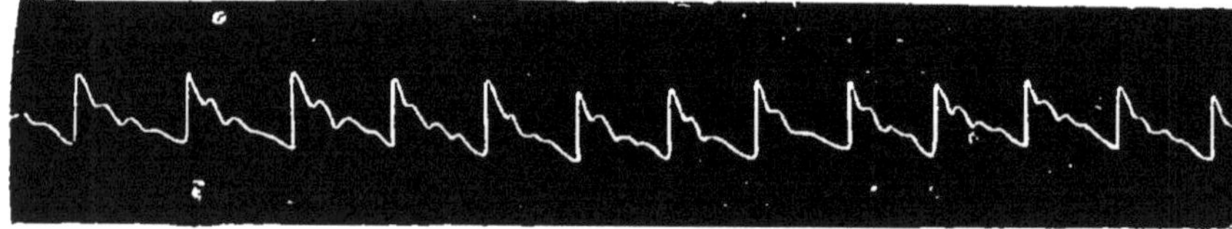

Fig. 21. — Pouls pathologique.

et de 1 millimètre à 1/2 millimètre seulement dans les capillaires.

Dans les plus fines artérioles, le cours du sang se trouve donc ralenti : la marche de ce sang se trouve alors aidée par des contractions propres de l'artère qui possède à ce

[1] Nous parlons ici de la pression moyenne, car la pression en réalité n'est pas constante en un point quelconque d'une artère, elle augmente à la systole et baisse à la diastole

niveau des parois musculaires assez épaisses : ces contractions sont sous la dépendance de nerfs spéciaux, les vasomoteurs

Dans les capillaires, le sang circule uniformément et avec une grande lenteur, il y progresse uniquement sous l'influence du cœur et des contractions des artérioles, car ces vaisseaux sont par eux-mêmes complètement passifs. Ils se laissent distendre et gonfler de sang toutes les fois que l'apport du fluide sanguin se trouve augmenté par la dilatation des artérioles (paralysie des vaso-constricteurs): ils sont au contraire presque exangues toutes les fois que ces artérioles sont contractées.

Dans les veines, le sang progresse également uniquement par la *vis a tergo :* son mouvement y est aidé d'une part par les valvules, d'autre part par les contractions musculaires ; enfin, il se fait à l'entrée des veines caves une véritable aspiration, au moment de l'inspiration. La pression du sang va en diminuant dans les veines, depuis les capillaires où elle est de 12/100 d'atmosphère, jusqu'à l'oreillette droite où elle n'est plus que de 1/100.

Influence de la respiration. — Les mouvements de la respiration, quoique n'ayant pas une aussi grande influence sur la circulation générale que sur la circulation pulmonaire, retentissent néanmoins légèrement sur elle. C'est ainsi que la pression sanguine, dans un gros vaisseau tel que la carotide, se trouve soumise à des fluctuations régulières, qui correspondent aux deux phases de la respiration, inspiration et expiration.

Dans le système de la petite circulation, tout se passe

comme ci dessus, sauf que les mouvements respiratoires ont une très grande influence. A l'inspiration, tous les vaisseaux pulmonaires se trouvent dilatés, par suite du vide pleural ; à l'expiration, la pression augmente dans l'artère pulmonaire, et les capillaires du poumon se trouvent comprimés. La circulation pulmonaire est donc favorisée dans l'inspiration, plus ou moins gênée au contraire dans l'expiration.

Connaissant comment le sang circule dans les différentes parties de l'appareil circulatoire, nous pouvons résumer en quelques mots la marche du sang dans cet appareil : nous allons prendre pour cela le sang du ventricule gauche et le suivre dans sa course. En sortant de ce ventricule, il passe dans l'aorte et les différentes artères qui en dépendent : il arrive ainsi dans le réseau capillaire général. De là il arrive dans les veines et est finalement versé dans l'oreillette droite. Il passe ensuite dans le ventricule droit qui le chasse dans l'artère pulmonaire, puis les capillaires du poumon. Les veines pulmonaires le ramènent dans l'oreillette gauche qui l'envoie dans le ventricule gauche et le cycle recommence. Il ne faut pas oublier d'ailleurs que tous ces faits se passent simultanément, et qu'en même temps qu'une certaine partie du sang parcourt l'appareil de la grande circulation une partie égale traverse les vaisseaux pulmonaires ; c'est pour donner plus de clarté à l'exposition que nous avons décomposé le phénomène en ces stades successifs.

Rôle de la circulation. — 1° circulation générale ; 2° circulation pulmonaire.

Quel est maintenant le rôle de la circulation : il est très complexe et variable, suivant que l'on envisage la circulation pulmonaire ou la circulation générale.

Le rôle de la circulation pulmonaire, comme nous le verrons plus en détail en étudiant les phénomènes de la respiration, est de débarrasser le sang de l'acide carbonique dont il s'est chargé dans les tissus et de lui fournir une nouvelle proportion d'oxygène ; en un mot, de faire passer le sang veineux à l'état de sang artériel.

Le rôle de la circulation générale, est à la fois, d'aller porter dans la profondeur des tissus les éléments dont ils ont besoin, et de débarrasser ces tissus de leurs produits de désassimilation, de leurs déchets en un mot. Les éléments nécessaires aux tissus sont l'oxygène d'une part, les aliments élaborés d'autre part. L'oxygène est recueilli par le sang au niveau du poumon. les aliments élaborés sont recueillis en des points divers. Ils sont d'abord déversés en partie dans la veine cave inférieure, par toutes les veines de l'intestin et de l'estomac. qui concourent pour une large part aux phénomènes de l'absorption : il sont ensuite recueillis par la veine sous-clavière gauche au niveau de l'abouchement du canal thoracique dans ce vaisseau.

Ces produits élaborés, cet oxygène, recueillis ainsi sur des points divers, sont transportés dans tout le corps par les vaisseaux artériels. C'est au niveau du réseau capillaire, là où le sang circule très lentement, que se font les différents échanges entre le sang et les tissus, c'est là que le sang, d'artériel qu'il était, devient veineux, abandonne son oxygène et se charge d'acide carbonique.

C'est également au niveau des capillaires, que le sang, en même temps qu'il abandonne aux tissus les principes nutritifs dont ils ont besoin se charge de leurs déchets. Il les emporte avec lui, il va les transporter dans les organes spéciaux de la dépuration, tels que les reins par exemple ou le poumon, où ils sont éliminés. Si donc, à un point de vue systématique et pour la faclité de l'étude, il importe de distinguer la circulation pulmonaire et la circulation générale; à un point de vue philosophique, il importe de réunir ces deux circulations, qui concourent toutes deux à un but commun, nutrition et épuration de l'organisme.

Ces deux fonctions étant de la plus haute nécessité pour le maintien de la vie, nous ne saurions être étonnés en voyant la suppression de la circulation dans un organe, amener rapidement des troubles très graves. C'est en effet ce qui se passe toutes les fois que, pour une cause ou pour une autre, la circulation se trouve suspendue en un point de l'organisme ; les organes privés de l'irrigation qui leur est nécessaire, ne tardent pas à dépérir. Ce sont parfois des atrophies simples, mais d'autres fois les troubles sont plus graves encore, et l'on voit la gangrène s'emparer des régions où le cours du sang est suspendu.

Troubles des fonctions circulatoires. — Parmi ces troubles, il en est qui ne sont que de simples modifications normales et physiologiques ; d'autres momentanés également sont néanmoins pathologiques ; d'autres enfin sont durables, et ont pour cause des lésions plus ou moins profondes de l'appareil circulatoire.

Occupons-nous d'abord des premiers. Pour simplifier la question, nous avons supposé une circulation uniforme, la même dans tous les organes, et parfaitement régulière. Mais il s'en faut de beaucoup qu'il en soit ainsi dans la réalité; par suite de l'action considérable que le système nerveux exerce sur tout l'appareil de la circulation, soit central soit périphérique, l'état de la circulation est variable dans les différents organes, et aussi dans le même organe suivant qu'il est à l'état de *repos* et de *fonctionnement*.

La circulation générale n'est donc que l'ensemble d'une foule de circulations *locales*, qui s'exerçant chacune pour ainsi dire d'une façon indépendante, retentissent néanmoins, plus ou moins les unes sur les autres. C'est ainsi que pendant la digestion, la circulation est surtout active dans les organes abdominaux où se fait un afflux de sang considérable, ce qui produit dans le reste du système circulatoire une baisse générale de pression. C'est ainsi que le sang afflue au cerveau dans le travail cérébral, aux muscles dans le travail musculaire. On peut poser en principe que tout organe qui est en action, est irrigué plus abondamment, et tout organe en repos, plus ou moins exsangue, de sorte que le régime de la circulation est dans un état perpétuel de changement, et que les zones de circulation, active ou ralentie, sont sans cesse différentes.

On peut encore ranger parmi les modifications normales de la circulation celles qui se font sous l'empire des émotions. Sous l'action de la joie, de l'amour, etc., les capillaires périphériques se dilatent, la pression sanguine baisse dans tout l'appareil, et le cœur, dont le travail est comme l'a fait remarquer Marey, plus ou moins constant, se met à battre plus vite. Ce n'est donc pas par périphrase que l'on dit que la joie et que l'amour font palpiter le cœur. Mais parfois, sous l'influence d'une émotion trop vive, le cœur peut suspendre un moment ses battements, d'où production de syncope et nous touchons là déjà au domaine de la pathologie.

Un des troubles circulatoires momentanés, d'origine pathologique, que l'on rencontre le plus fréquemment, est celui qui se produit dans la *fièvre*. Cet état consiste dans une vraie paralysie des petits vaisseaux de tout l'organisme, d'où rougeur, chaleur, accélération considérable des battements cardiaques ; il faut encore placer ici les phénomènes *apoplectiques*, qui, bien que momentanés, ont néanmoins parfois une terminaison mortelle, à cause de l'importance de l'organe (cerveau) qui subit le contre-coup de ces troubles circulatoires.

Parmi les troubles durables qui ont pour cause des lésions de l'appareil circulatoire, les uns proviennent de l'état du cœur, les autres de l'état des vaisseaux. C'est ainsi que parfois le cœur droit et le cœur gauche communiquent entre eux, d'où mélange des sang artériel et veineux, ce qui produit la maladie connue sous le nom de *cyanose* ou maladie bleue. Ce sont aussi quelquefois des lésions des appareils valvulaires du cœur qui se produisent (insuffisance tricuspide ou mitrale), ou le cœur lui-même qui s'atrophie ou s'hypertrophie.

Du côté des vaisseaux, on voit parfois les parois s'incruster plus ou moins de sels calcaires, devenir rigides et perdre leur élasticité (*athérome* des vieillards) ; ou bien ce sont des caillots qui viennent en obstruer la lumière (*thrombose*, *embolie*), d'où parfois des conséquences extrêmement graves. Nous avons déjà parlé des anévrismes et des varices.

Il y aurait encore beaucoup à dire sur la circulation, mais nous aurons l'occasion de revenir sur cette importante fonction, à propos des phénomènes de sécrétion et de nutrition intime et ce qu'il nous reste à en dire sera mieux là à sa place.

CHAPITRE III

APPAREIL RESPIRATOIRE ET RESPIRATION

Essence de la respiration. — **Appareil respiratoire chez l'homme.** — Phénomènes mécaniques de la respiration. — Phénomènes chimiques. — Respiration externe. — Troubles respiratoires.

Nous pouvons maintenant passer à l'étude d'une nouvelle grande fonction de nutrition, la fonction *respiratoire*. Celle-ci est fortement secondée par la *circulation* grâce aux propriétés spéciales de l'hémoglobine du sang; et c'est la raison pour laquelle nous n'abordons son étude qu'après celle de cette dernière.

Essence de la respiration. — La fonction respiratoire est extrêmement générale, et même commune à tous les êtres vivants. Elle consiste essentiellement en une *absorption d'oxygène* et un *rejet d'acide carbonique*, acide carbonique qui est justement produit par une fixation plus ou moins directe de l'oxygène absorbé sur le carbone des tissus.

Les procédés mis en œuvre par la nature, pour la satisfaction de cette importante fonction, sont excessivement variés.

On peut se convaincre facilement, par une expérience bien simple, combien la respiration est indispensable aux êtres vivants, et avec quelle rapidité ils vicient et rendent impropre à la vie le milieu où ils sont plongés, quand ce milieu ne se renouvelle pas ou même se renouvelle imparfaitement. Si l'on place sous une cloche un petit oiseau ou une souris, on ne tarde pas à les voir se débattre, atteints d'une visible angoisse, et au bout de quelques minutes ils tombent morts; on peut s'assurer alors que l'air de la cloche où on les a mis a perdu une certaine quantité d'oxygène et s'est fortement chargé d'acide carbonique.

Ces quelques notions préliminaires posées, voyons comment, chez l'homme, la nature a pourvu à l'accomplissement de la fonction respiratoire, quels mécanismes elle a employés; faisons, en un mot, l'étude de l'appareil respiratoire de l'homme. Nous pourrons alors étudier plus en détail la respiration proprement dite.

Appareil respiratoire chez l'homme

On peut distinguer, dans cet appareil trois parties principales :

1° Les *voies respiratoires*, qui servent à amener l'air; car, chez l'homme, la respiration est *aérienne*, c'est à l'atmosphère qu'il emprunte l'oxygène dont il a besoin et dans l'atmosphère qu'il rejette l'acide carbonique.

2° Les *poumons*. organes dans lesquels l'air et le sang viennent au contact l'un de l'autre, point dans lequel se font les échanges entre les gaz de l'atmosphère et ceux du sang.

3° La *cage thoracique*, destinée à créer dans ces poumons un mouvement de va-et-vient de l'air.

Les voies respiratoires se composent, à proprement parler, des fosses nasales et de la trachée. Néanmoins, l'air peut s'introduire dans les voies respiratoires par un autre chemin : la bouche et le pharynx.

Nous renvoyons à l'étude de l'olfaction la description détaillée des fosses nasales. Contentons-nous de dire pour le moment que, dans l'intérieur de ces fosses, l'air s'échauffe et, de plus, se charge de vapeurs d'eau et se débarrasse de ses poussières, grâce à la mucosité dont elle sont enduites.

La *trachée artère* (fig. 22), ou simplement *trachée*, est un conduit vertical, situé en avant de l'œsophage, et qui va du pharynx aux bronches. Ce canal, d'une longueur de 11 centimètres environ et d'un diamètre de 18 à 20 millimètres, est constamment béant, grâce à la présence d'anneaux cartilagineux enfermés dans l'épaisseur de ses parois; ces anneaux sont incomplets en arrière; il en résulte que le tube trachéal, au lieu d'être cylindrique, est légèrement aplati en arrière.

On trouve, au sommet de la trachée, un élargissement particulier de cet organe : le *larynx*, dont la description sera plus à sa place dans l'étude de la voix, car c'est lui qui constitue l'organe vocal. L'entrée du larynx, ou *glotte*, qui sert au passage de l'air, est recouverte plus ou moins par une languette cartilagineuse, dont nous avons déjà vu le rôle en parlant de la déglution. C'est elle qui empêche les aliments de pénétrer dans les voies respiratoires.

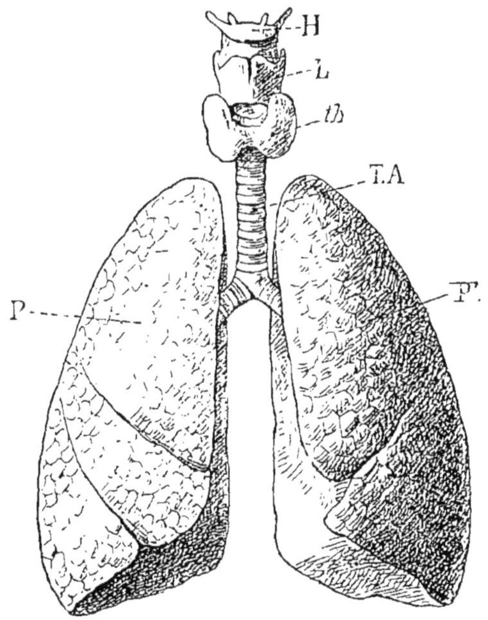

Fig. 22. — Appareil respiratoire de l'homme : L, larynx ; T. A, trachée ; P, poumon.

A son extrémité inférieure, la trachée se bifurque en deux conduits principaux, les *bronches*, qui pénètrent chacune dans un poumon. Ces deux bronches sont inégales en longueur ; la gauche est plus longue que la droite. Ces différences tiennent à des rapports de position.

La trachée est tapissée à son intérieur par une *muqueuse* à épithélium vibratile. Grâce à la présence de cette muqueuse, l'air qui pénètre dans les poumons, qui s'est déjà chargé de vapeur d'eau dans les fosses nasales, achève de se saturer d'humidité ; quant aux cils vibratiles, leur rôle est de faire ressortir, vers l'orifice supérieur de la trachée, les poussières qui auraient pu pénétrer dans ce conduit. Les corps étrangers d'un certain volume pénètrent très difficilement dans la trachée ; son ouverture, la glotte, est d'une sensibilité exquise, et toute irritation de cette glotte donne naissance à une violente toux *réflexe* qui expulse le corps étranger. On assiste tous les jours à ce phénomène, quand, comme on le dit vulgairement, on *avale de travers*.

Les poumons, qui sont les organes essentiels de la respiration, où se font les échanges gazeux entre l'air et le sang, sont deux organes situés dans la cavité thoracique, l'un à droite, l'autre à gauche du cœur, qui est ainsi compris entre eux deux. L'ensemble de ces deux organes a la forme d'un cône à pointe supérieure dont la base repose sur le diaphragme. Le poumon droit et le poumon gauche ne sont pas absolument semblables. Le premier présente un seul sillon, qui le divise en deux *lobes* ; le second en présente deux et offre naturellement trois lobes. Chacun des lobes pulmonaires est divisé lui-même en un certain nombre de *lobules* (fig. 23 et 24), qui se révèlent à l'extérieur par une espèce de réseau tracé à la surface de chaque poumon, réseau à mailles plus ou moins polygonales.

Les poumons ne sont pas immédiatement en contact avec la paroi interne de la cage thoracique ; ils sont enveloppés dans une séreuse particulière, la *plèvre*. Cette

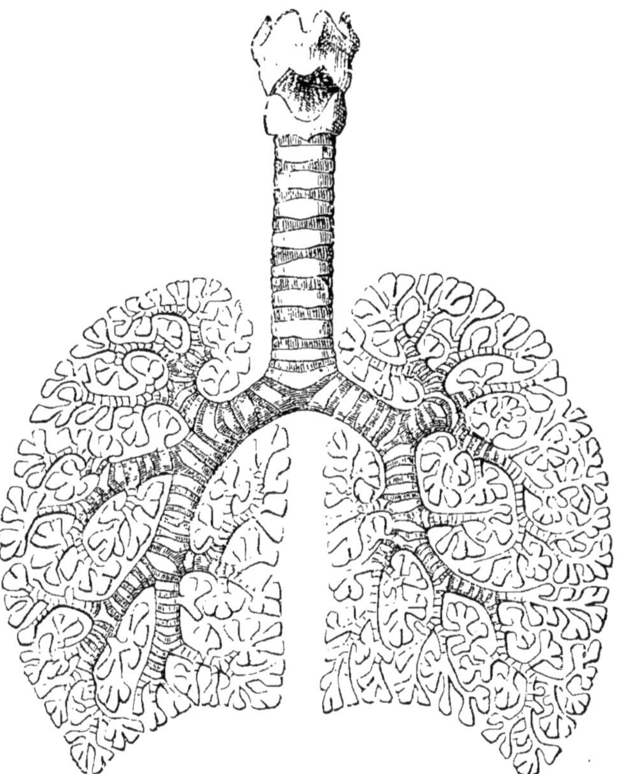

FIG 23. — Lobules du poumon.

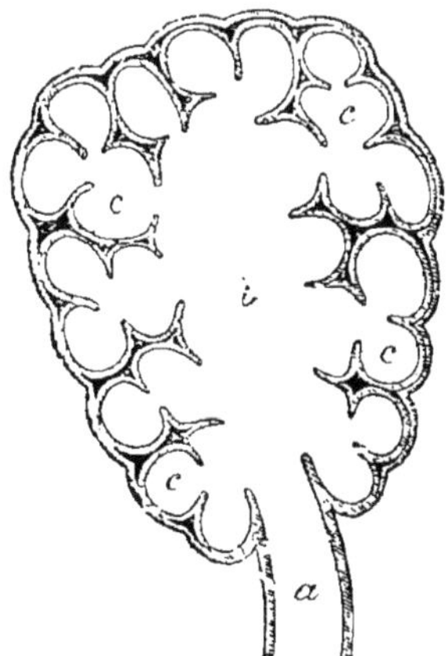

FIG. 24. — Un lobule isolé.

plèvre, comme toutes les séreuses, présente deux feuillets entre lesquels se trouve un liquide qui facilite le glissement de ces deux feuillets l'un sur l'autre. Un des deux feuillets est appliqué contre la paroi du thorax, c'est la plèvre *pariétale*, le deuxième est appliqué sur les poumons, c'est la plèvre *pulmonaire*. Les plèvres laissent entre elles, en avant et en arrière, deux espaces : le *médiastin antérieur* et le *médiastin postérieur*. L'inflammation de ces feuillets constitue la maladie connue sous le nom de *pleurésie*.

Si l'on étudie plus en détail la structure des poumons, on voit qu'ils sont constitués fondamentalement par la ramification des bronches qui y pénètrent. Ces ramifications, assez semblables à celles d'un arbre, ont fait donner parfois au système de la trachée et des poumons le nom d'*arbre respiratoire*. Les bronches, en se ramifiant dans les poumons, deviennent de plus en plus fines ; les dernières n'ont plus guère qu'un dixième de millimètre de diamètre. Leur structure se modifie aussi légèrement : les anneaux cartilagineux disparaissent peu à peu, et la tunique devient exclusivement fibreuse et surtout musculaire. L'épithélium qui les tapisse est dépourvu de cils vibratiles et devient plus ou moins *pavimenteux*.

Chaque ramification ultime d'une bronche se termine par une petite ampoule bosselée, qui porte le nom d'*alvéole pulmonaire*, ampoule d'un quart de millimètre de diamètre environ.

Les ramifications des bronches sont accompagnées par des ramifications des vaisseaux pulmomonaires (fig. 25).

En effet, chaque bronche principale résultant de la division en deux de la trachée, entre dans le poumon correspondant accompagnée par une artère pulmonaire et deux

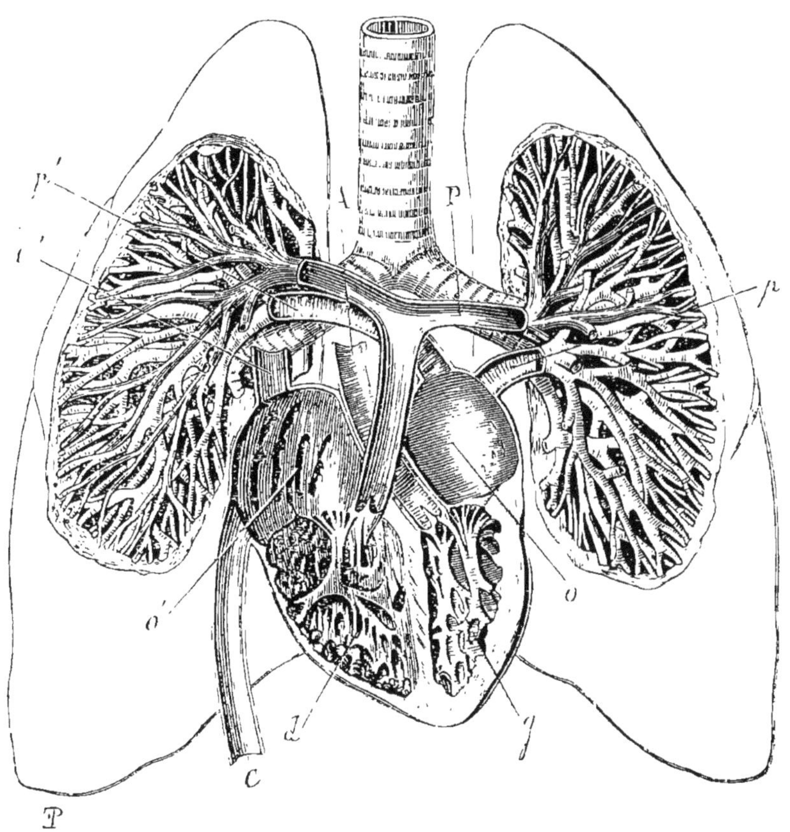

Fig. 25. — Ramification des bronches et des vaisseaux pulmonaires.

veines pulmonaires : l'artère pulmonaire, se ramifiant de plus en plus, finit par donner naissance, dans chaque alvéole, à un capillaire exclusivement riche ; c'est ce capillaire qui est l'origine des veines pulmonaires qui iront se jeter dans l'oreillette gauche du cœur, où elles ramènent le sang artérialisé. Ajoutons que des nerfs nombreux se rendent aux poumons : ce sont surtout des ramifications des deux nerfs pneumogastriques et du grand sympathique.

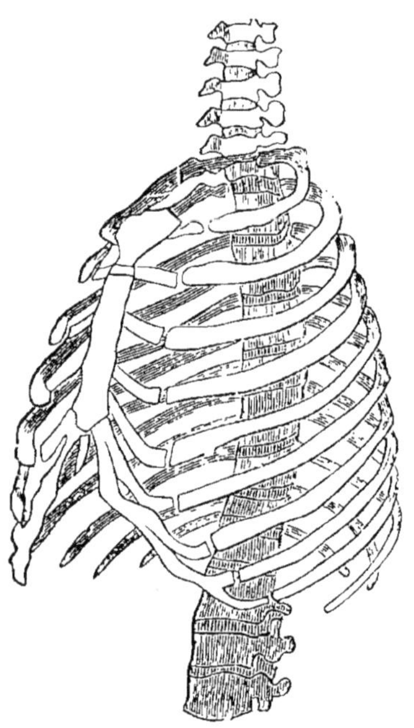

Fig. 26. — Squelette de la cage thoracique.

Le poumon possède enfin, indépendamment des bronches et des vaisseaux, un tissu propre qui réunit ces divers éléments : ce tissu peu abondant est de nature conjonctive.

La cage thoracique (fig. 26) a pour fonction de faire pénétrer dans les poumons de l'air frais *(inspiration)* et d'en chasser l'air vicié *(expiration)*. Son rôle est donc analogue à celui des deux valves d'un soufflet. Elle comprend :

1° des pièces *squelettiques*, 2° des *muscles;* parmi ces derniers, il en est un qui joue un rôle prépondérant, le *diaphragme*.

Le squelette de la cage thoracique se compose (se reporter pour plus de détails à l'étude du squelette) : 1° en arrière des douze vertèbres dorsales, 2° en avant du sternum, 3° latéralement des douze paires de côtes, qui sont unies en arrière aux vertèbres, en avant plus ou moins directement au sternum. Ces côtes sont mobiles et présentent une double convexité : à l'état de repos, elles sont abaissées, inclinées à la fois de haut en bas, d'arrière en avant, et de dedans en dehors.

Les muscles de la cage thoracique comprennent : 1° les muscles que l'on peut appeler intrinsèques (*intercostaux, sus-costaux, sous-costaux*), 2° les muscles extrinsèques (*scalènes antérieur et postérieur, petit dentelé*), 3° le *diaphragme*.

Les muscles intercostaux sont des muscles qui remplissent l'intervalle laissé entre les côtes, qui ferment par conséquent complètement la cage thoracique. Il y en a de deux espèces, les intercostaux externes, et les intercostaux internes, ces deux sortes de muscles, dont les fibres sont croisées, forment deux plans superposés.

Les muscles surcostaux forment douze paires, qui s'attachent d'une part aux apophyses transverses des vertèbres dorsales, et d'autre part à la côte inférieure : ce sont donc forcément des élévateurs des côtes.

Les muscles sous-costaux sont sans grande importance et semblent, jusqu'à un certain point, n'être qu'une dépendance des intercostaux internes.

Parmi les muscles extrinsèques de la cage thoracique, et qui servent à la respiration, on peut citer : le scalène antérieur s'insérant d'une part aux 3e, 4e, 5e, 6e vertèbres cervicales, et d'autre part à la première côte ; le scalène postérieur, inséré d'une part à toutes les vertèbres cervicales moins l'atlas, et d'autre part aux deux premières côtes ; le petit dentelé, inséré d'une part à la dernière cervicale et aux trois premières dorsales, d'autre part, aux côtes 2, 3, 4, 5.

Le diaphragme sert à fermer en bas la cage thoracique, sur tout le pourtour de laquelle il s'insère, c'est un muscle en forme de voûte, tendu comme un plafond entre le thorax et l'abdomen. Quand il se contracte, il s'abaisse, et quand il se relâche, il reprend sa position première.

Phénomènes mécaniques de la respiration. — On peut distinguer dans l'étude de la fonction respiratoire, des phénomènes *mécaniques* et des phénomènes *chimiques*. Les derniers seuls constituent la respiration proprement dite ; quant aux premiers, ce ne sont que des moyens, mis en jeu pour l'accomplissement de la fonction. Ce sont eux que nous étudierons tout d'abord.

L'entrée de l'air dans les poumons, air qui doit servir aux phénomènes respiratoires, est amenée par un agrandissement de ces poumons, et cet agrandissement porte le nom d'*inspiration*. La sortie de l'air des poumons, air qui a servi aux phénomènes respiratoires, est amenée par le retrait de ces organes, et porte le nom d'*expiration*. La quantité d'air, qui entre et qui sort des poumons, varie suivant la taille de l'individu, et selon qu'il fait des mouvements respiratoires forcés ou normaux.

A l'état normal, il entre à peu près dans les poumons, chez un homme ordinaire, 1/2 litre d'air à chaque inspiration, et il en sort autant à chaque expiration. Dans l'inspiration forcée, on peut faire entrer dans les poumons jusqu'à 3 à 4 litres d'air; quelle que soit la force de l'expiration, on ne peut parvenir à chasser du poumon tout l'air qu'il contient, il en reste toujours 1 litre environ *(air résidual)*. La capacité *totale* des poumons est donc de 4 à 5 litres: mais jamais cette capacité totale n'est utilisée pour la respiration, il n'en est utilisé qu'une partie, que l'on nomme la capacité *vitale*, et qui correspond à la différence du volume maximum des poumons dans l'inspiration forcée, et de son volume minimum dans l'expiration forcée. De cette capacité vitale, on n'utilise dans la respiration ordinaire, qu'une faible partie : ce volume d'air porte le nom d'*air courant*. Mais on peut, par une expiration forcée, quand l'inspiration normale est finie, faire entrer encore dans le poumon une certaine quantité d'air, dite *air complémentaire*, comme l'on peut par une expiration forcée, expulser encore une certaine quantité d'air, dite *air de réserve*, quand l'expiration normale est terminée.

En résumé, les poumons ont une capacité totale, dont une partie, air résidual, n'est jamais utilisée : l'air contenu dans la capacité vitale (capacité totale — air résidual) n'est utilisé que dans les mouvements respiratoires extrêmes, allant d'une expiration forcée à une inspiration forcée, et enfin à l'état normal, on n'utilise qu'une faible partie de l'air de la capacité vitale : l'air courant.

Voyons maintemant par quel mécanisme se fait la pénétration de l'air dans les poumons, et sa sortie, dans les mouvements respiratoires normaux et forcés.

Inspiration. — L'entrée de l'air dans les poumons, ou inspiration, est déterminée par un agrandissement de la cage thoracique dans tous ses diamètres. Cela est facile à comprendre. Quand le thorax augmente de volume, le feuillet pariétal de la plèvre qui est en contact avec ses parois, est obligé de suivre son mouvement: le feuillet interne ou pulmonaire doit suivre le feuillet pariétal, sous peine de voir se produire un vide entre les deux feuillets, ce qui est impossible, et le poumon doit suivre le feuillet pulmonaire, puisqu'il y est fixé. La cavité du poumon s'agrandit donc, cet agrandissement produit une baisse de pression de l'air qui y est contenu, dès lors l'air extérieur qui est toujours à la pression atmosphérique doit se précipiter dans le poumon par le tube ouvert de la trachée pour combler cette dépression.

L'agrandissement du thorax, est produit par l'action des muscles inspirateurs: ceux-ci sont les scalènes, les surcostaux et le petit dentelé, d'une part, qui agissent sur les côtes; d'autre part, le diaphragme. Quand les premiers de ces muscles se contractent, les côtes sont relevées, ce qui les porte en dehors et en avant : grâce à leur double courbure ce mouvement produit un accroisssment des diamètres latéral et antéro-postérieur du thorax. Quant au diaphragme, lors de sa contraction, il s'abaisse, aplatit sa voûte et produit ainsi l'allongement du diamètre vertical. L'action des muscles inspirateurs est donc d'amplifier simultanément les trois diamètres du thorax, et par conséquent d'augmenter son volume. Nous avons vu les conséquences de cette augmentation.

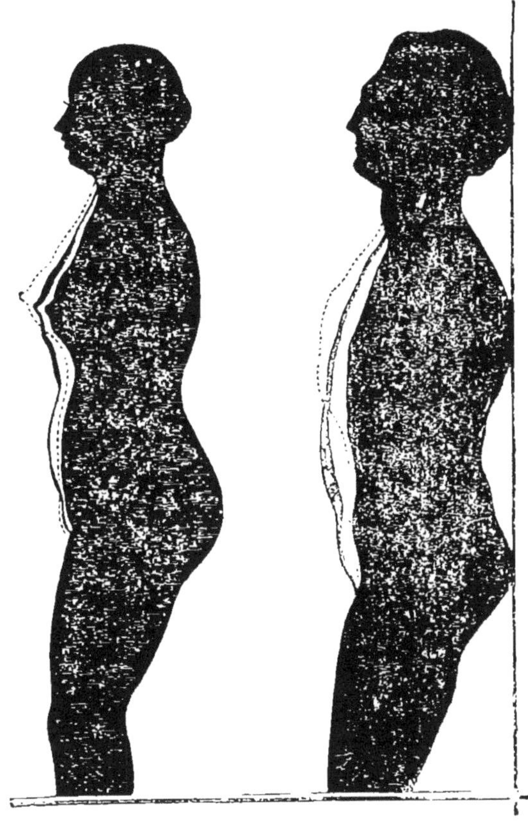

FIG. 27. — Type respiratoire chez la femme et chez l'homme.

Dans les inspirations forcées, d'autres muscles interviennent encore pour relever les côtes à leur maximum. Ce sont : le grand pectoral inséré sur l'humérus d'une part, la clavicule et les six premières côtes d'autre part, et le sterno cléido-mastoïdien, inséré d'une part sur l'apophyse mastoïde du temporal, d'autre part sur la clavicule et le sternum. Le trapèze semble aussi avoir une certaine action. Quant aux mucsles intercostaux, dont l'usage a donné lieu à de nombreuses discussions, leur contraction ne semble agir que pour maintenir rigides les parois thoraciques entre les côtes, et les empêcher de se déprimer sous l'influence de la pression atmosphérique extérieure, au moment où une dépression se produit dans le poumon.

L'inspiration ne se fait pas toujours d'une manière identique : cela varie un peu selon les âges et les sexes. Les jeunes enfants des deux sexes respirent surtout par le diaphragme, l'homme par les côtes inférieures, et la femme par les côtes supérieures (fig. 27).

Expiration. — L'expiration normale est surtout un phénomène passif qui résulte du relâchement des muscles inspirateurs, et du retrait du poumon dû à son élasticité propre : dans l'expiration forcée, les muscles de l'abdomen (grand droit, grand oblique, petit oblique) compriment les viscères, et forcent le diaphragme à remonter dans la cavité thoracique. L'air est ainsi expulsé du poumon en plus grande quantité.

Le nombre et la durée des mouvements respiratoires, sont assez variables suivant l'âge ; ainsi le nouveau-né respire environ quarante-cinq fois par minute, l'enfant de cinq ans vingt-cinq fois, l'homme adulte dix-huit fois : le nombre redeviendrait plus fréquent chez les vieillards. Pendant le sommeil, la respiration se ralentit beaucoup et le nombre des mouvements respiratoires peut diminuer d'un quart : pendant l'exercice violent, la respiration au contraire s'accélère.

Avant de passer à l'étude des phénomènes chimiques de la respiration, disons un mot de certains phénomènes qui ne sont que des mouvements respiratoires modifiés, et qui appartiennent comme tels à la mécanique de la respiration : certains sont des actes inspiratoires, d'autres des actes expiratoires modifiés.

Parmi les actes inspiratoires modifiés citons : 1° le *bâillement*. Dans le bâillement, une inspiration profonde involontaire se produit, la bouche étant grande ouverte, les fosses nasales fermées, et le voile du palais fortement relevé ; 2° le *hoquet*, qui consiste en une contraction brusque, involontaire et convulsive du diaphragme, produisant un appel d'air tellement violent, que les cordes vocales en vibrent, bien que non tendues ; 3° le *sanglot*, dont le mécanisme de production est assez semblable à celui du hoquet.

Parmi les actes expiratoires modifiés on peut signaler : 1° le *rire*, qui consiste dans des expirations saccadées et sonores, qui se succèdent avec rapidité ; 2° l'*éternuement*, constitué par une contraction réflexe violente de tous les muscles expirateurs, et qui suit une irritation portée au niveau du voile du palais ou des fosses nasales. Dans l'expiration brusque qui en résulte, l'air sort avec impétuosité par la bouche et les fosses nasales, entraînant souvent au dehors les liquides buccaux et nasaux. Le bruit particulier produit par l'éternuement, est dû, comme celui du rire, du hoquet, du sanglot, à une vibration des cordes vocales, et aussi du voile du palais ; 3° la *toux*, qui peut être volontaire ou involontaire. et qui comprend deux temps : 1er temps, la glotte se ferme ; 2e temps, les muscles expirateurs entrent en jeu et augmentent la pression des gaz intra-pulmonaires : sous l'influence de cette augmentation de pression, la glotte s'ouvre brusquement avec bruit, et le courant d'air, chassé avec vitesse, balaie sur son passage les mucosités qu'il peut rencontrer.

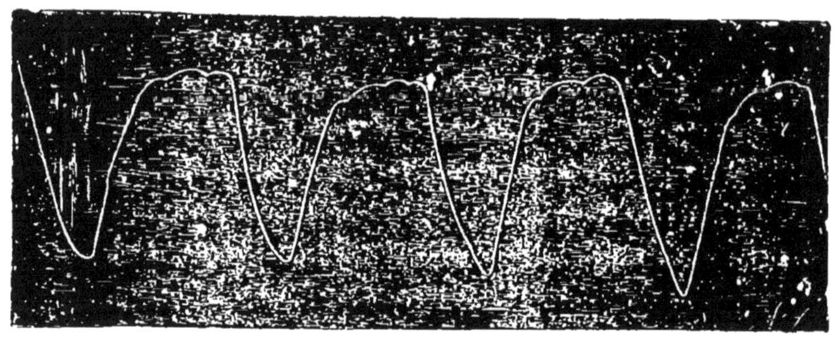

FIG 28 — Graphique des mouvements respiratoires. Lignes descendantes, inspiration; lignes ascendantes, expiration.

A l'état normal, les mouvements respiratoires se succèdent alternativement et sans pause (fig. 28), c'est-à-dire qu'aussitôt l'inspiration finie, l'expiration commence et *vice versa*. Il n'en est pas de même dans certaines circonstances : c'est ainsi que dans l'effort, la respiration reste suspendue pendant un certain temps : cette suspension correspond à une contraction des muscles expirateurs, avec la glotte fermée. Dans ces conditions, l'air se comprime violemment dans les poumons, et donne une grande rigidité à la cage thoracique, qui peut alors fournir un point d'appui solide aux muscles des membres.

Phénomènes chimiques. Respiration externe. — Passons à l'étude des phénomènes *chimiques* de la respiration, et d'abord examinons quelles sont les différences que l'on peut constater entre l'air qui entre dans les poumons et celui qui en sort. Ces différences portent sur trois quantités. La *température*, l'*état hygrométrique* et la *composition chimique*.

Au point de vue de la température, il est facile de constater, qu'alors que l'air de l'inspiration possède la température ambiante essentiellement variable, l'air de l'expiration au contraire sort avec une température assez constante de 34°. Grâce à cette augmentation de température, le volume de l'air expiré est plus grand que celui de l'air inspiré (à la même température et à la même pression, il serait moindre, par suite de ses modifications chimiques).

Pour ce qui est de l'état hygrométrique, alors que celui de l'air inspiré peut varier de la sécheresse absolue à la saturation pour la température ambiante, celui de l'air expiré ne varie pas. Cet air est toujours saturé d'humidité pour la température à laquelle il sort, c'est-à-dire 34° environ. Il y a donc une quantité assez considérable de vapeur d'eau qui est entraînée au dehors par l'air de l'expiration. Tout le monde sait d'ailleurs qu'il suffit de projeter son haleine sur un corps froid, pour le voir se recouvrir d'une buée légère, et qu'en hiver, la condensation de cette vapeur d'eau la rend visible sous forme d'un léger brouillard qui sort de la bouche ou des narines à chaque expiration.

La quantité de vapeur d'eau éliminée ainsi par le poumon est assez variable : on peut cependant l'évaluer en moyenne à 500gr par 24 heures. La source de cette vapeur d'eau est le sang qui circule dans les capillaires du poumon, et qui perd par exosmose une certaine quantité de son eau : l'eau éliminée par le poumon a donc la même source que celle de toutes les sécrétions de l'organisme.

De toutes les différences qui distinguent l'air inspiré et l'air expiré, les plus importantes sont assurément les modifications chimiques. Si l'on analyse, au point de vue de la teneur en oxygène et en acide carbonique les deux airs, on trouve des chiffres variant très peu autour de ceux-ci.

	AIR INSPIRÉ	AIR EXPIRÉ
Oxygène.	20, 8	16,0
Acide carbonique.	0,04	4,4

La quantité d'acide carbonique que renferme l'air de l'expiration est donc près de cent fois plus grande que celle que renferme l'air de l'inspiration. On peut se rendre compte facilement de la grande quantité d'acide carbonique renfermé dans l'air qui sort des poumons, en faisant barboter cet air à travers de l'eau de chaux. On voit rapidement cette eau se troubler par suite de la formation de carbonate de chaux insoluble qui se précipite.

En même temps que la proportion d'acide carbonique augmente, on voit baisser la proportion d'oxygène, mais pas d'une manière absolument parallèle : la quantité $\frac{co^2}{o}$ qui devrait théoriquement être égale à l'unité, et qu'on appelle le *quotient respiratoire*, est un peu variable, et généralement plus petite que l'unité.

Quoi qu'il en soit, le caractère dominant de l'air de l'expiration comparé à celui de l'inspiration, consiste surtout dans une diminution de l'oxygène et une augmentation de l'acide carbonique, qui est, en quantité à peu près cent fois plus grande. On peut acalculer facilement à quel taux s'élève l'exhalation de ce dernier gaz dans un temps donné. On trouve alors que dans une heure, un homme qui rejette environ un 1/2 litre d'air par expiration, et qui respire seize fois par minute, exhale 21 litres environ d'acide carbonique. Il consomme dans le même temps à peu près 23 litres d'oxygène.

L'air de l'expiration et celui de l'inspiration contiennent à peu près la même quantité d'azote. Il semble cependant qu'il y ait par la respiration une légère exhalation d'azote.

L'air de l'expiration renferme enfin un certain nombre de particules organiques ou miasmes, qui colorent en jaune l'acide sulfurique, quand on fait barboter cet air dans cet acide. Ce sont ces miasmes qui donnent une odeur particulière à l'air des salles insuffisamment ventilées, où sont renfermées un grand nombre de personnes.

On peut voir, qu'en définitive, l'air de l'expiration est un air profondément vicié, aussi ne pourrait-on vivre longtemps dans une atmosphère confinée, ou insuffisamment renouvelée. Pour que les fonctions respiratoires puissent s'exercer dans toute leur intégrité, il faut à l'homme environ 10 mètres cubes d'air pur par heure. Au-dessous de ce taux, on voit déjà se produire des malaises, et les hygiénistes ont établi que certains accidents pouvant dégénérer en véritables maladies, étaient dûs à une aération insuffisante.

Enfin, si l'atmosphère est par trop viciée, on voit se produire les phénomènes connus sous le nom d'*asphyxie*. La respiration s'accélère fortement, comme pour suppléer à l'insuffisance de l'oxygène, puis apparaissent des convulsions, enfin une période comateuse, qui se termine par la mort. Pour qu'un air soit irrespirable et impropre à entretenir la vie, il suffit qu'il ne contienne plus que 15 pour 100 d'oxygène, au lieu de 21, qui est le taux normal.

S'il se produit des accidents aussi graves, quand la respiration est simplement gênée et ne s'accomplit plus dans une atmosphère normale, nous ne serons pas étonnés de voir la mort se produire à très bref délai quand la respiration est complètement suspendue. Dans la strangulation, dans la submersion, c'est ce qui se produit, la trachée étant obstruée, soit par constriction, soit par pénétration d'eau ; aussi dans ces cas, la mort se produit-elle dans un délai de trois à quatre minutes. Ces faits nous montrent, mieux que toutes les considérations que l'on pourrait accumuler à ce sujet, combien est importante la fonction respiratoire, puisque sa suppression pendant un délai aussi court produit des conséquences aussi funestes. Lorsque nous étudierons l'essence même de la fonction respiratoire, c'est-à-dire la respiration des tissus nous verrons la raison de cette importance. Quant au mécanisme des troubles produits, il est surtout d'ordre nerveux : c'est l'accumulation dans le sang de l'acide carbonique non éliminé, et qui agit fortement sur certains centres bulbaires, particulièrement le centre modérateur cardiaque, qui semble jouer le rôle le plus important dans leur production. Quand nous aurons vu le rôle considérable que la circulation joue dans la respiration proprement dite, nous comprendrons pourquoi un arrêt de la circulation rend l'asphyxie définitive.

L'intensité des phénomènes chimiques de la respiration, qui se traduit au dehors par la composition de l'air expiré, varie avec diverses influences.

C'est ainsi que l'âge joue un certain rôle : l'activité des combustions respiratoires augmente d'abord avec l'âge, passe par un maximum vers trente-deux ans, puis diminue jusqu'à la mort. Chez les centenaires, l'activité respiratoire n'est guère plus grande que chez un enfant de neuf ans.

Le sexe aussi a son importance : la femme, à poids égal, exhale moins d'acide carbonique que l'homme.

Les diverses conditions physiologiques amènent aussi une certaine variation : le sommeil diminue les combustions respiratoires, l'exercice les augmente. La température enfin possède une certaine influence : quand il fait très froid, les combustions respiratoires sont augmentées.

Nous ne parlerons pas des conditions pathologiques et de l'influence manifeste qu'ont certaines maladies sur l'intensité des phénomènes chimiques de la respiration.

Maintenant que nous connaissons bien les différences de l'air de l'inspiration et de l'expiration, voyons quelles sont les causes de ces différences, comment l'air de l'inspiration pénètre dans l'organisme et par quel mécanisme l'air de l'expiration en sort. Nous savons déjà que ce sont les mouvements du thorax, qui font entrer et sortir l'air successivement dans les poumons, mais que devient cet air une fois entré, et pourquoi celui qui sort est-il différent? La respiration consiste-t-elle en un simple va-et-vient de l'air dans les cavités respiratoires; ou bien celui-ci pénètre-t-il plus loin, et les poumons ne sont-ils qu'une espèce d'antichambre de la fonction respiratoire? C'est ce que nous allons établir actuellement.

Nous avons vu, que dans les poumons, circulait du sang en très grande quantité; nous avons vu aussi que celui qui entrait dans les poumons était noir (sang veineux) et celui qui en sortait était rouge (sang artériel) : que se passe-t-il donc dans le poumon, qui modifie le sang d'une manière aussi complète? Pour nous en rendre compte, analysons le sang qui entre dans le poumon par l'artère pulmonaire, et celui qui en sort par les veines pulmonaires. Et tout d'abord, regardons les gaz qui y sont contenus, nous verrons que ce simple examen nous donnera la clef de ces phénomènes :

100cc DE SANG CONTIENNENT	OXYGÈNE	AC. CARB.	AZOTE
Sang artériel.. . . .	20cc	48cc	2cc,20
Sang veineux. . . .	12cc	55cc	2cc,25

Ainsi donc, le sang qui arrive au poumon est relativement pauvre en oxygène et riche en acide carbonique et c'est l'inverse pour le sang qui sort du poumon. Les proportions d'azote sont à peu près les mêmes. Nous verrons plus tard pourquoi le sang qui arrive au poumon est du sang veineux, mais nous pouvons comprendre tout de suite pourquoi le sang veineux devient artériel, ceci nous expliquera simultanément la cause des différences entre l'air inspiré et l'air expiré.

L'air qui entre dans le poumon est riche en oxygène et pauvre en acide carbonique, le sang des capillaires du poumon est riche en acide carbonique et pauvre en oxygène. Cet air et ce sang ne sont séparés que par la paroi des capillaires, qui est une membrane mince et humide. En vertu des lois de l'osmose, ce phénomène physique que nous avons invoqué tant de fois et qui joue un si grand rôle en physiologie, il va s'établir un double courant gazeux tendant à établir l'équilibre entre l'air des alvéoles, et les gaz dissous et fixés dans le sang. De l'oxygène va passer dans le sang, et de l'acide carbonique va être exhalé au dehors. Conclusion : le sang qui aura circulé dans les poumons va être plus riche en oxygène (il sera donc devenu artériel) l'air qui aura été en contact avec ce sang, se sera chargé d'acide carbonique, ce qui est, comme nous l'avons établi, le caractère typique de l'air de l'expiration.

Nous venons ainsi de parcourir une des premières phases de la fonction respiratoire, que nous pourrons appeler la *respiration externe :* c'est elle qui fait pénétrer de l'oxygène dans le sang, et débarrasse ce même sang de son excès d'acide carbonique. Nous avons maintenant à examiner une deuxième phase ou *respiration interne*, qui fait pénétrer l'oxygène du sang dans les tissus, et débarrasse ces derniers de leur excès d'acide carbonique; ce n'est pas en effet pour le sang lui-même, mais bien pour tous les éléments anatomiques que l'oxygène est emprunté dans le poumon au milieu extérieur. Le sang n'est qu'un intermédiaire entre l'atmosphère et les éléments anatomiques, qui ne sont pas immédiatement en contact avec elle, et c'est au contact de ces éléments anatomiques que se passe la vraie respiration ; nous l'avons déjà fait remarquer, mais on ne saurait assez le répéter pour éviter, de tomber dans cette erreur, qui consiste à confondre le mécanisme avec la fonction qu'il est destiné à servir.

Avant d'aborder l'étude de cette respiration interne, que nous joindrons au chapitre général de la *nutrition intime*, c'est-à-dire des phénomènes qui se passent au niveau des tissus ; et dans lequel nous ferons entrer également l'étude des phénomènes de synthèse organique (glycogénie, adipogénie, etc.), et de désassimilation (excrétions), ce qui nous conduira à l'étude de la production de la chaleur ; ajoutons encore quelques mots sur certains phénomènes de la respiration externe, à la fois intéressants et importants au point de vue de l'hygiène : nous voulons parler des troubles respiratoires causés par les variations de pression de l'air respiré, qui ont été étudiés d'une manière si complète par Paul Bert.

Troubles respiratoires. — 1° *Diminution de pression.* — Dans le cas d'une diminution graduelle de la pression, on voit se produire les troubles ordinaires dus au manque d'oxygène, et quand la raréfaction de l'air devient trop grande, l'*asphyxie* peut se produire. Néanmoins, par l'habitude l'homme peut s'adapter à des milieux où la pression de l'air est bien inférieure à la pression normale. C'est ainsi que l'on trouve des villages dans les Andes péruviennes, au Mexique, au Thibet, qui sont à des altitudes variant de 3 à 4000 mètres.

Quand la pression varie brusquement (ascension d'une haute montagne, ascension en ballon), on voit se produire les phénomènes connus sous le nom de *mal des montagnes* : précipitation du cœur, fréquence de la respiration, éblouissements, vertiges, nausées, faiblesse musculaire extrême, etc. Ces troubles se produisent vers 3000 mètres dans les ascensions de montagne, vers 6000 dans les ascensions en ballon ; cette différence tient à l'absence de fatigue musculaire dans le second cas.

2° *Augmentation de pression.* — L'homme supporte mieux une augmentation de pression qu'une diminution, et les ouvriers travaillant dans l'air comprimé pour les fondations des piles de ponts, supportent jusqu'à 5 atmosphères. On peut même aller à 10 atmosphères sans danger immédiat : mais au-dessus des accidents terribles se produisent. A 20 atmosphères, un oiseau meurt foudroyé, comme par la strychnine; c'est que l'oxygène sous pression devient un poison violent, il suffit que ce gaz possède une pression de 3 1/2 atmosphères (air à 17 atmosphères) pour qu'il devienne fortement toxique. Le danger des pressions inoffensives, dont nous parlions tout à l'heure, consiste dans la décompression. Si le retour à la pression normale se fait brusquement, les gaz du sang se dégagent en fines bulles qui obstruent les vaisseaux, et amènent l'arrêt de la circulation, puis la mort. Il faut donc opérer la décompression d'une manière graduelle, si l'on veut éviter ces accidents.

Les phénomènes mécaniques de la respiration (inspiration et expiration), sont, comme tous les mécanismes, soumis à l'influence du système nerveux. Quand nous étudierons ce système, nous entrerons dans quelques détails à ce sujet, contentons-nous de dire pour le moment, que les phénomènes mécaniques de la respiration, sont sous la dépendance presque exclusive de deux centres bulbaires, centre d'inspiration et centre d'expiration, placés près de la pointe du *calamus scriptorius* (nœud vital de Flourens) : il suffit de détruire ce point de la moelle allongée pour voir tout mouvement respiratoire s'arrêter. Le pneumogastrique est la voie centripète des réflexes excito-moteurs de ces centres respiratoires. La voie centrifuge en est formée par les nerfs costaux et surtout le phrénique (nerf moteur du diaphragme). On a trouvé dans ces derniers temps des centres respiratoires médullaires accessoires, mais qui ne semblent pas automatiques. C'est ainsi que nous avons découvert, mon maître M. Raphaël Dubois et moi, un centre médullaire inspiratoire, qui est mis en action par l'excitation vésico-rectale. On provoque par cette excitation des mouvements respiratoires, sur un animal (lapin) à moelle coupée au niveau du bulbe. Mais ces centres, ne sont pas automatiques comme les centres bulbaires, et ne sont pas susceptibles à l'état normal d'entretenir la respiration.

CHAPITRE IV

NUTRITION INTIME. — SYNTHÈSES ET DESTRUCTIONS ORGANIQUES

La nutrition proprement dite. — Respiration des tissus. — Formation de réserves alimentaires. — Déchets de l'organisme. — Sécrétions. — Appareil de l'urination et urine. — Sueur. — Glandes vasculaires. — Chaleur animale.

Nous arrivons à l'étude des phénomènes de nutrition proprement dits, c'est-à-dire des phénomènes qui se passent au niveau des tissus : ces phénomènes sont les uns des phénomènes d'*assimilation*, ou *synthèses organiques*, les autres des phénomènes de *désassimilation*, ou *destructions organiques*. Les uns et les autres ont besoin pour s'accomplir de la présence de l'oxygène, c'est pourquoi nous avons renvoyé à ce chapitre l'étude de la respiration des tissus. C'est cette respiration intime que nous allons étudier tout d'abord, et qui constitue la respiration interne ou élémentaire.

Respiration des tissus. — Nous avons vu que le sang qui sortait des poumons, ou sang artériel, était chargé d'oxygène, cet oxygène est partiellement dissout dans son plasma, mais il est surtout en combinaison chimique, avec la matière colorante des globules rouges que nous avons appelée *hémoglobine* dans l'étude du sang. Cette combinaison constitue ce que l'on appelle l'*oxy-hémoglobine*, matière facile à reconnaître par l'analyse spectrale, car elle présente entre les raies D et E de Fraunhofer, deux bandes d'absorption, qui sont remplacées par une bande unique (bande de Stokes), quand on fait passer dans le sang un courant de CO^2 ou d'un gaz réducteur. Ces faits ont une certaine importance en médecine légale quand on veut reconnaître une tache de sang, c'est pourquoi nous les signalons incidemment ici. Le sang chargé d'oxygène, grâce à son hémoglobine, est lancé dans l'aorte, et de là dans toutes les ramifications de cette artère Il arrive au niveau des capillaires en contact intime avec les tissus. Or, ces tissus sont très avides d'oxygène, ainsi que de vieilles expériences de Spallanzani l'ont déjà montré ; le fait a été précisé et étudié dans ses détails par Liebig et surtout Paul Bert.

Quand on place des fragments de tissus séparés du corps sous une cloche renfermant de l'oxygène, on voit que ces fragments absorbent ce gaz et dégagent de l'acide carbonique. Nous nous contenterons de retenir ce fait, sans entrer dans plus de détails à cet égard. Si ces tissus mourants ont cette affinité pour l'oxygène et produisent en présence de ce gaz des phénomènes analogues à des combustions, quelle ne doit pas être l'énergie des actions chimiques que provoquent les tissus en pleine activité ? C'est en effet ce qui se passe, et ces derniers, en présence de l'oxygène, absorbent ce gaz avec avidité et dégagent une quantité à peu près équivalente d'acide carbonique. Or, quand le sang artériel arrive dans les capillaires, il est chargé d'oxygène. Il se passe alors, au niveau de ces capillaires, entre le sang et les cellules des tissus, des échanges qui se font par les mêmes lois de diffusion que ceux que nous avons signalés au niveau des capillaires du poumon entre le sang veineux et l'air venu du dehors; c'est-à-dire qui ont pour cause les différences de tension entre l'oxygène et l'acide carbonique du sang et des tissus. Les tissus, riches en acide carbonique qu'ils ont fabriqué par des procédés que l'on croyait autrefois absolument analogues à une combustion, mais que l'on sait maintenant être plutôt comparables à une fermentation, bien que l'on ne connaisse pas exactement la nature du mécanisme, abandonnent cet acide carbonique au sang qui devient veineux et prennent de l'oxygène en échange. Nous avions donc raison de soutenir, que la respiration proprement dite (absorption d'oxygène, émission d'acide carbonique) avait lieu dans les tissus, que le sang n'était que le pourvoyeur de ces tissus, et le poumon le magasin où ce sang vient s'approvisionner d'oxygène et se débarrasser d'acide carbonique. Et c'est seulement maintenant que nous pouvons jeter un coup d'œil d'ensemble sur la fonction respiratoire. Dans une inspiration, l'air frais s'introduit dans le poumon; le sang veineux s'y artérialise; il devient de nouveau veineux au contact des tissus, et dans une expiration va se débarrasser par le poumon de son excès d'acide carbonique.

La production de l'acide carbonique par les tissus était

assimilé autrefois à une *combustion*, analogue par exemple à celle du fer dans l'oxygène : mais on sait aujourd'hui que cet acide carbonique n'est qu'un produit de dédoublement qui résulte des différents phénomènes de synthèse et de désassimilation. C'est pourquoi nous avons placé la respiration intime à côté de ces phénomènes de nutrition interne, dont elle fait réellement partie, et qu'il nous reste à examiner, au moins dans leurs manifestations, car leur mécanisme n'est encore qu'imparfaitement connu.

Ces phénomènes constituent l'essence même de la vie, et on les retrouve toujours dans la matière vivante. Certains phénomènes, dits de synthèse ou d'assimilation, ont pour but de fournir des réserves que cette matière vivante, sans cesse en destruction par son activité même, utilisera pour se réparer; d'autres phénomènes, dits de destruction ou de désassimilation, résultent de cette activité. Il se passe donc dans l'organisme vivant, toute une série de réactions qui sont accompagnées naturellement de production et d'absorption de chaleur. Aussi l'étude que nous allons entreprendre va nous conduire à un nouveau chapitre de physiologie : la production de la chaleur par les êtres vivants.

1° Phénomènes de synthèse.

Formation de réserves alimentaires. — Quand nous nous sommes occupés de la digestion, nous avons dit que les produits élaborés par la digestion étaient versés dans le sang, soit par les veines, soit par les chylifères, pour y servir à la nutrition des tissus. Mais ce n'est pas encore immédiatement qu'ils peuvent servir, il faut préalablement qu'ils subissent de nouvelles modifications. Cette partie de la nutrition est encore bien peu connue, mais l'on a déjà un certain nombre de faits bien établis et que nous croyons utiles de citer, ne fut ce que pour montrer combien sont complexes les problèmes de la nutrition. Les faits de synthèse organique, bien établis et bien étudiés, ont trait à la *glycogénie*, ou synthèse des matières sucrées, à l'*adipogénie*, ou synthèse des graisses, et enfin à l'*albuminogénie*,

La glycogénie à été étudiée surtout par Claude Bernard . elle comprend deux stades : l'*amylogénie*, ou synthèse d'une matière amylacée, et la *glycogénie* proprement dite ou transformation de cet amidon en sucre. Cette fonction glycogénique est extrêmement générale, mais elle est surtout localisée dans le foie, c'est pourquoi nous nous occuperons surtout de glycogénie *hépatique*, quitte à faire ensuite quelques restrictions.

Le foie a la propriété de former aux dépens des albuminoïdes, des graisses, des sucres etc, qui lui sont amenés de l'intestin par la veine-porte. une substance particulière dite *substance glycogène* assez analogue à l'*amidon* $[6\,(C^6H^{10}O^5) + H^2O]$ et plus encore à l'*inuline* et à l'*amylo dextrine*, on l'appelle souvent *amidon animal*, et il forme, pour le dire en passant, un point de contact des plus intéressants au point de vue des *processus* généraux de la nutrition entre les deux règnes, animal et végétal. Cette substance que l'on peut isoler sous la forme d'une poudre blanche amorphe, soluble dans l'eau, forme des granulations dans les cellules hépatiques qui sont le lieu de sa production. Elle peut s'accumuler dans le foie, en quantité plus ou moins grande, et y constituer une sorte de réserve (13 à 17 pour 100). Ce n'est pas sous la forme de glycogène, qu'elle est utilisée par les tissus, mais sous forme de glycose. Cette transformation se fait dans le foie lui-même, sous l'action d'un ferment particulier, dit saccharifiant : il en résulte que si l'on dose la teneur en sucre du sang qui entre dans le foie (veine porte) et du sang qui en sort (veines sus-hépatiques) on trouve beaucoup plus de glycose dans ces dernières. Ce glycose est utilisé au fur et à mesure par les tissus, de sorte que l'on n'en trouve plus qu'une faible quantité dans le sang artériel qui revient des poumons.

Le foie doit donc être considéré comme un centre de production de sucre, qui accélère, ou ralentit sa production, suivant les besoins de l'organisme, cette production ayant sa source dans la réserve de glycogène qu'il fabrique et accumule. Mais le sucre n'est pas fabriqué uniquement par le foie, tous les tissus sont probablement capables d'en produire et en particulier les muscles, qui en utilisent beaucoup. Quoi qu'il en soit, nous voyons que l'organisme est susceptible de former des réserves, où il puise quand besoin en est, de sorte que la nutrition proprement dite n'est pas immédiate. On peut énoncer ce fait sous une forme un peu paradoxale et qui frappe l'esprit, en disant : ce n'est pas ce que nous venons de manger qui nous nourrit, mais ce que nous avons déjà mangé depuis plusieurs jours. Le rôle du sucre, ainsi fabriqué dans les différents organes, et particulièrement dans le foie, est considérable dans l'organisme. C'est une des sources principales du travail mécanique et de la production de la chaleur. Nous reviendrons sur ce rôle.

L'adipogénie, ou synthèse des graisses, est déjà moins bien connue que la formation du sucre. Il n'y a pas, en tout cas, d'organe spécial pour cette formation et qu'on puisse assimiler à ce qu'est le foie pour le glycogène. La plupart des tissus se chargent indifféremment de graisse. Une certaine partie de la graisse que l'on rencontre dans l'organisme, provient évidemment de la graisse des aliments, mais néanmoins cette dernière subit certaines modifications. Chaque graisse animale a ses propriétés particulières (point de fusion par exemple), or, quand nous mangeons de la graisse de mouton, ce n'est pas cette dernière que l'on retrouve dans nos organes, mais bien la graisse qui nous est propre. Dans ce cas même, il y a donc de véritables phénomènes de synthèse. Mais ce n'est pas là tout; on admettait autrefois que toute la graisse des animaux carnassiers provenait de celle des herbivores, et celle de ces derniers des plantes dont ils se nourrissaient. On sait maintenant que l'organisme animal peut former des graisses de toutes pièces avec différentes substances.

En premier rang, il convient de placer les matières sucrées et amylacées : c'est là d'ailleurs un fait d'observation vulgaire, que les féculents sont les aliments les plus propres à l'engraissement. Des carnivores maigres deviennent rapidement gras, si l'on ajoute des principes hydrocarbonés à leur nourriture, et l'on a remarqué aux colonies, que les nègres, au moment de la récolte des cannes à sucre, dont ils font alors une abondante consommation, engraissent rapidement. Comment se fait cette production de graisse aux dépens des hydrocarbonés? C'est un processus qui reste encore entièrement à élucider.

Enfin, de la graisse peut se produire aux dépens d'albuminoïdes. Des chiennes en lactation, nourries de viandes dégraissées, donnent un lait beaucoup plus riche en beurre, que celles qui ne reçoivent pas cette alimentation. On a engraissé des poules, en les gavant avec de la viande maigre et l'on sait que le gras, dit *gras de cadavre*, se produit aux dépens des muscles. Enfin de nombreux organes. muscles, foie, rein, subissent parfois ce que l'on appelle la *dégénérescence graisseuse* (foie gras par exemple). Le processus de ce deuxième mode de formation des graisses est aussi inconnu que le premier.

La graisse joue un rôle considérable dans l'organisme : elle constitue pour lui une véritable réserve de combustibles, car son rôle principal est en rapport avec la calorification. Elle a peut être aussi une certaine importance dans la formation des tissus, car sa présence est constante dans tous ces tissus, et même d'une façon générale dans le protoplasma. L'adipogénie, comme la glycogénie, est encore une de ces fonctions qui servent de trait d'union entre le monde animal et le monde végétal.

L'albuminogénie, ou synthèse des matières albuminoïdes, constitue un chapitre à peine effleuré, du moins quant aux résultats acquis, de la physiologie. On sait que le protoplasma vert, et même incolore des végétaux, peut réaliser par synthèse, avec de simples éléments minéraux des substances quaternaires. En est-il de même du protoplasma animal? Cela est probable; en tout cas, ce qui est certain, c'est que l'organisme animal peut réaliser avec une ou deux variétés seulement de substances azotées, le nombre considérable de substances albuminoïdes diverses qui entrent dans la constitution de ses tissus. C'est là le cas pour l'enfant, qui ne reçoit du lait maternel que deux substances azotées, la *caséine* et l'*albumine* et qui fabrique avec elles toutes les autres (*fibrinogène*, *myosine*, *globuline*, *kératine*, *chondrogène*, *osséine etc.*) au moyen d'un véritable travavail de synthèse chimique.

D'ailleurs, quelle que soit la variété des albuminoïdes introduits dans le tube digestif par l'alimentation, après l'action des ferments digestifs, ils sont réduits à deux espèces, qui seules sont absorbées et passent dans le sang la *syntonine* et les *peptones*. Et cependant, quand on cherche quelles sont les substances albuminoïdes que renferment ce sang, on trouve : de la *sérine*, du *fibrinogène* de la *paraglobuline*, de la *caséine* et de la *globuline*. A peine introduits dans le sang, la syntonine et les peptones disparaissent donc, pour donner naissance à ces nouveaux corps : par quels processus, c'est ce que l'on ignore. Ceux-ci, de plus, qui diffèrent déjà beaucoup de ceux fournis par digestion, et qui par conséquent ont été fabriqués, sont les seuls que le sang puisse mettre à la disposition des tissus, puisque ce sont les seuls qu'il renferme : or ce ne sont pas ces derniers que l'on retrouve dans les tissus. Il y a encore nouvelle synthèse, et par des processus également ignorés. On peut donc considérer comme trois temps dans la production des albuminoïdes de l'organisme. 1° Les matières azotées des aliments sont transformées en peptones ; 2° ces peptones sont transformés en principes albuminoïdes du sang ; 3° ces derniers donnent naissance aux albuminoïdes des tissus et des humeurs. Où et comment se font ces séries successives de transformations que nous sommes forcés de constater, c'est ce que nous ignorons entièrement : il y a là toute une série de recherches à faire.

Les albuminoïdes jouent un très grand rôle dans l'organisme, ils entrent dans la constitution de tous les tissus, ce sont donc des matières absolument fondamentales.

Bien que la science n'ait encore dit que peu de mots, sur tous ces intéressants phénomènes de synthèse, nous croyons avoir suffisamment prouvé par ce rapide exposé, que les vrais phénomènes de nutrition ne se passent pas dans le tube digestif, pas plus que les vrais phénomènes de respiration dans le poumon ; que le sang comme dans ces derniers est un facteur important par son rôle de pourvoyeur ; et que c'est en définitive dans les tissus que l'essence même de la vie est concentrée, et que se produisent les phénomènes essentiels de rédintégration. C'est là aussi que se passent les phénomènes de désassimilation qu'il nous reste à étudier.

2° Phénomènes de désassimilation.

Déchets de l'organisme. — Toutes ces substances, sucres, graisses albuminoïdes que nous avons vues se former dans les tissus, vont se détruire par le jeu même de la vie, dans ces mêmes tissus, et donner naissance à un certain nombre de produits de déchet. Occupons nous d'abord de la destruction des hydrates de carbone en suivant dans cette deuxième étude le même plan que pour la première.

Ceux-ci sont le *glucose*, le *maltose*, le *glycogène*, l'*inosite* et la *dextrine*, enfin les *graisses*. Le produit le plus général de leur destruction complète est l'acide carbonique et l'eau. Il semble aussi que le glycogène puisse donner naissance à de l'acide *lactique*, car dans un muscle qui a beaucoup travaillé, le glycogène a disparu en partie, et l'acide lactique se montre en abondance. Les matières grasses sont parfois éliminées en nature (sécrétion sébacée, lait) mais elles sont le plus souvent détruites par oxydation. Les produits ultimes sont CO^2 et H^2O, on ne sait si cette transformation est immédiate, ou s'il se produit intermédiairement des acides gras volatils. Cela est possible dans certains cas, car certaines sueurs, comme celles de l'aisselle, où l'on rencontre des glandes sébacées annexées en grande quantité aux glandes sudoripares, ont une odeur caractéristique due à ces acides gras volatils. Enfin la destruction peut se faire en partie par saponification.

Les matières albuminoïdes ont des processus très variés de destruction et donnent un grand nombre de produits, dont les derniers termes sont l'*urée*, l'acide carbonique et l'eau. Cette destruction se fait par des modes divers. *oxydations*, *dédoublements*, *fermentations*. Les termes de passage pour arriver à l'urée sont très nombreux, c'est ce qui explique comment l'on trouve tant de produits, les uns azotés, les autres non azotés, parmi les substances résultant de la destruction des albuminoïdes. Citons parmi les produits azotés : la *taurine*, la *tyrosine*, la *leucine*, la *xanthine*, la *créatine*, la *créatinine*, *etc.* parmi les non azotés : la *cholestérine*, les *acides gras*, *etc.* Mais l'*urée* est le produit de beaucoup le plus important, et c'est par lui qu'est éliminé presque tout l'azote des albuminoïdes détruits : citons pourtant encore l'acide urique. On peut voir par là (ces deux produits étant surtout entraînés par les urines) combien la sécrétion urinaire est importante au point de vue du déblai des déchets azotés, aussi nous arrêterons-nous assez longtemps, sur cette importante sécrétion.

Les opinions les plus diverses ont été professées, considérant le lieu de formation de l'urée dans l'organisme. On admet généralement maintenant que les premières phases de la désassimilation ont lieu au niveau des tissus et produisent, la créatine, la créatinine, la sarcine, la xanthine, etc. qu'on retrouve dans ces tissus ; puis que l'oxydation s'achève dans le foie et forme ainsi l'urée. Nous sommes loin, nous le voyons, de l'opinion ancienne qui faisait former l'urée dans le rein, et nous en arrivons à cette opinion, que de même que le poumon n'est que le lieu d'excrétion et non de formation d'acide carbonique, le rein n'est que le lieu d'excrétion de l'urée, qui lui est apportée toute formée par le sang. L'opinion qui place dans le foie le lieu de formation de l'urée, est appuyée par un certain nombre de faits assez probants (le sang qui en sort en renferme à peu près deux fois autant que celui qui y entre), et le rôle uréopoiétique du foie est une chose admise actuellement. Cette grosse glande, est donc au point de vue de la nutrition une des plus importantes : elle forme des produits de réserve (glycogène) et fabrique des produits ultimes de déchet, dans la forme où ils doivent être éliminés : c'est à la fois un pourvoyeur et un purificateur du sang. Ce ne sont pas ses seuls rôles, car nous l'avons vu déjà fabriquer la bile, et de plus il semble qu'il joue un certain rôle dans la destruction des vieux globules et la production des nouveaux. Nous reviendrons sur ces faits quand nous étudierons les glandes vasculaires sanguines (*rate*, *thymus*, *corps thyroïde*, *capsules surrénales*).

L'acide urique est encore, sous la forme d'*urates* le plus souvent, une des formes sous lesquelles les déchets azotés sont rejetés de l'organisme, et l'urine en renferme une assez grande quantité. Il semble se former dans tous les tissus, et être amené simplement au rein par le sang ; cependant une certaine partie se forme peut-être dans l'épithélium des tubes rénaux. Dans certaines maladies, l'acide urique et les urates deviennent abondants et forment des dépôts autour des articulations *(goutte)* et des calculs dans les reins et dans la vessie *(gravelle)*. Tout l'acide urique formé ne semble pas s'éliminer à l'état d'acide urique et d'urates, une partie s'oxyde plus complètement, et est rejetée à l'état d'urée.

Citons enfin parmi les déchets des albuminoïdes les *ptomaïnes* et les *leucomaïnes*, substances éminemment toxiques, éliminées ordinairement par l'urine. Si cette élimination ne peut se produire, il en résulte une véritable intoxication, comme dans l'*urémie* par exemple. Les leucomaïnes sont de véritables alcaloïdes, analogues à certains produits de putréfaction.

Sécrétions. — Ces principes généraux posés, sur les phénomènes d'ensemble d'assimilation et de désassimilation qui se passent dans l'organisme, nous arrivons à l'étude des *sécrétions*, dont la place véritable est ici même. Elles constituent en effet les phases ultimes soit des phénomènes de *synthèse*, soit des phénomènes de *destruction*. Dans le premier cas, on a affaire à des sécrétions *vraies* ou *récrémentitielles*, dont les produits sont utilisés par l'organisme (suc gastrique, salive, suc pancréatique, etc.) nous les avons déjà étudiées en partie à propos des phénomènes de digestion : dans le second cas, ce sont des sécrétions *excrémentitielles* ou *excrétions* (sécrétion de l'urine, de la sueur, du sebum) enfin on trouve des sécrétions *récrémento-excrémentitielles*, comme la bile, dont une partie est reprise par l'organisme et une autre éliminée au dehors.

Tous les phénomènes de sécrétion se passent dans des organes spéciaux qui portent le nom de *glandes* : ces organes consistent essentiellement en un tissu épithélial, dont les éléments élaborent le produit de la sécrétion. Cette sécrétion est favorisée par l'arrivée considérable du sang; aussi voit-on toujours une glande en travail fortement vascularisée; la vascularisation est sous la dépendance de nerfs spéciaux, les vaso-moteurs, dont nous avons déjà dit un mot à propos de la circulation, mais sur lesquels nous reviendrons dans l'étude de la chaleur animale. Il ne semble pas que l'influence que les nerfs exercent sur la sécrétion soit purement vaso-motrice : il y a probablement des nerfs *sécrétoires* propres exerçant directement leur action sur l'épithélium de la glande, indépendamment de toute action vasculaire.

Sans entrer dans plus de détails sur les phénomènes généraux de la sécrétion, nous allons nous occuper immédiatement des principales sécrétions que nous n'avons pas encore étudiées, en commençant par une des plus importantes, la sécrétion urinaire.

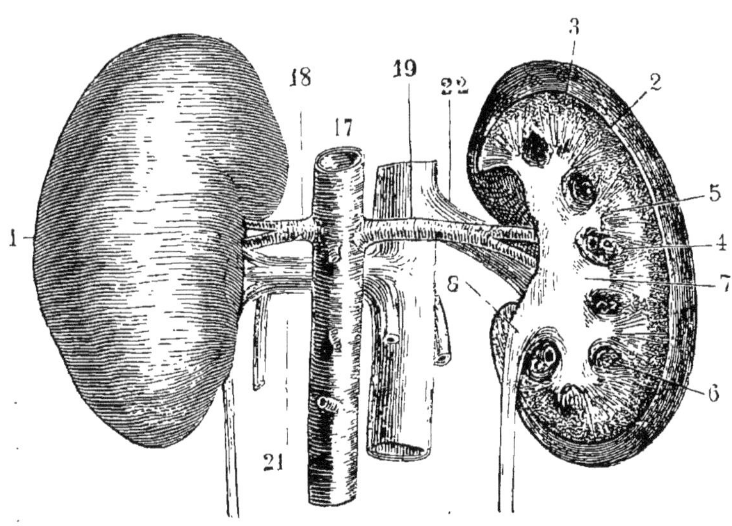

Fig. 29. — Reins.

Appareil de l'urination. Sécrétion urinaire. — La sécrétion urinaire se fait dans les reins, nous devons donc tout d'abord prendre une idée de ces organes et de l'appareil urinaire en général.

Cet appareil se compose des *reins*, organes qui sécrètent l'urine, des *uretères*, conduits qui la déversent, de la *vessie*, réservoir où elle s'accumule, de l'*urètre* enfin, canal par où elle est expulsée au dehors.

Les reins forment chez l'homme deux glandes, dont la forme générale est celle d'un haricot et qui sont situés à droite et à gauche de la colonne vertébrale dans la région lombaire, qu'on appelle justement vulgairement les *reins*. Ces reins ont de 9 à 11 centimètres de longueur, de 5 à 6 centimètres de largeur et de 2 à 3 d'épaisseur. Ils pèsent en moyenne 150 grammes. Leur aspect extérieur est lisse, leur couleur brun rougeâtre. Si l'on fait une coupe dans ces organes, on y distingue deux régions bien nettes, une région externe ou *corticale* recouverte elle-même d'une membrane fibreuse, et une région interne ou *médullaire*. Cette dernière forme une série de *pyramides*, dont les pointes partent de la partie centrale du bord concave du rein *(hile)* et dont les bases vont s'appuyer sur la substance corticale. Ces pyramides sont séparées les unes des autres par du tissu conjonctif ; leur sommet ou *papille* présente un certain nombre d'orifices par lesquels l'urine s'écoule dans une sorte de poche ou *bassinet*, contenus dans la cavité du rein et à laquelle fait suite l'*uretère*. L'uretère s'échappe donc du rein par le hile ; on voit également aboutir à ce hile les vaisseaux et les nerfs du rein.

Si l'on examine plus en détail la structure de la substance propre du rein, qui compose les deux couches corticale et médullaire, on voit que cette substance se compose essentiellement de l'association d'un grand nombre de glandules élémentaires, glandes en tubes, qui portent le nom de *tubes urinifères*. Ces tubes commencent dans la couche corticale par un petit renflement ou *glomérule* dit *corpuscule de Malpighi*, qui n'est autre chose qu'une dilatation du tube urinifère, renfermant un petit peloton vasculaire. A cette dilatation fait suite un tube sinueux *(tube de Ferrein)* qui devient rectiligne, descend dans la substance médullaire, puis remonte sous le nom *d'anse de Henle* dans la partie corticale ; il redescend ensuite en ligne droite *(tube de Bellini)* dans les pyramides pour venir aboutir à un des orifices de la papille. La première partie du tube urinifère (glomérule, tube de Ferrein) est seule sécrétante ; son épithélium présente un aspect *granuleux* particulier.

Les vaisseaux du rein, sont constitués par l'*artère* et la *veine* rénale. L'artère rénale qui se détache directement de l'aorte, pénètre dans le rein par le hile, et ne tarde pas à s'y ramifier, en envoyant une artériole à chaque glomérule. Cette artériole forme dans le glomérule un réseau vasculaire qui ne tarde pas à se résoudre en une veine *afférente* ; cette veine à peine sortie du glomérule *se capillarise de nouveau*, formant un riche réseau qui embrasse les canalicules urinifères ; c'est seulement alors que les capillaires s'unissent à nouveau pour former les vraies veinules efférentes du rein qui constituent en se fusionnant la veine rénale. La circulation est donc tout à fait particulière dans le rein qui présente un *vrai système porte* (qu'il ne faut pas d'ailleurs confondre avec le système porte rénal des vertébrés inférieurs).

Les nerfs du rein viennent partiellement du système sympathique (grand splanchique) partiellement du système cérébrospinal (pneumogastrique).

De chaque rein part un uretère, qui fait suite au bassinet et s'échappe par le hile. Les uretères sont des canaux assez étroits de 25 à 30 centimètres de longueur, qui ont une tunique musculaire leur permettant des mouvements de contractilité. Ils viennent déboucher dans la *vessie* non pas perpendiculairement mais très obliquement cheminant dans l'épaisseur des parois vésicales sur une longueur de 1 à 2 centimètres. Cette disposition empêche le reflux de l'urine de la vessie vers les reins, car la pression augmentant dans la vessie, tend dans ces conditions à oblitérer l'orifice des uretères.

La vessie est un réservoir où s'accumule l'urine dans l'intervalle de deux émissions ; c'est grâce à la présence de ce réservoir que notre urine ne s'écoule pas sans cesse au dehors, car la sécrétion urinaire est continue et non intermittente. Elle est située en arrière de la symphyse pubienne et recouverte partiellement par le péritoine. Ses parois sont très extensibles, aussi n'a-t-elle pas pour ainsi dire de volume propre, ce volume dépendant de son degré de réplétion. La nature de ces parois est musculaire, ce qui permet par leur contraction l'expulsion de l'urine ; elles sont doublées en dedans par un épithélium stratifié, qui jouit de la propriété d'empêcher toute diffusion des sels de l'urine à travers les parois vésicales, du moins tant qu'il est vivant.

A la vessie fait suite l'urètre, canal unique, par lequel l'urine est expulsée définitivement au dehors ; à l'état normal, il est fermé par l'état tonique d'un sphincter, qui se relâche sous l'action de la volonté.

L'urine, produite et expulsée par l'appareil que nous venons de décrire brièvement ; est chez l'homme un liquide limpide, plus ou moins jaunâtre d'un goût à la fois salé et amer, d'une odeur un peu aromatique au moment de l'émission, mais qui devient bientôt franchement ammoniacale.

Sa réaction est généralement acide au début, mais par suite d'une décomposition, cette réaction ne tarde pas à devenir alcaline. La densité de l'urine est de 1.020 environ, celle de l'eau étant 1.000. La quantité d'urine expulsée en vingt-quatre heures est environ, chez un adulte vigoureux, de 1.300 à 1.600 grammes.

Toutes ces quantités et qualités sont d'ailleurs sujettes à variations suivant le régime, le moment de la journée, l'âge, le sexe, l'état de santé ou de maladie, etc.

La composition de l'urine est très complexe ; elle renferme les corps suivants :

1° *Uréides* : urée, acide urique, allantoïne, acide oxalurique, xanthine, guanine, créatine, créatinine, acide sulfocyanique.

2° *Corps de la série grasse*, acides volatils : acides oxalique, lactique, succinique, phosphoglycérique, glucose, inosite, cystine.

3° *Corps de la série aromatique* : acide hippurique, acides sulfoconjugués du phénol, du crésol, de la pyrocatéchine, de l'indoxyle, du scatol.

4° *Pigments* : Urochrome, urobiline.

5° *Sels minéraux* : Chlorures alcalins, sulfates et

phosphates alcalins, phosphates terreux, sels ammoniacaux, etc. Enfin elle renferme de l'eau, environ 9/10.

Cette grande complexité n'a rien qui doive étonner, si l'on songe que l'urine recueille comme un égout collecteur tous les produits de désassimilation des tissus si nombreux qui entrent dans la constitution de l'organisme; mais tous ces corps n'ont pas une égale importance et nous ne nous occuperons que des principaux.

L'urée est la substance qui se rencontre dans la plus grande proportion dans l'urine; l'urine de vingt-quatre heures en renferme environ 30 grammes, soit 20 grammes environ par litre d'urine : cette substance qui a pour formule CH^4Az^2O est un produit de décomposition des albuminoïdes ; sous l'influence d'un ferment qui se développe rapidement dans l'urine abandonnée à elle-même, elle se transforme en carbonate d'ammoniaque, qui donne alors à l'urine son odeur particulière, et rend sa réaction alcaline.

L'urée est un peu moins abondante chez la femme que chez l'homme; chez l'enfant, sa proportion est relativement plus forte : enfin cette proportion baisse beaucoup chez le vieillard. Sous l'influence d'un régime très azoté, la quantité de l'urée augmente dans l'urine, elle baisse au contraire avec un régime végétal. L'exercice, poussé jusqu'à la fatigue, et le travail cérébral augmentent l'excrétion de l'urée.

L'acide urique, qui est encore un déchet azoté, est beaucoup moins abondant, chez l'homme, que l'urée; il ne s'en excrète qu'environ 1 gramme par jour. Cette quantité peut augmenter sous l'influence d'un régime trop riche en viande, et alors il s'en forme des dépôts, particulièrement dans les cartilages articulaires (goutte). Sa formule est $C^5 H^4 Az^4 O^3$: c'est un produit moins oxydé que l'urée.

L'acide hippurique, qui existe normalement chez les herbivores, particulièrement chez le cheval, d'où son nom, n'existe guère, chez l'homme, qu'après l'ingestion de certaines substances (asperges).

Les sels minéraux consistent particulièrement en chlorure de sodium (12 grammes par vingt-quatre heures), chlorure de calcium et phosphates sodiques et terreux.

L'urine doit sa coloration à une substance particulière, l'*urochrome*, qui est encore imparfaitement connue; elle renferme de l'*urobiline*, qui paraît provenir de l'hémoglobine, et peut-être aussi de la bilirubine.

Tels sont les principaux principes renfermés normalement dans l'urine; dans certains cas pathologiques, elle peut en renfermer d'autres : le glucose dans le diabète, l'albumine, dans l'albuminurie; du sang, enfin, dans certaines inflammations du rein. A côté de ces principes anormaux, on peut ranger ceux qui sont accidentels et qui proviennent de l'ingestion de telle ou telle substance. L'urine semble, enfin, renfermer des *ptomaïnes*, et sa toxicité, à l'état normal, est un fait aujourd'hui parfaitement reconnu.

La sécrétion de l'urine semble se faire particulièrement au niveau des glomérules; toutes les conditions qui élèvent la pression sanguine dans les artères afférentes favorisent cette sécrétion, par exemple l'ingestion d'une grande quantité de boisson. L'état du sang semble aussi avoir une certaine influence sur cette sécrétion, comme le prouve l'ingestion des substances dites *diurétiques*. Le système nerveux, enfin, possède une action indiscutable et indépendamment des phénomènes vaso-moteurs qui jouent certainement le plus grand rôle, il exerce peut-être aussi une action directe sur l'épithélium des tubes urinifères. Actuellement, on admet généralement que l'eau et certains sels sont *filtrés* simplement dans le glomérule, tandis que d'autre sels sont le produit de la *sécrétion* epithéliale; ces sels, d'ailleurs, ainsi que nous l'avons dit plus haut, sont formés ailleurs. Travail de *filtration* dû à la pression sanguine et qui se fait surtout au niveau du glomérule; travail de *sécrétion*, d'autre part, effectué par l'épithélium des tubes urinifères, aux dépens de matériaux apportés dans l'épithélium par le sang; voilà comment on envisage le plus généralement le mécanisme de production de l'urine.

Quand l'urine est accumulée en quantité suffisante dans la vessie, par suite du déversement continu qui s'y fait goutte à goutte par les uretères; elle est expulsée au dehors, ce qui constitue ce que l'on appelle la *miction*. Cette expulsion est due à une excitation des nerfs sensitifs de la vessie, par suite de la réplétion de cette dernière (limite de distension normale: 1 litre environ chez l'adulte), qui se transmettent à un centre de la moelle lombaire et sont réfléchis par les nerfs moteurs qui commandent aux contractions de la paroi vésicale, véritable muscle creux.

Sous l'influence de la contraction de ces parois, quelques gouttes d'urine franchissent le sphincter vésical qui, formé de fibres lisses, n'est pas soumis à l'action de la volonté, et viennent au contact de la muqueuse du commencement de l'urètre ; l'excitation de cette muqueuse, très sensible, fait naître aussitôt une sensation particulière, le *besoin d'uriner*, que provoque d'ailleurs le contact d'un corps quelconque. Si le besoin est écouté, le sphincter urétral, strié et volontaire, se relâche et, sous l'influence simultanée des contractions vésicales et de la presse des viscères abdominaux, la vessie se vide peu à peu et l'urine s'échappe au dehors, sous forme d'un jet d'abord continu, puis saccadé et intermittent.

A côté de la sécrétion urinaire peut se placer la sécrétion de la bile ; mais, en ayant déjà parlé à propos de la digestion, nous n'y reviendrons pas ; nous rappellerons seulement que cette sécrétion est également très importante et élimine de très nombreux produits de désassimilation. Son rôle dépurateur consiste surtout dans l'élimination de principes hydrocarbonés (cholestérine, graisse et acides gras), et azotés (pigments biliaires), et est surabondamment prouvé par l'empoisonnement qui résulte de la rétention de la bile. On a là des phénomènes tout à fait comparables à ceux qui résultent de la rétention de l'urine, et les accidents de la *cholémie*, comme ceux de l'urémie, montrent tous deux que les excrétions biliaire et rénale doivent absolument sortir de l'organisme, sous peine de sérieux danger pour celui-ci.

Sueur. — On peut encore ranger dans les sécrétions excrémentitielles la sécrétion de la *sueur* ; cette sécrétion se fait sur toute la surface de la peau, par une quantité innombrable de petites glandes en tubes, contournées sur elles-mêmes, les glandes *sudoripares*, qui débouchent au dehors par un petit pertuis ou *pore*. Ces glandes, situées entièrement dans l'épaisseur de la peau, ont une sécrétion continuelle qui, à l'état normal, s'évapore au fur et à mesure et qui ne devient visible (sueur proprement dite), que quand il y a exagération dans la production. La quantité de sueur éliminée dans les vingt-quatre heures est éminemment variable, pouvant aller de 900 grammes environ à plusieurs kilogrammes. La sueur est un liquide transparent et incolore, d'une odeur spéciale, qui varie avec la région de sa production ; sa saveur est salée, sa réation acide, sa densité de 1004 environ, celle de l'eau étant 1000. Elle renferme des graisses, de l'urée, qui augmente beaucoup dans l'urémie, la sécrétion sudorale suppléant alors plus ou moins à la sécrétion rénale troublée; et des sels particulièrement des chlorures de sodium et de potassium ; enfin elle contient des acides, qui sont pour la plupart des acides gras volatils (butyrique, caproïque, etc.). Ce sont ces acides qui donnent à la sueur son odeur.

Le rôle de la sueur est multiple : c'est d'abord un rôle de dépuration analogue à celui de l'urine, puis, comme nous le verrons, un rôle de régulation de la chaleur animale; enfin la sueur favorise le toucher en maintenant la peau souple et onctueuse. La sécrétion de la sueur se trouve nettement placée sous l'influence du système nerveux, un certain nombre de substances exagèrent sa production (pilocarpine, muscarine), d'autres, au contraire, la ralentissent ou l'arrêtent (atropine, duboisine); enfin chacun sait qu'une température élevée favorise la sudation, qu'une température basse, au contraire, l'entrave; c'est le contraire pour l'urine, et il semble s'établir une sorte d'équilibre entre ces deux sécrétions.

Glandes vasculaires. — Avant de passer à l'étude de la chaleur animale, qui n'est que le résultat de tous les phénomènes d'assimilation et de désassimilation se passant dans les divers tissus, et que nous venons de passer en revue rapidement ; jetons un coup d'œil sur ce que l'on appelle les *glandes vasculaires*, corps encore bien énigmatiques et sur lesquels on sait fort peu de chose ; nous voulons parler de la *rate*, du *thymus*, du *corps thyroïde*, et des *capsules surrénales*; la nature manifestement glandulaire de ces organes, qui puisent vraisemblablement des produits dans le sang, malgré l'absence de tout système excréteur nous permet de les placer dans cette revue des sécrétions.

1° *Rate*. — La rate est un organe impair, ovalaire, rouge brun, et qui est situé dans l'abdomen, à gauche de l'estomac; il n'a avec les organes circonvoisins aucune connexion, sauf des connexions vasculaires et nerveuses. Cet organe reçoit du sang d'une artère assez volumineuse, l'*artère splénique*, qui est une des branches du *tronc cœliaque*. Sa longueur est d'environ 12 centimètres à l'état normal. Elle se compose d'une enveloppe fibreuse propre, qui, envoyant des tractus dans toute son épaisseur, la divise en loges remplies d'une matière spongieuse, la *pulpe splénique*, au milieu de laquelle cheminent les capillaires ; on trouve encore, dans son intérieur, sur le trajet des artérioles, de petits corps blanchâtres, dits *corpuscules de Malpighi*, qui semblent des organes lymphatiques; le système lymphatique de la rate est d'ailleurs très développé.

Quant à ce qui est des fonctions de cet organe, elles sont encore très obscures. Pour certains auteurs, c'est un lieu de formation de globules rouges, pour d'autres au contraire, un lieu de destruction. Il n'y a qu'une chose de certaine, c'est que l'on y trouve une très grande quantité de fer (jusqu'à 1 0/0). D'autres physiologistes ont voulu voir dans la rate un organe jouant un très grand rôle dans la digestion : après son extirpation, le pancréas fournirait un suc inactif (Schiff et Herzen) ; mais ces vues ont besoin d'être confirmées. Le rôle le plus certain de la rate, c'est celui de diverticulum par rapport à la circulation abdominale, cet organe étant susceptible en se dilatant de loger une quantité considérable de sang.

L'extirpation de la rate ne paraît pas causer de troubles bien sérieux, en tout cas elle n'est pas mortelle. On constate simplement après l'opération une voracité plus grande, et un accroissement en volume des autres organes lymphoïdes. On sait que cette extirpation se pratiquait (d'une manière bien incomplète d'ailleurs) chez les coureurs de l'antiquité pour éviter l'essoufflement.

2° *Corps thyroïde.* — Cet organe se trouve situé à la base du cou, en avant de la trachée artère : il est bilobé, et reçoit du sang d'une grosse branche de la carotide, ses veines vont se jeter dans la jugulaire. Il subit parfois une hypertrophie considérable, produisant alors ce que l'on appelle le *goître*. Son rôle est aussi énigmatique que celui de la rate. Schiff pense qu'il élabore une substance indispensable à la nutrition des centres nerveux, d'autres auteurs lui attribuent le rôle de régulateur de la circulation sanguine de la tête et surtout du cerveau. Tout récemment, on a constaté qu'après son ablation la toxicité des urines augmente : il jouerait donc un rôle plus ou moins destructeur des poisons fabriqués par l'organisme et empêcherait qu'ils ne s'accumulent.

On a constaté chez l'homme (Reverdin) qu'après l'ablation totale du corps thyroïde, il se produisait tout un ensemble de phénomènes morbides (arrêt de croissance, décoloration des téguments, hébétude) c'est là la *cachexie strumiprive*. Les animaux succombent généralement à la thyroïdectomie (chien, chat, singe), le lapin n'éprouve aucun mal.

3° *Thymus*. — Le thymus que l'on ne rencontre généralement que chez les animaux très jeunes (sauf les animaux *hibernants)* est un organe situé dans le sommet du thorax, et qui semble jouer un certain rôle dans la nutrition : ce serait une sorte de réserve.

4° *Capsules surrénales*. — Ces petits corps qui coiffent chaque rein, semblent plus ou moins annexes du système nerveux grand sympathique (Gegenbaur) ; d'après Brown-Séquard, leur ablation produirait une accumulation de pigment dans le sang, et de fait dans la maladie d'Addison ou *maladie bronzée*, on trouve souvent les capsules surrénales plus ou moins altérées.

5° *Foie*. — Le foie, que nous avons déjà étudié comme organe digestif et comme producteur de glycogène, doit encore prendre place dans les glandes vasculaires sanguines. C'est certainement un lieu de destruction des globules rouges, car les produits de décomposition de l'hémoglobine s'éliminent par la bile sous forme de pigments et de combinaisons ferrifères, mais c'est peut-être aussi un lieu de formation des globules rouges. Enfin, les ptomaïnes de l'organisme paraissent être plus ou moins détruites dans le foie.

Chaleur animale. — Toutes les réactions chimiques, que nous avons examinées brièvement à propos des phénomènes d'assimilation et de désassimilation, sont naturellement accompagnées de phénomènes thermiques. Quand ces réactions sont suffisamment intenses, l'animal peut lutter avec avantage contre toutes les variations de la température extérieure, il garde alors une température sensiblement constante.

C'est là le cas pour l'homme. On a souvent appelé ces animaux, animaux *à sang chaud*, mais il vaut mieux les appeler animaux *homœothermes*, ou à température constante. Cette température régulière est assurée par le jeu d'un régulateur qui est constitué par le système nerveux vaso-moteur.

La température de l'homme prise dans le creux axillaire, oscille contre 36°,5 et 37°.25, à l'état de santé : cette température n'est donc pas absolument fixe, mais on voit qu'elle varie dans des limites très étroites; certaines causes peuvent d'ailleurs la faire varier plus ou moins : la constance de la température n'est donc que relative.

Chez l'enfant la température est un peu plus élevée et un peu plus variable que chez l'adulte, elle baisse d'environ 0°,2 vers l'âge de la puberté, puis également de

0°,2, de la puberté jusqu'à la cinquantième année. A partir de soixante ans, la température remonte légèrement. Le sexe ne paraît pas avoir une très grande influence sur la température, la race non plus.

La température à l'état physiologique subit de légères variations diurnes. Pendant toute la matinée, la température s'élève avec une certaine rapidité jusque vers dix heures et demie du matin : elle reste quelque temps stationnaire, puis monte lentement jusque vers quatre à six heures, moment où elle atteint son maximum. Elle s'y maintient pendant deux ou trois heures, puis descend lentement pendant la nuit. On peut observer un écart de 1° entre le maximum de la journée et le minimum de la nuit. Chez les ouvriers qui travaillent la nuit, et se reposent le jour, la courbe est un peu modifiée, le maximum aurait lieu le matin, et le minimum dans la soirée.

La température de l'homme peut légèrement varier avec la température extérieure : elle est légèrement abaissée par des froids très vifs (30 à 40° au-dessous de 0) et un peu élevée par des chaleurs excessives. Cette température ne peut d'ailleurs varier que dans des limites assez peu étendues pour qu'elle soit compatible avec la vie : vers 44 ou 45°, la mort survient par coagulation du protoplasma, et vers 20° elle survient également. On voit par ces chiffres que la température peut s'abaisser plus qu'elle ne peut monter, aussi, alors que l'homme supporte facilement des froids assez vifs, comme nous l'avons vu plus haut, il ne peut supporter longtemps des températures élevées, surtout quand l'air est humide.

Dans certains états pathologiques, la température peut

varier, elle augmente beaucoup dans la fièvre et le tétanos (jusqu'à 42°) et diminue au contraire dans les maladies dites algides, le choléra par exemple.

La température de l'homme n'est pas exactement la même dans toutes les parties du corps : elle varie même d'une quantité assez grande quand on passe des organes profonds à la périphérie cutanée : ceci s'explique facilement, les causes de déperdition étant beaucoup plus grandes dans ce dernier cas.

Voici différentes températures locales, prises à l'aide de thermomètres spéciaux, dont le réservoir peut s'adapter exactement sur le point choisi.

Plante du pied. . .	32°,26	Région précordiale.	34°,40
Jambe (en avant).. .	33°,05	Creux poplité. . .	35°
Mollet.	33°,85	Pli inguinal. . . .	35°,80

On peut voir d'après ce tableau que ce sont les températures des régions excentriques qui sont les plus basses, et que dans les régions plus centrales ce sont les points les mieux protégés qui ont la température la plus élevée.

Quand on pénètre dans l'intérieur du corps par les cavités naturelles (bouche, anus, urètre), la température est un peu plus élevée (37°,5 environ), elle croit encore dans les profondeurs : on n'a pu mesurer ces températures profondes chez l'homme, mais sur des animaux, on a pu s'assurer que le point de l'organisme qui présente la température la plus élevée, est la veine cave inférieure, au point d'abouchement des veines sus-hépatiques : le foie semble donc être un foyer très actif de production de chaleur.

On a pu s'assurer également que le sang du cœur droit est légèrement plus chaud 0°,2 que celui du cœur gauche. Cette constatation prouve évidemment que le poumon n'est pas un foyer de chaleur comme on l'a cru longtemps ; loin de s'y réchauffer, le sang au contraire s'y refroidit légèrement au contact de l'air venu du dehors.

Les sources de la chaleur qui maintient ainsi l'homme à une température sensiblement constante, sont les oxydations, hydratations, dédoublements qui s'opèrent dans l'organisme. Comme ces phénomènes chimiques, s'accentuent dans chaque organe au moment de son fonctionnement, il en résulte que chaque organe qui fonctionne, élève d'abord sa température propre, puis celle de l'organisme entier par suite de la circulation.

Les organes qui sont les sources de chaleur les plus énergiques, sont les muscles, les glandes et le cerveau.

On peut s'assurer facilement de la production de la chaleur par un organe qui fonctionne : un thermomètre gradué en 1/10 de degré suffit à la constatation, mais c'est surtout par les méthodes thermo-électriques que l'on est arrivé à des résultats d'une certaine précision,

On a pu voir ainsi que la température d'un muscle qui se contracte augmente sensiblement et que tout travail intellectuel est accompagné d'une élévation de la température du cerveau.

Il nous reste maintenant à voir comment se fait la régulation de la température. Une des premières causes, c'est la circulation du sang : quand un organe s'échauffe par son fonctionnement, le sang qui le traverse s'échauffe et va porter dans tous les points du corps cette chaleur fabriquée localement. Mais cette cause est de peu d'importance, si on la compare aux effets produits par le système nerveux.

Supposons un homme placé dans un milieu d'une température élevée, sous l'influence du système nerveux, la sécrétion sudorale s'établit avec intensité, cette sueur s'évapore à la surface de la peau, et produit un refroidissement qui empêche la température intérieure de s'élever. Ceci nous explique pourquoi l'homme résiste beaucoup plus aux chaleurs sèches qu'aux chaleurs humides : c'est que dans ce dernier cas l'évaporation de la sueur ne peut se produire. C'est ainsi que l'on a pu supporter pendant plusieurs minutes dans une étuve sèche des températures de 99° à 131°, tandis que dans une étuve humide on supporte 44° avec beaucoup de peine.

La lutte contre l'élévation de la température interne, ne peut d'ailleurs jamais se soutenir bien longtemps : sous l'influence de la chaleur, les petits vaisseaux périphériques se dilatent, le sang qui circule dans ces vaisseaux s'échauffe, et au bout d'un certain temps la température centrale s'échauffe également.

La lutte contre le refroidissement est plus efficace. Sous l'influence du froid, et par l'intermédiaire du système nerveux vaso-moteur, les capillaires périphériques se resserrent, le sang est ainsi soustrait partiellement aux causes extérieures de refroidissement : c'est ainsi que l'homme peut vivre à des températures de 35° au-dessous de zéro. Il peut d'ailleurs encore lutter avec avantage contre le refroidissement par l'usage de vêtements appropriés, qui isolent tout autour du corps une couche d'air, dont la température se maintient à un degré relativement élevé. Dans l'eau, la lutte est plus difficile, à cause du grand pouvoir conducteur de ce liquide, et de sa chaleur spécifique élevée. On voit alors la température baisser peu à peu, jusqu'à atteindre la limite avec laquelle la vie n'est plus compatible.

En résumé, nous voyons que ce n'est que par à peu près, qu'on peut appeler l'homme un animal à température constante; d'abord, même à l'état physiologique et dans un milieu presque invariable comme température, il subit de nombreuses oscillations; ensuite, plongé dans des milieux dont la température est très différente de la sienne, il commence bien à lutter, et peut résister quelque temps, mais cette lutte devient bientôt inégale. Il serait plus exact de dire que l'homme est un être dont la vie n'est compatible qu'avec de faibles variations de sa température interne, et que normalement il peut maintenir cette température dans les limites convenables, avec les systèmes régulateurs qu'il possède, circulation, système vaso-moteur, sudation, etc., sans parler des modifications de régime. C'est ainsi qu'il peut lutter contre les élévations de la température, par une nourriture peu substantielle, l'absence d'exercice, etc., et contre son abaissement par une nourriture riche en hydrocarbonés (graisses et féculents) et un exercice violent.

Mais, au delà de certaines limites, ces moyens sont insuffisants, la température interne s'élève ou baisse, et la mort survient rapidement quand elle atteint 6 à 7° au-dessus de la normale, 10 ou 11° au-dessous. On voit que cette température interne ne peut subir des oscillations que dans des limites beaucoup plus étroites, que celles de la température interne des animaux inférieurs.

Nous retrouvons là encore chez l'homme un perfectionnement (tissus toujours à peu près à la même température), joint à une fragilité plus grande de l'organisme (difficulté et même impossibilité de supporter des températures trop différentes de la normale). Il est cependant un cas, constaté non pas chez l'homme, mais chez les mammifères supérieurs tels que le chien, ou l'animal à température constante devient susceptible de supporter de grandes variations de température interne, c'est le cas où l'on a opéré la section de la moelle. Pour citer un cas plus physiologique, nous pouvons ajouter l'exemple des hibernants, tels que la marmotte, dont la température interne peut varier entre 9 et 37 degrés.

Toute la chaleur produite par l'homme n'est pas employée exclusivement à maintenir sa température, une certaine partie est rayonnée à l'extérieur. On a constaté par des procédés calorimétriques, que cette chaleur rayonnée est environ de 2500 calories par jour, correspondant à l'oxydation de 240 grammes de carbone et 15 grammes d'hydrogène : ceci quand l'homme est à l'état de repos. S'il travaille, M. Hirn a constaté, que pour les mêmes oxydations la chaleur dégagée est moindre, et que pour chaque kilogrammètre il disparaît 1/425 de calorie. Ceci prouve que la chaleur et le travail sont soumis, chez l'homme comme dans une machine, aux lois de la thermodynamique, que dans cette chaleur vitale, il n'y a rien de mystérieux et qui ne rentre dans les lois générales de la nature.

TROISIÈME PARTIE

LES FONCTIONS DE RELATION ET LEURS APPAREILS

CHAPITRE PREMIER

LE SQUELETTE ET LES MUSCLES

La charpente du corps de l'homme. — Les organes qui la mettent en mouvement. — **Les différents modes de locomotion.** — Marche. — Course. — Saut. — Natation. — **La production des sons.** — Phonation. — Mouvements involontaires.

Nous allons aborder l'étude d'un nouveau groupe de fonctions, qui mettent l'homme en relation plus ou moins directe avec le milieu extérieur, et qui pour cette raison portent le nom de *fonctions de relation.* Toutes ces fonctions pourraient en réalité et à un point de vue philosophique se résumer en deux mots : sensibilité et mouvements, mais pour la commodité de l'étude il convient d'établir un certain nombre de groupes. Nous examinerons donc successivement : 1° L'appareil locomoteur *(squelette et muscles)*; 2° Le système nerveux ; 3° Les organes des sens.

La charpente du corps de l'homme. Les organes qui la mettent en mouvement. — Les différents mouvements dont l'homme est susceptible, sont toujours la résultante de deux sortes d'organes :

1° des organes actifs, véritable cause des mouvements et qui sont les muscles ;

2° des organes passifs, qui servent de point d'appui aux muscles, et qui, véritables leviers, permettent des déplacements en masse de régions plus ou moins considérables du corps, ce sont les os.

L'ensemble de ces os constitue le squelette, dont nous nous occuperons tout d'abord.

SQUELETTE. — Deux cent huit os composent par leur réunion le squelette de l'homme (fig. 30), véritable charpente, donnant d'une part au corps tout entier sa solidité ; d'autre part protégeant sous sa solide enveloppe les parties délicates du système nerveux central.

Les *os* sont constitués par un tissu spécial, le *tissu osseux*, qui n'est autre chose qu'un tissu conjonctif modifié, dans lequel la substance interstitielle qui sépare les cellules est incrustée de sels calcaires. Dans un os, tel que le fémur coupé en travers, on distingue de dehors en dedans : 1° le *périoste* ; 2° la *substance osseuse* ; 3° la *moelle.*

Le périoste est une membrane qui joue un très grand rôle dans la nutrition de l'os, et qui peut même le régénérer, propriété sur laquelle s'appuie la méthode chirurgicale des résections sous-périostées due à Ollier, et qui a donné de si beaux résultats. La substance osseuse est disposée en couches concentriques tout autour de canalicules qui la traversent *(canaux de Havers)*, elle est

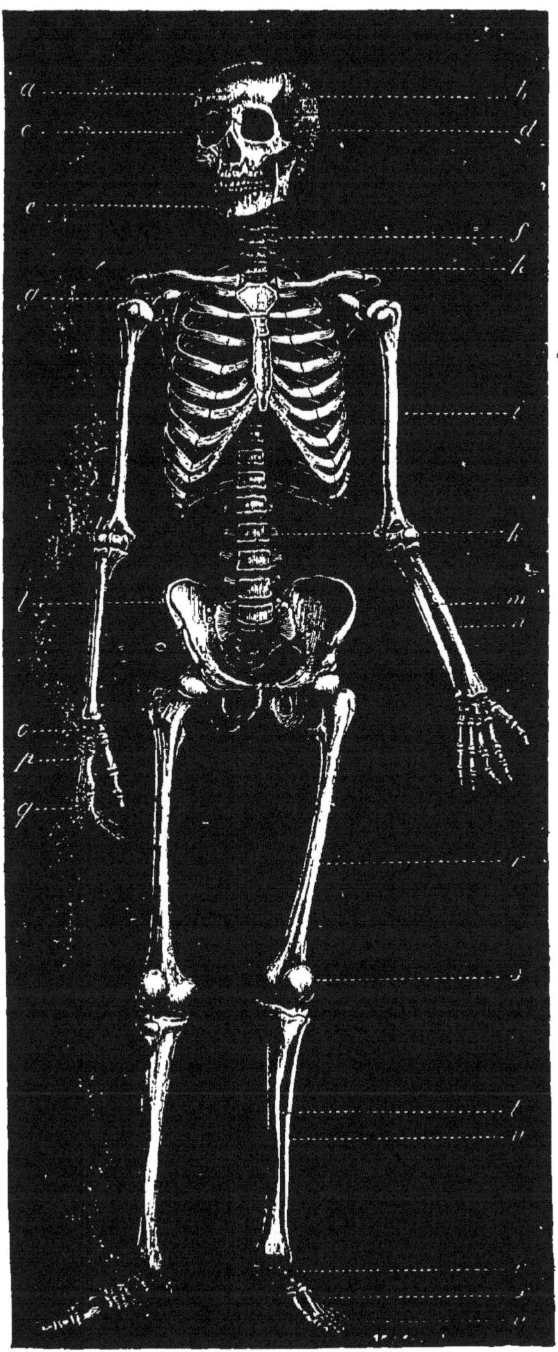

Fig 30. — Squelette de l'homme.

constituée par des cellules étoilées et ramifiées, plongées dans une substance dure, composée d'*osséine* et de *carbonate* et de *phosphate de calcium*. Cette substance est traversée par des fibres conjonctives, elle est creusée de canaux sanguins qui servent à la nutrition de l'os, et vont se ramifier dans la *moelle* qui remplit la cavité centrale de l'os.

Au fur et à mesure que l'homme avance en âge, la cavité médullaire augmente dans les os longs, qui deviennent de plus en plus fragiles, ce qui rend les fractures plus faciles : elles sont alors en même temps plus dangereuses, car l'os, de plus en plus chargé de sels calcaires, a beaucoup perdu de sa vitalité.

On peut distinguer dans le squelette pour la facilité de la description deux parties :

1° L'*axe osseux* formé par la *tête* et la *colonne vertébrale* à laquelle sont annexés les *côtes* et le *sternum*.

2° Les parties appendiculaires constituées par les os des membres et les pièces qui les rattachent à la colonne vertébrale.

1° *Axe osseux*. — *Colonne vertébrale*. — La colonne vertébrale, ou *rachis*, est formée par l'empilement de trente-trois os particuliers appelés *vertèbres*. Elle s'étend depuis la tête qu'elle supporte jusqu'à la partie inférieure du tronc. On peut y distinguer quatre régions, la région *cervicale* qui comprend sept vertèbres, la région *dorsale* qui en compte douze, la région *lombaire* qui en renferme cinq, enfin la région *pelvienne (sacrée et coccygienne)* qui se compose de neuf vertèbres.

Une vertèbre prise dans son ensemble et à un point de

vue général, se compose : 1° d'une partie antérieure, cylindrique et pleine, le *corps* de la vertèbre ; 2° de deux arcs osseux qui, partant de ce corps vont se rejoindre en arrière, en circonscrivant un trou, le *trou vertébral.*

Le corps de la vertèbre porte six prolongements ou *apophyses*, deux apophyses transverses, et quatre apophyses articulaires ; ces dernières servent, comme leur nom l'indique, à l'articulation des différentes vertèbres entre elles. Les deux arcs osseux, qui enferment le trou vertébral, forment en se réunissant une saillie, l'*apophyse épineuse.*

Des différences de détail permettent de reconnaître les vertèbres des diverses régions de la colonne vertébrale. Les deux premières vertèbres cervicales notamment, ont une forme tout à fait caractéristique. La première, ou *atlas*, ainsi nommée, parce qu'elle supporte directement la tête, a la forme d'un anneau, son corps est réduit, et elle manque d'apophyse épineuse. Elle s'articule par deux facettes supérieures, en forme de fossettes ovales, avec les condyles de l'occipital. La deuxième ou *axis*, ainsi nommée, parce que c'est autour d'elle que s'exécute comme autour d'un pivot la rotation de la tête, possède sur son corps un prolongement, l'apophyse odontoïde qui passe dans le trou circulaire de l'atlas. Mais indépendamment de ces deux vertèbres, on peut reconnaître facilement celles des diverses régions de la colonne. Toutes les vertèbres cervicales présentent des apophyses transverses trouées, pour le passage de l'artère vertébrale ; toutes les vertèbres dorsales présentent des facettes articulaires particulières, qui correspondent à l'insertion des côtes ;

les vertèbres lombaires ont des apophyses épineuses dirigées horizontalement. Les vertèbres de la région pelvienne sont soudées en deux os, le *sacrum* (fig. 31), résultant de la fusion de cinq vertèbres élargies, et le *coccyx* petit os triangulaire formé par la réunion de quatre vertèbres et qui termine le rachis. Ce coccyx est le rudiment du pro-

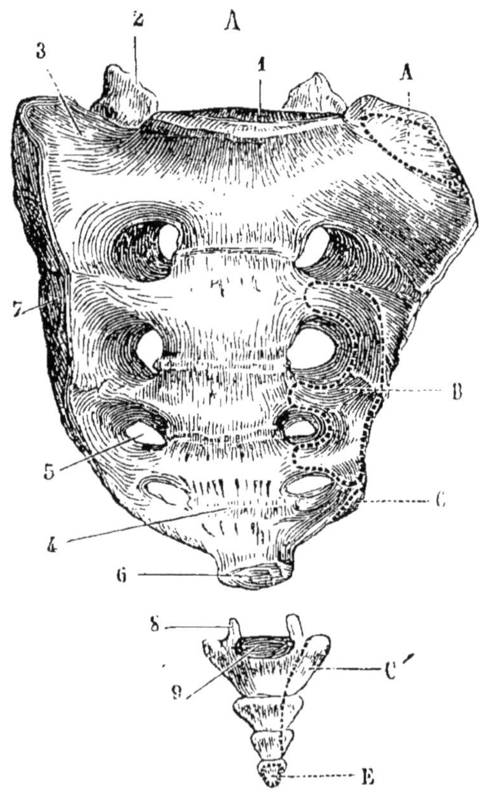

Fig. 31. — Sacrum et coccyx.

longement caudal de la colonne vertébrale qui est si développée chez un grand nombre de mammifères.

L'ensemble des vertèbres empilées les unes sur les autres, ne forme pas une colonne rectiligne. Elle présente à l'état normal quatre courbures successives. Une première à convexité tournée en avant dans la région cervicale, une deuxième inverse dans la région dorsale, une troisième dans le même sens que la deuxième, au niveau des vertèbres lombaires, une quatrième enfin, dans le même sens que la deuxième au niveau du sacrum et du coccyx.

Les vertèbres ne sont pas empilées directement les unes sur les autres, elles sont séparées par des disques de substance élastique. Elles sont reliées entre elles par un grand nombre de ligaments, qui assurent la solidité de la colonne tout entière, tout en lui conservant une certaine flexibilité.

Aux douze vertèbres dorsales, sont attachées douze paires de *côtes* ; ces os, en arc de cercle, vont se rattacher en avant plus ou moins directement au sternum, et forment par leur ensemble le squelette de la *cage thoracique*. On distingue de haut en bas, sept paires de vraies côtes, unies au sternum par l'intermédiaire de cartilages, trois paires de fausses côtes dont les cartilages unis entre eux vont se rattacher à celui de la septième côte vraie, et enfin deux paires de côtes flottantes qui sont courtes et non unies au sternum.

Le *sternum* est un os impair, qui est situé à la partie médiane et antérieure de la poitrine, il se termine à son extrémité inférieure par une pointe plus ou moins cartilagineuse, l'*appendice xyphoïde*.

Tête : Dans le squelette de la tête (fig. 32) où par des vues philosophiques, on n'a souvent voulu voir qu'une partie modifiée de la colonne vertébrale, on peut distinguer deux régions, le *crâne* et la *face*.

Le crâne est une sorte de boîte osseuse, destinée à loger l'encéphale, sa forme générale, vue d'en haut est plus ou moins ovoïde, elle diffère un peu suivant les races, ce

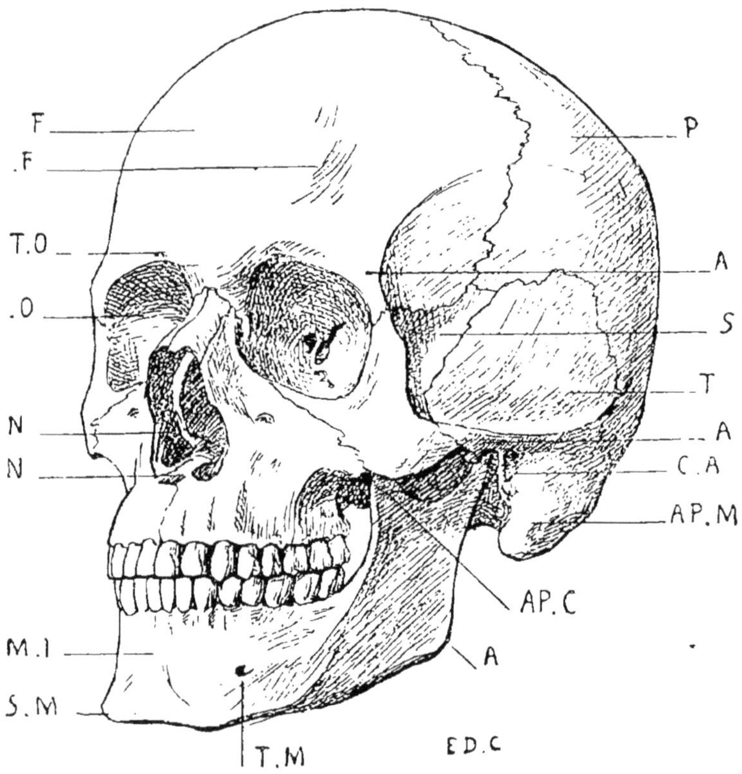

Fig. 32. — Squelette de la tête.

qui a permis de distinguer les *dolichocéphales* (crâne allongé) et les *brachycéphales* (crâne court) dans les recherches anthropologiques. Les os qui le composent, sont dentelés sur leur bord, et solidement articulés entre eux par engrènement ; ces articulations constituent ce que l'on appelle des *sutures*. Ces os sont au nombre de huit, dont quatre pairs et quatre impairs, on trouve quelquefois et fréquemment chez certaines races, un certain nombre de petits os surnuméraires, dits *os wormiens*, situés dans la région postérieure.

Les quatre os impairs du crâne sont : 1° le *frontal* ou os du front, situé à la partie antérieure du crâne, et présentant au-dessus des orbites des épaississements dits *arcades sourcilières* : ces épaississements peu marqués dans les races indo-européennes, sont assez marqués dans la race nègre, on les a surtout trouvés très développés dans certains squelettes préhistoriques, particulièrement sur le fameux crâne, connu en anthropologie sous le nom de *crâne de Néanderthal* : ils sont très marqués chez les singes anthropoïdes. Le frontal est en rapport avec l'ethmoïde, le sphénoïde, les temporaux et les pariétaux ; 2° l'*ethmoïde*, dit encore *os criblé*, à cause des nombreuses perforations qu'il présente pour laisser passer le nerf olfactif : cet os est le premier du plancher du crâne, il est en rapport en arrière avec le sphénoïde qui continue ce plancher ; 3° le *sphénoïde*, os à forme très compliquée, qui s'articule avec tous les os du crâne dont il constitue pour ainsi dire la clef de voûte, et avec quelques os de la face ; 4° l'*occipital*, qui forme la partie postérieure et inférieure de la boite crânienne. Cet os est percé d'un orifice qui laisse passer la moelle épinière : il est en relation avec le sphénoïde et les pariétaux, il s'articule de plus par deux condyles avec la première vertèbre cervicale.

Les quatre os pairs sont : 1° les *pariétaux*, de forme plus ou moins irrégulièrement quadrilatère, et formant les parties latérales et supérieures de la boîte crânienne, 2° les deux *temporaux* qui forment les parties latérales et inférieures. On y distingue une partie écailleuse, en relation avec le frontal, et constituant les tempes, et une partie rocheuse, qui renferme dans son intérieur l'appareil de l'audition. Il donne attache à l'articulation de la mâchoire inférieure, et va se relier par l'apophyse *zygomatique* à un os de la face : le *jugal*.

A l'état adulte, dans le cas général, tous les os du crâne sont reliés entre eux avec la plus grande solidité, dans la première enfance il n'en est pas de même, les sutures ne sont pas encore parfaitement constituées, et il reste entre les os des espaces mous, connus sous le nom de *fontanelles*.

Les os qui constituent la face sont au nombre de quatorze, dont treize sont soudés entre eux et au crâne, le quatorzième constitue la mâchoire inférieure ou plutôt le maxillaire inférieur.

Les treize os soudés ensemble sont : les *nasaux*, le *vomer*, les os du *cornet inférieur*, qui constituent le squelette du nez ; les os *palatins* qui forment la partie osseuse de la voûte du palais ; les os *malaires* qui forment les pommettes ; les os *unguis* qui concourent à la formation de l'orbite ; les *maxillaires supérieurs*, qui forment le squelette de la mâchoire supérieure.

Le *maxillaire inférieur* (fig. 33), formé en réalité de deux os soudés entre eux, constitue le squelette de la mâchoire inférieure. Cet os fait fortement saillie en avant.

dans certaines races, dans les squelettes préhistoriques et chez les singes anthropoïdes (*prognathisme* facial inférieur).

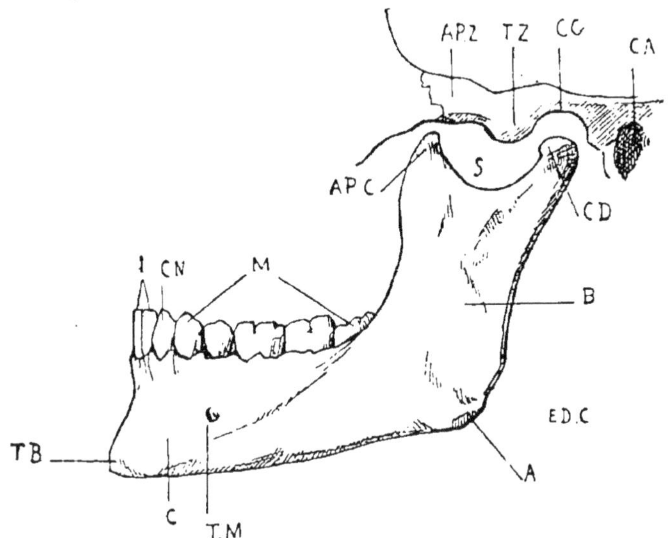

FIG. 33. — Maxillaire inférieur vu de profil.

Le squelette de la tête a une importance considérable en anthropologie ; on comprend tout l'intérêt qui s'y attache, si l'on songe que le crâne renferme la masse encéphalique, et que de sa conformation dépend souvent le développement du cerveau. De là est née une science nouvelle, la crâniologie, qui forme le premier et un des plus importants chapitres de l'histoire des races humaines.

Un des premiers points à déterminer en crâniologie, c'est le *cubage* ou *jaugeage* de la cavité crânienne. On y arrive en remplissant le crâne avec des petits plombs d'une grosseur déterminée (plomb n° 8 dont chaque grain a $2^{mm},2$ de diamètre). On est arrivé par ce cubage à un certain nombre de résultats intéressants, en particulier ce fait, que les races inférieures ont une capacité moindre que les supérieures, et que cette capacité paraît varier avec l'état intellectuel. Voici un certain nombre de moyennes empruntées à Broca.

	HOMMES	FEMMES
	cc.	cc.
Auvergnats.	1598	1445
Bas-Bretons.	1564	1366
Parisiens.	1558	1337
Corses.	1552	1367
Chinois.	1518	1383
Esquimaux.	1529	1428
Nègres.	1430	1251
Australiens.	1347	1181

Si l'on mesure concurremment la capacité *orbitaire*, on peut obtenir un rapport : indice *céphalo-orbitaire*, qui augmente généralement avec l'infériorité de la race. La capacité orbitaire est d'autant plus petite relativement à la capacité cérébrale que la place hiérarchique est moins élevée dans la série organique.

Un deuxième point consiste dans la prise d'un certain nombre de mesures, rapportées à des points de repères fixes : nous n'insisterons pas sur ces différentes mesures, nous contentant d'indiquer les principales : 1° *indice céphalique* (rapport du diamètre antéro-postérieur maximum, au diamètre transversal maximum), cet indice est d'autant plus élevé que le crâne est moins allongé, et a permis d'établir une classification parmi les crânes : *dolichochépales* (indice de 71 à 73), *mésaticéphales* (indice de 78 à 79) *brachy céphales* (indice de 83 à 85), 2° *angle facial* (de Jacquart) — sommet au point sous-nasal, côtés lignes alvéolo-auriculaire et alvéolo-frontale : — cet angle varie de 87° à 66° et est d'autant plus ouvert que le crâne est plus développé, par rapport à la face, 3° angle du *prognathisme* (angle que forme la ligne sous-nasale avec le plan naturel du crâne) ; cet angle varie de 89° à 51°, il est d'autant plus faible que le crâne est plus prognathe, c'est-à-dire que le maxillaire fait une saillie plus prononcée.

A l'aide de ces mesures, et d'un grand nombre d'autres, on est arrivé à différencier d'une façon certaine les crânes des différentes races. Nous nous contenterons de dire, que chez les races supérieures, le crâne est généralement brachycéphale (court), orthognathe (à angle de prognathisme ouvert) et d'une grande capacité, et que chez les races inférieures il est généralement dolichocéphale (allongé) prognathe (angle de prognathisme peu ouvert) et d'une capacité moindre. Il ne faudrait pas oublier d'ailleurs qu'il y a souvent dans la même race des différences très marquées au point de vue du crâne, et du développement relatif de ce crâne et de la face. Ajoutons enfin que souvent le crâne offre une dissymétrie très marquée, dissymétrie qui ne semble pas d'ailleurs avoir une grande importance au point de vue des fonctions intellectuelles.

2° *Membres*. — L'homme possède deux paires de membres : les membres supérieurs ou *bras*, les membres inférieurs ou *jambes*. Les os qui constituent le squelette de ces membres sont reliés plus ou moins directement à l'axe osseux par des pièces constituant ce qu'on appelle des *ceintures*.

Ire Membre supérieur ou thoracique. — 1° Ceinture. La *ceinture* est formée par deux os, l'*omoplate* et la *clavicule*. L'omoplate (fig. 34) seul sert à l'articulation des bras, la clavicule rattache simplement l'omoplate au sternum, 2° membre proprement dit : il se compose du bras,

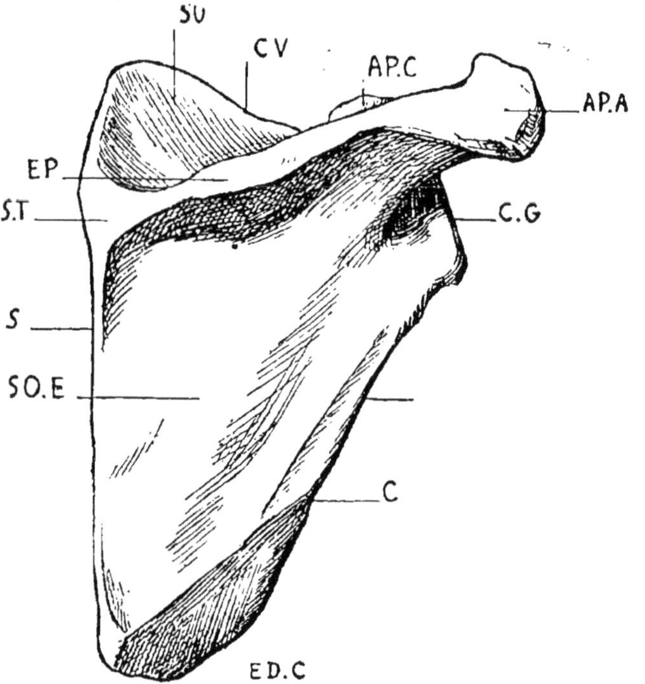

Fig. 34. — Omoplate.

de l'avant-bras et de la main. Le squelette du bras est constitué par un os unique l'*humérus* (fig. 35) qui est un os long, a deux têtes plus ou moins arrondies. La tête supérieure s'articule avec l'omoplate, dans une cavité en forme de coupe peu profonde, la cavité *glénoïde ;* la tête inférieure s'articule avec les deux os du bras, elle présente dans ce but, une sorte de poulie, la *trochlée*. et une petite tête arrondie en boule. Le squelette de l'avant-bras renferme deux os : le *cubitus*, qui s'articule avec la trochlée en haut, et en bas avec les os du carpe, et le *radius*, qui s'articule en haut avec la petite tête arrondie de l'humérus, et en bas également avec les os du carpe. Le squelette de la main est constitué par le *carpe* (fig. 36), formé de huit petits os; le *métacarpe* formé de 5 os ; et les doigts renfermant chacun trois *phalanges* (fig. 37) *(phalange, phalangine, phalangette)*, sauf le pouce qui n'en a que deux.

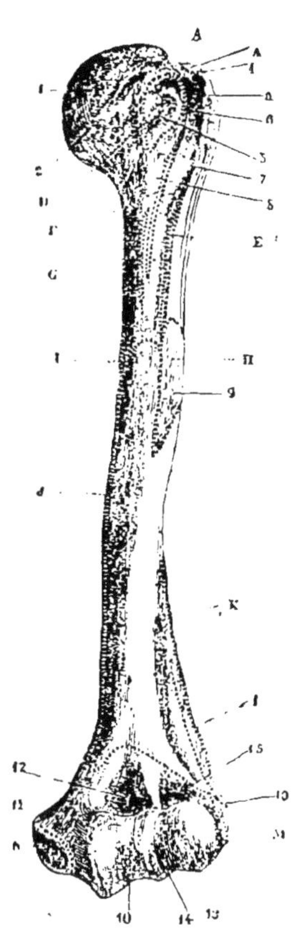

Fig. 35 — Humérus.

L'humérus peut tourner en tous sens dans la cavité glénoïde : aussi au niveau de l'épaule les mouvements du bras sont-ils très étendus. L'articulation du coude, ne permet au cubitus que des mouvements de flexion et d'extension, qui sont limités en arrière par une apophyse du cubitus, l'*olécrâne*. Elle permet au radius de tourner sur lui-même et autour du cubitus.

Ces mouvements du radius entraînent toute la main

avec lui, car le carpe s'articule particulièrement avec le radius. Les mouvements de la main sont assez étendus, grâce à cette rotation, car les mouvements qui lui sont propres, ne consistent en définitive qu'en des flexions et extensions des différents doigts.

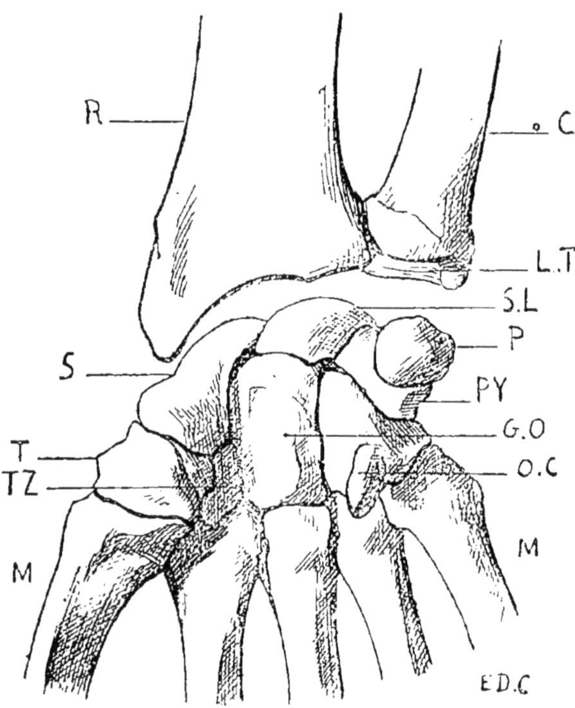

Fig. 36. — Carpe et métacarpiens.

Membre inférieur ou pelvien : — 1° ceinture. La ceinture est formée par un os en apparence unique le *bassin* (fig. 38) mais résultant en réalité de la réunion de deux os; les os *iliaques* qui sont formés eux-mêmes de trois os soudés, l'*ilion*, l'*ischion* et le *pubis*. Les deux os iliaques sont soudés en arrière au sacrum, et en avant entre eux sur la ligne médiane où ils forment la *symphyse pubienne*. Au point où les trois os constitutifs de l'os des îles sont soudés entre eux, est creusée une cavité en forme de coupe profonde, destinée à recevoir l'os de la cuisse : c'est la

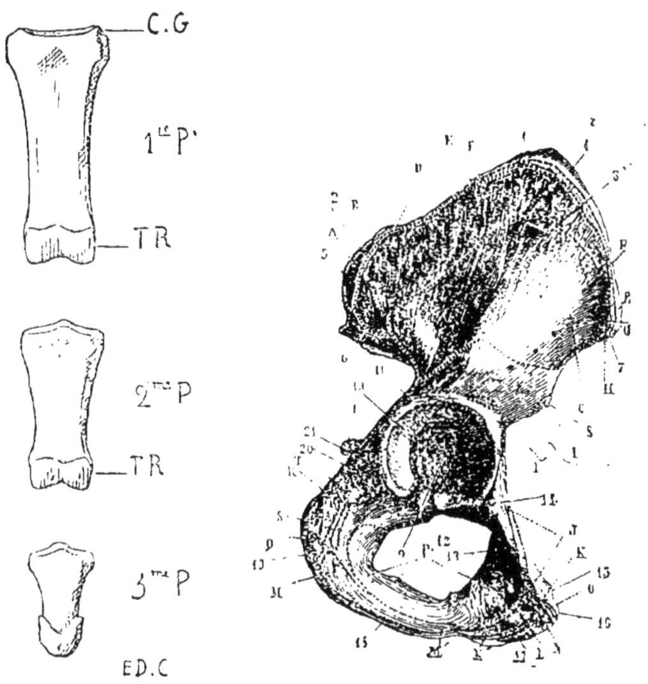

Fig. 37. — Les phalanges d'un doigt.

Fig. 38. — Bassin vu de profil.

cavité cotyloïde. Le bassin grâce à sa soudure avec la partie la plus solide de la colonne vertébrale, le sacrum, offre un point d'appui d'une résistance considérable aux os du membre inférieur ; mais par contre, par suite de l'immobilisation de la ceinture, et de la fixité de ses deux moitiés, les mouvements des membres inférieurs sont beaucoup moins nombreux et moins étendus que ceux des membres thoraciques.

La ceinture pelvienne est une des régions du squelette, qui présente les différences sexuelles les plus marquées; c'est-à-dire qu'elle présente des variations selon qu'on la considère chez un homme ou chez une femme.

Les crêtes iliaques (bords supérieurs de l'ilion, ce que l'on appelle vulgairement les *hanches)* sont plus évasées et plus élargies chez la femme, la symphyse pubienne plus arrondie, les cavités cotyloïdes plus écartées. En un mot, chez la femme, le bassin a toutes ses dimensions transversales augmentées, tandis que chez l'homme ce sont les dimensions verticales. Chez l'homme, la largeur du bassin est à la hauteur comme 125/100 et chez la femme comme 134/100.

Membre proprement dit : il se compose de la cuisse de la jambe et du pied. La cuisse renferme un seul os, le *fémur* (fig, 39), qui s'articule par une tête supérieure arrondie avec la cavité cotyloïde. Il n'est pas droit comme l'humérus, il est formé de deux parties coudées l'une sur l'autre : la première, dirigée obliquement en dehors et de beaucoup la plus courte, appelée *col* du fémur, et la deuxième dirigée à peu près verticalement, mais néanmoins un peu en dedans, c'est le segment le plus long de l'os, il est terminé en bas par une tête articulaire. Cette forme spéciale du fémur permet aux jambes, malgré l'étroitesse relative du bassin et la faible distance transversale qui sépare les deux cavités cotyloïdes, d'avoir un écartement suffisant pour que la stabilité du corps soit assurée. De plus, de cette manière, on voit que la résultante du poids du corps soutenu par les membres inférieurs, vient s'appliquer obliquement sur le bassin, et en fin de compte par conséquent sur la colonne vertébrale, et

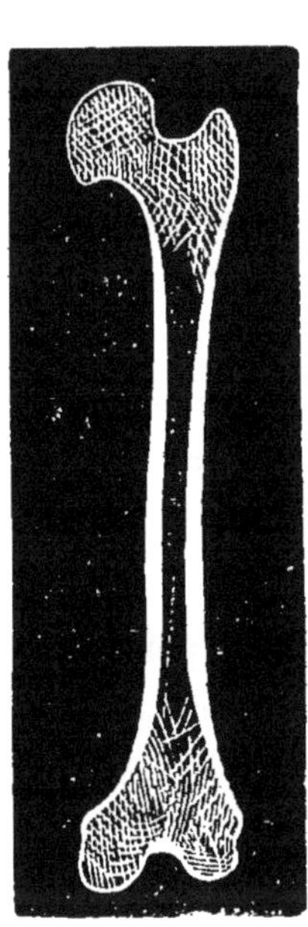

Fig. 39. — Fémur.

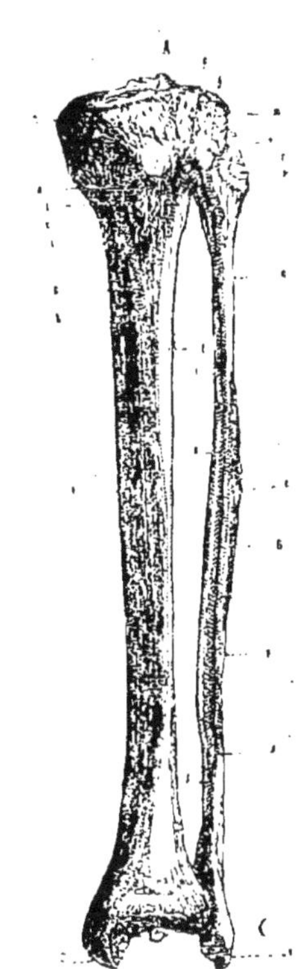

Fig. 40. — Tibia et péroné.

ceci dans la région où elle présente le plus de solidité par suite de la grosseur des vertèbres et de leur soudure. A l'endroit où le col du fémur se continue obliquement avec le corps de l'os, on remarque deux grosses tubérosités, les *trochanters*, qui ont une certaine importance, à cause des puissants muscles auxquels ils donnent attache. Le fémur se renfle à son extrémité inférieure, en une grosse tête articulaire possédant deux condyles séparés par une profonde rainure. C'est là que viennent s'articuler les os de la jambe.

La jambe possède deux os, le *tibia* et le *péroné* (fig. 40). Le tibia est le plus gros de ces deux os : il s'articule seul avec le fémur par une large tête ; les mouvements de l'articulation sont limités par un os spécial, la *rotule*, qui joue le rôle de l'olécrâne dans le membre supérieur. Le corps du tibia présente généralement sur une coupe transversale la forme triangulaire, chez certaines races préhistoriques, il est fortement aplati dans le sens transversal (tibia en lame de sabre ou *platycnémique)*. Ce corps se termine en bas par une partie dilatée, qui sert à l'articulation du pied, et présente sur son bord interne une tubérosité *(malléole interne)* dite vulgairement *cheville.*

Le péroné, long et grêle, s'articule supérieurement avec le tibia ; sa partie inférieure, qui présente aussi une tubérosité *(malléole externe)*, concourt à l'articulation du pied ; cet os est loin de posséder dans la jambe l'importance du radius dans l'avant-bras.

Le pied (fig. 41) renferme, le *tarse*, le *métatarse* et les *doigts.* Le tarse comprend sept os, dont le plus important est l'*astragale*, qui sert à l'articulation tibio-tarsienne; et qui renferme aussi le *calcanéum* ou os du talon. Cet os, dépassant en arrière l'articulation, il en résulte que c'est vers le milieu du pied que vient passer la résultante du poids du corps, disposition éminemment favorable à la station bipédale. Le métatarse renferme les cinq métatarsiens, les doigts ont chacun trois phalanges sauf le pouce.

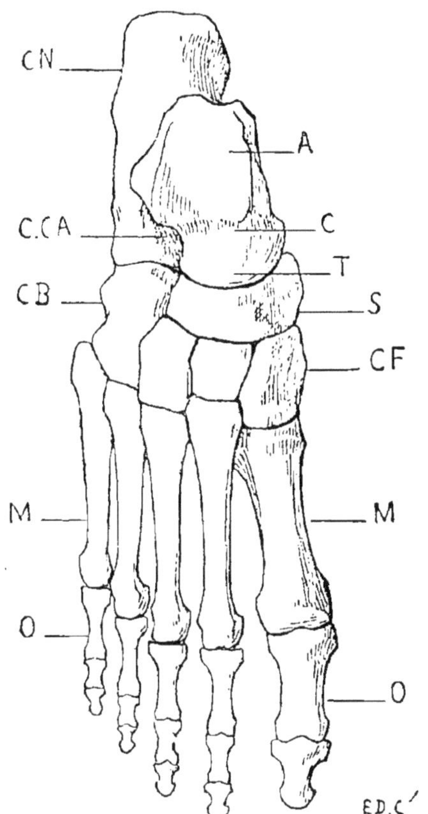

FIG. 41. — Squelette du pied : CN, calcanéum; A. astragale; M, métatarse.

Les mouvements du membre inférieur sont plus limités et moins variés que ceux du membre supérieur, la cuisse est bien moins mobile sur le bassin que le bras sur l'épaule, et le pied sur la jambe que la main sur l'avant-bras. Ces différences résultent d'adaptation à des fonctions spéciales, ne nécessitant pas la réunion des mêmes qualités.

On a souvent cherché à homologuer le membre supérieur et le membre inférieur; dont les pièces constitutives ont évidemment les rapports les plus étroits quand on les compare. Pour faire cette homologation d'une manière parfaite il suffit de détordre l'humérus de 90° dans un sens, et le fémur de 90° dans l'autre; ces deux os présentent en effet chacun une torsion, qui à l'état normal ne permet pas de placer les deux membres dans une situation parallèle, mais, dans les conditions indiquées plus haut, toutes les pièces osseuses d'un membre trouvent facilement leur homologue, au point de vue des rapports et de la position dans celles du membre correspondant.

Telles sont brièvement résumées les différentes pièces constitutives de la charpente osseuse de notre corps ; ces diverses pièces sont réunies les unes aux autres par ce que l'on appelle des *articulations*. Ces articulations sont parfois immobiles et portent alors le nom de *sutures* : on distingue deux sortes de sutures, par *juxtaposition* (union du temporal au frontal), ou par *engrènement* (union des pariétaux). Parfois encore les articulations sont légèrement mobiles et portent le nom de *symphyses* (symphyse du pubis). Mais le plus souvent les articulations sont complètement mobiles et constituent alors les centres de rotation des mouvements dont les os sont les leviers et les muscles la puissance. Dans ce dernier cas les os ne sont pas simplement juxtaposés, du tissu cartilagineux (cartilages articulaires) est interposé, il a pour mission de former une sorte de coussin élastique entre les têtes osseuses. Une bourse commune, la *synoviale* enveloppe les deux surfaces articulaires, et sécrète une humeur lubréfiante, qui assure leur parfait glissement l'une sur l'autre. Les surfaces articulaires sont maintenues en contact par des ligaments (coude, genou) et parfois par une véritable capsule (articulation coxo-fémorale), de sorte que même après la suppression des muscles, les différentes pièces du squelette ont encore entre elles une certaine connexion.

II. Muscles. — Les *muscles* sont les organes actifs du mouvement, ce sont des masses rougeâtres, fusiformes, constituant ce que l'on appelle vulgairement la *chair*. Ils sont enveloppés dans une membrane fibreuse ou *aponévrose* et vont s'insérer sur les os qu'ils sont destinés à mouvoir à l'aide de *tendons*. Ils reçoivent dans leur intérieur des vaisseaux et des nerfs. Les muscles (nous ne nous occupons ici que des muscles des mouvements volontaires) sont constitués par la juxtaposition de fibres, visibles seulement au microscope. Ces fibres, accolées les unes aux autres, sont enveloppées dans une membrane particulière, le *sarcolemme*, et présentent un aspect strié. Elles sont décomposables elles-mêmes en fibrilles striées également. De la sorte, une fibre musculaire volontaire présente une double striation ; une striation longitudinale due à sa décomposition en fibrilles, et une striation transversale. Cette dernière résulte de la succession dans la fibrille musculaire de disques alternativement opaques et transparents, qui sont comme empilés les uns sur les autres. Les disques opaques sont encore appelés disques épais, disques foncés. disques *anisotropes* ; les disques transparents, disques minces, disques clairs, disques *isotropes*. Ces deux sortes de disques jouent un rôle considérable dans la contraction musculaire, les premiers sont formés de substance réellement contractile, les seconds sont seulement de nature élastique. Les muscles sont doués de deux propriétés fondamentales : l'*élasticité* et la *contractilité;* sous l'influence de la deuxième de ces propriétés ils sont susceptibles de se raccourcir en se gonflant, et sous l'influence de la première, de reprendre leur forme initiale.

On s'est demandé si, pendant la contraction musculaire, le volume des muscles variait; cette variation est très faible et correspond à une légère diminution de volume.

L'excitant ordinaire de la contraction musculaire est la volonté, qui exerce son action par l'intermédiaire du nerf moteur, lequel agit sur le muscle au moyen de ses terminaisons spéciales *(plaques motrices)*. Mais on peut exciter la contraction d'un muscle par des excitants artificiels, et particulièrement par un courant électrique. En faisant agir ce courant, soit sur le nerf moteur, soit directement sur le muscle lui-même, on obtient des contractions. Ces contractions ont pu être étudiées avec soin à l'aide d'instruments appelés *myographes*, qui peuvent inscrire sur une feuille de papier, soit le raccourcissement, soit le gonflement du muscle qui se contracte. On a pu s'assurer avec cet instrument : 1° que la contraction du muscle est un peu en retard sur l'excitation ; 2° qu'une contraction soutenue et d'une certaine durée, comme les contractions volontaires, consiste en réalité dans la fusion d'un grand nombre de secousses élémentaires, et correspond au *tétanos* physiologique, que l'on obtient toutes les fois que l'on excite le muscle un nombre de fois assez considérable dans l'espace d'une seconde.

La contraction musculaire s'accompagne d'une certaine production de chaleur, qui est due aux modifications chimiques que subit le muscle pendant sa contraction. Ces modifications sont nombreuses; c'est ainsi que, si l'on analyse comparativement un muscle à l'état de repos et un muscle qui a fourni de nombreuses contractions, on constate que le muscle, de légèrement alcalin qu'il était, est devenu acide, cette acidité étant due particulièrement à la présence de l'*acide lactique;* il s'est formé, de plus, dans ce muscle, de l'*urée*, de l'*acide urique*, de la *créatine*. Enfin les combustions y ont été fortement accrues, comme le prouve l'état du sang qui en sort, et qui est chargé d'une grande quantité d'acide carbonique.

On s'est demandé si ces combustions intéressaient le tissu musculaire lui-même, ou bien les substances de réserve (graisse, glycogène), et on est arrivé à cette conclusion que, normalement, le tissu musculaire s'usait fort peu pendant la contraction, et que la plus grande partie du travail s'effectuait aux dépens des substances ternaires de réserve. Néanmoins, surtout quand le muscle est fatigué, les substances albuminoïdes sont attaquées elles-mêmes, comme le prouve la présence de l'urée et de l'acide urique dans les déchets de l'organisme,

Sous l'influence des réactions chimiques qui accompagnent la contraction musculaire (qui en sont même la cause, car c'est là que le muscle puise toute son énergie), il y a production, d'une certaine quantité de chaleur dans le muscle. On peut constater cette production de chaleur de bien des manières. Ainsi, on a observé, dans des cas de tétanos (contraction musculaire générale et persistante), une élévation de 5 degrés dans la température rectale.

Mais un des meilleurs moyens consiste dans l'emploi d'*aiguilles thermo-électriques*. On appelle ainsi, une aiguille formée de deux métaux différents soudés (fer et maillechort, par exemple) : on accouple deux de ces aiguilles en réunissant par un fil les métaux semblables, et on a ainsi un circuit fermé. Si alors on plonge une de ces aiguilles dans un muscle, l'autre étant dans un bain à température constante, on constate, au moment de la contraction, une déviation galvanométrique indiquant l'échauffement d'une des soudures, si l'on a interposé un galvanomètre dans le circuit. Après cinq minutes de contractions musculaires répétées, la température du biceps peut s'élever de 1 degré, ainsi qu'il est facile de le constater par la déviation du galvanomètre gradué à l'avance. Il est donc manifeste qu'il y a de la chaleur produite dans la contraction musculaire; mais cette chaleur que l'on constate n'est qu'une fraction de la chaleur produite, dont une partie a été transformée en travail. On peut le prouver très nettement, comme l'a fait Béclard, en faisant exécuter au muscle une contraction *statique* ou *dynamique*. Dans le premier cas, le muscle s'échauffe beaucoup plus que dans le second; c'est ainsi que la vapeur qui s'échappe librement d'une chaudière sort à une température bien plus élevée que celle qui, dans le corps de pompe, a servi à pousser le piston. Le travail accompli par les muscles de l'homme vient donc de la chaleur produite dans le muscle par les réactions chimiques qui accompagnent sa contraction. Il est régi par les lois de la *thermodynamique* et le système musculaire ne représente en définitive qu'une *machine thermique*, destinée à transformer de la chaleur en travail ; seulement cette machine thermique est beaucoup plus perfectionnée que la machine à vapeur la mieux construite, car alors que celle-ci n'utilise guère que 1/10e de la chaleur produite, le muscle peut en utiliser 1/5e. Les différents muscles du corps sont d'ailleurs susceptibles de produire du travail sous des formes très diverses. On sait que l'on appelle *travail* d'une force le produit de la *masse* déplacée par le *déplacement* du point d'application ; or, deux éléments entrent là en jeu, et on conçoit que le même travail puisse être effectué sous deux formes tout à fait différentes : grand déplacement d'une faible masse, petit déplacement d'une grande masse. Ces deux formes de travail sont réalisées par de nombreux muscles et sont une conséquence même de leur disposition anatomique ; c'est ainsi que les muscles gros et courts réalisent le travail sous la deuxième forme, et les muscles longs et grêles sous la première.

Le muscle qui travaille, usant une certaine quantité de matériaux, il est nécessaire que, dans les intervalles de repos, il se répare. Cette réparation se fait surtout par la circulation, le sang apportant au muscle les divers matériaux dont il a besoin. Ce n'est pas là le seul rôle de la circulation, elle a encore pour effet de balayer du muscle les différents déchets qui s'y sont accumulés pendant son fonctionnement et de les faire éliminer par les différents émonctoires de l'organisme.

Après la mort, les muscles perdent rapidement, chez l'homme, comme chez tous les mammifères, leurs propriétés vitales, comme d'ailleurs tous les tissus chez les êtres supérieurs. Ils tombent dans un état particulier que l'on nomme la *rigidité cadavérique*. Cette rigidité n'envahit pas simultanément tous les muscles : elle apparaît cinq ou six heures après la mort et débute par la mâchoire inférieure ; elle s'étend ensuite aux membres, puis au tronc ; elle est complète au bout de dix à douze heures. Dans ces conditions, le muscle a une réaction franchement acide, due à l'acide lactique, et c'est cet acide qui, en coagulant la *myosine*, ou substance albuminoïde constituant les muscles, détermine la rigidité. Cette rigidité apparaît très rapidement après la mort, qnand cette mort a été précédée d'une fatigue intense. C'est ainsi que les soldats tombés sur le champ de bataille entrent très vite en rigidité cadavérique. On cite même des cas où des hommes sont restés pour ainsi dire pétrifiés, dans l'attitude où la mort les avait saisis. Mais dans ces cas de rigidité instantanée, il intervient probablement des lésions spéciales du système nerveux, ainsi que cela semble résulter des recherches de Brown-Séquard. La rigidité cadavérique ne disparaît que quand les muscles entrent en putréfaction. Celle-ci apparaît très vite également chez les individus surmenés.

Nous allons maintenant étudier par quel mécanisme les contractions des muscles provoquent les différents mouvements. Quand un muscle, sous l'influence de la volonté, se contracte, il se raccourcit ; on conçoit par conséquent aisément, que si ses deux extrémités sont fixées à deux pièces qui sont mobiles l'une sur l'autre, ces deux pièces vont se mouvoir, si elles sont toutes deux libres ; une seule entrera en mouvement, si l'une des deux est fixée. Ce deuxième cas est celui qui se présente le plus fréquemment. Le muscle a une de ses attaches sur un os, soit fixe, soit fixé par d'autres contractions musculaires ; et la deuxième sur un os mobile ; les différents mouvements que l'on rencontre dans la mécanique animale peuvent donc se ramener au principe du levier (fig. 42). Le muscle réprésente la *puissance* et l'os à mouvoir la *résistance*. Quant au *point fixe*, il est représenté par l'articulation, qui unit l'os à mouvoir à l'os immobile. Les trois sortes de leviers, que l'on étudie en mécanique, se retrouvent d'ailleurs dans les différents mouvements.

Le premier genre de levier ou *interfixe* (où le point fixe se trouve entre le point d'application de la puissance et celui de la résistance), pourrait être appelé *levier de la station*. C'est lui qui entre en jeu, en effet, pour le maintien chez l'homme de la station verticale ; c'est aussi lui qui assure l'équilibre de la tête sur le tronc (fig. 43). Il se présente, en outre exceptionnellement dans l'exercice de certains mouvements, exemple : l'extension de l'avant-bras sur le bras. Le point fixe est à l'articulation du coude, la puissance (triceps brachial) est en arrière de l'articulation ; la résistance (poids de l'avant bras), en avant de cette articulation.

Le deuxième genre de levier ou *interrésistant* est mis

en application dans des cas nombreux (par exemple quand on se soulève sur la pointe des pieds (fig. 44). Dans ce cas, le bras du levier (on appelle ainsi la distance qui sé-

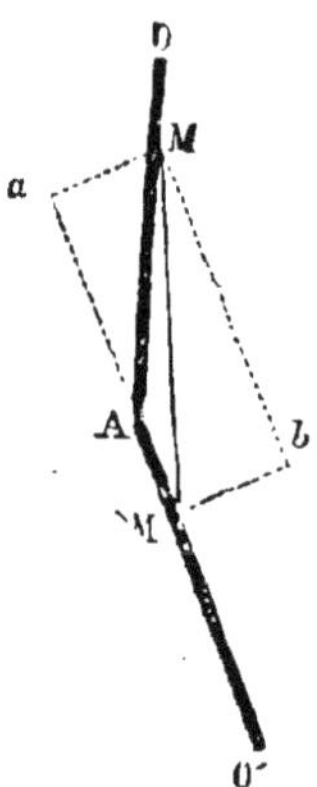

FIG. 42. — Schéma de l'action d'un muscle sur un os.

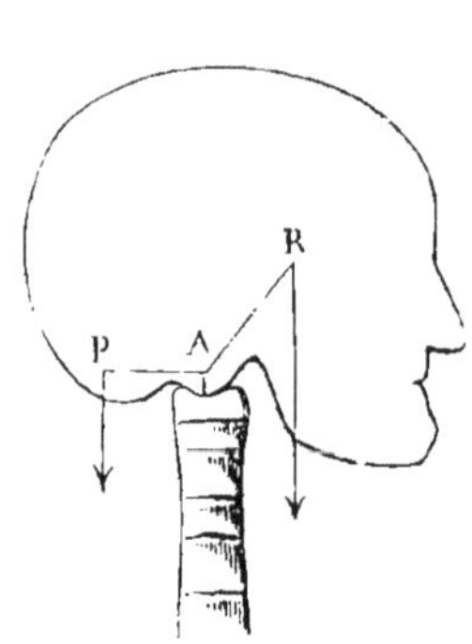

FIG. 43. — Équilibre de la tête sur le tronc.

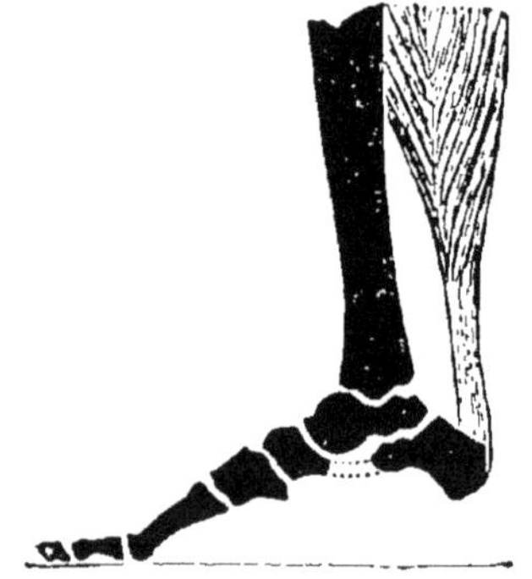

FIG. 44. — Levier interrésistant.

pare la force, puissance ou résistance, du point fixe) de la puissance est toujours plus long que celui de la résistance; il est donc très avantageux au point de vue de la force, mais désavantageux au point de vue de la vitesse.

Dans le cas qui nous occupe et que nous avons pris pour exemple, le point d'appui se trouve au point de contact des orteils avec le sol, la puissance (jumeaux et soléaires) s'applique au calcanéum, et la résistance (poids du corps) se trouve appliquée au niveau de l'articulation tibio-tarsienne.

Le troisième genre de levier, ou *interpuissant*, qui est un levier de vitesse, est celui que l'on rencontre le plus fréquemment dans l'organisme humain. On peut prendre comme exemple la flexion de l'avant-bras sur le bras. Le point fixe est l'articulation du coude, la puissance (biceps et brachial antérieur) s'applique au tiers supérieur de l'avant-bras, et la résistance (poids de l'avant-bras) s'applique à la partie moyenne de cet avant-bras. On remarquera que l'insertion de la puissance se fait dans ce cas très près du point fixe, ce qui est encore une condition favorable au point de vue de la vitesse. On retrouve le même genre de levier dans la flexion de la main sur l'avant-bras, de la cuisse sur le bassin, de la jambe sur la cuisse, du pied sur la jambe, etc.

Ces quelques notions préliminaires établies sur la mécanique des mouvements en général, avant de passer à l'étude de la locomotion, il convient de donner une idée anatomique des principaux muscles du corps humain (fig. 45) : ce ne sera qu'un résumé, car l'étude complète de la myologie serait fort longue et fort compliquée, c'est un des chapitres les plus importants de l'anatomie.

Muscles de la tête. — Nous citerons : le *frontal*, qui recouvre l'os de ce nom et est un peaucier qui sert à froncer la peau du front; l'*orbiculaire des paupières*, muscle circulaire qui sert à fermer les yeux : le *releveur de la paupière supérieure*, dont le nom indique assez les fonctions ; le *buccinateur*, qui élargit la fente buccale ; l'*orbiculaire* des lèvres, qui sert à la fermer ; le *temporal*, le *masséter* qui sont des muscles masticateurs, servant à relever la mâchoire inférieure ; le *digastrique*, qui sert à l'abaisser, les muscles de l'os hyoïde, qui servent à mouvoir le larynx.

Muscles du tronc. — Citons le *grand pectoral*, qui sert à porter le bras en dedans, les *muscles costaux*, qui sont des respirateurs, le *trapèze*, antagoniste du grand pectoral, le *grand dorsal*, qui sert à porter le bras en arrière, le *long dorsal*, qui assure la stabilité du tronc dans la station verticale, les muscles *grand droit* et *grand oblique* et le *transverse* de l'abdomen, qui servent à soutenir les viscères et jouent un grand rôle dans l'expiration forcée, en comprimant ces viscères.

Muscles du membre supérieur. — A citer le *deltoïde*. qui élève le bras ; le *biceps brachial*, qui assure la flexion de l'avant-bras sur le bras, le *triceps*, son antagoniste, qui est un extenseur ; enfin les muscles *pronateurs* et *supinateurs*, qui servent à la rotation de l'humérus et permettent à la main de tourner sa paume tantôt en avant tantôt en arrière ; les *fléchisseurs* et *extenseurs* des doigts, l'*opposant* du pouce, un des muscles les plus importants de la main, qui permet l'opposition du pouce aux autres doigts.

Muscles du membre inférieur. — Les plus importants sont : les *fessiers*, qui maintiennent la cuisse fixée sur le

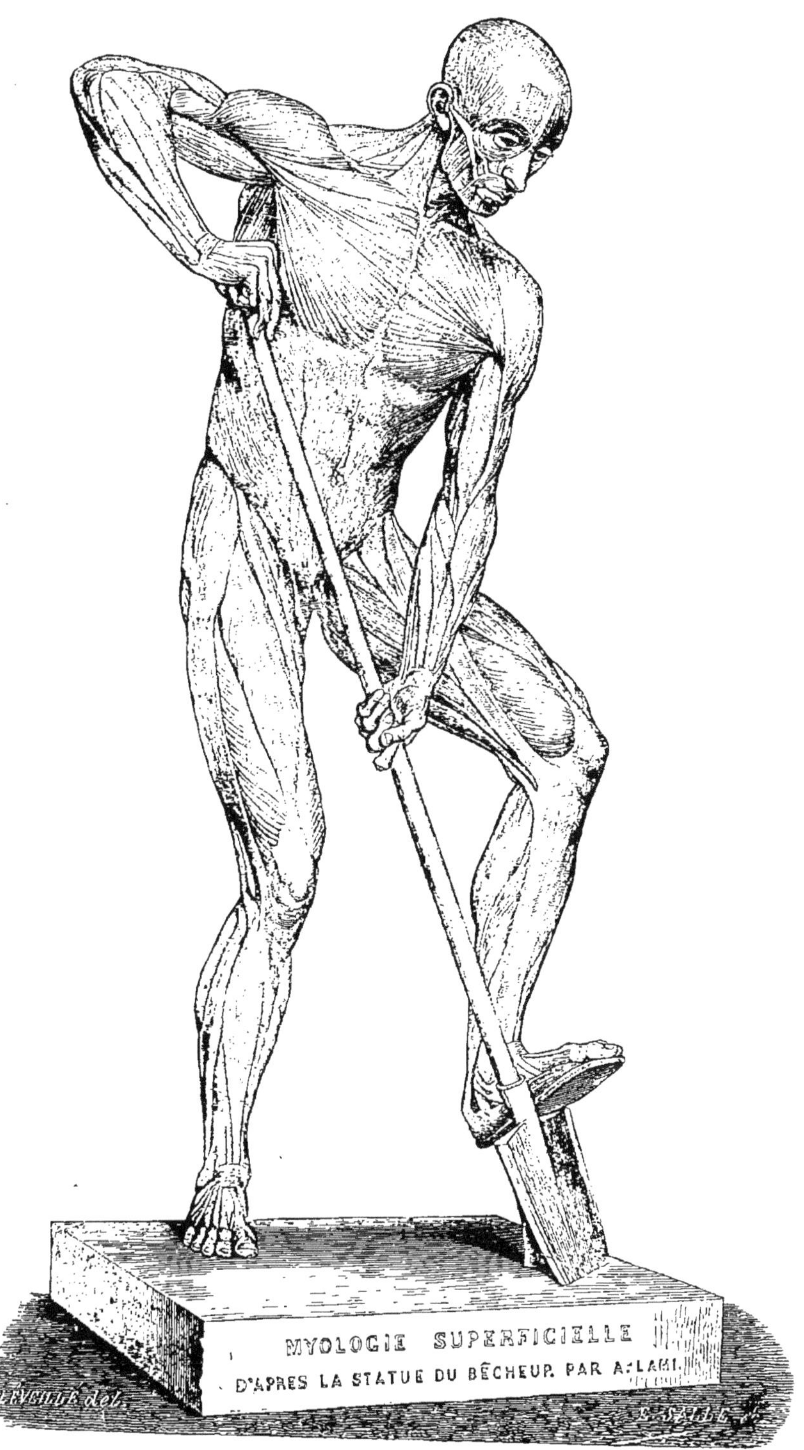

FIG. 45. — Principaux muscles superficiels de l'homme.

bassin, et assurent la station verticale; le *biceps fémoral*, fléchisseur de la jambe sur la cuisse; le *triceps*, antagoniste du précédent, et qui est un extenseur, le *couturier*, dont l'action permet de croiser les jambes, les *jumeaux*, qui, avec les *soléaires*, forment la saillie des mollets, et jouent un grand rôle dans la marche et la station verticale. Les extenseurs et fléchisseurs des doigts ont un rôle bien moindre dans le pied que dans la main. Les mouvements du pied sont en effet beaucoup moins variés et l'on sait que son pouce n'est pas opposable, du moins chez nous, car dans certaines races sauvages, la préhension s'effectue très facilement avec le pied, ce qui est un point de contact avec les anthropoïdes, qui ont deux mains et deux pieds et non pas quatre mains, comme on le croit généralement.

Nous continuerons l'étude des organes du mouvement, par celle des fonctions de ces organes : elles sont excessivement nombreuses, car presque toutes les manifestations vitales empruntent quelque chose aux organes du mouvement; mais nous nous bornerons à jeter un coup d'œil sur la locomotion et sur la phonation.

Nous terminerons par quelques mots sur un groupe de muscles, que nous n'avons pas encore étudié, les muscles lisses, qui jouent un rôle considérable dans les fonctions de nutrition, mais qu'il valait mieux rapprocher des muscles de la vie de la relation dans une étude générale des mouvements.

Les différents modes de locomotion

Les différents modes de locomotion propres à l'homme sont la *marche*, la *course* et le *saut* : on peut y joindre la *natation*.

Marche. — La marche est l'allure la plus simple et la plus usitée chez l'homme. Elle est caractérisée par ce fait que le corps ne quitte jamais le sol, ce qui la différencie de la course et du saut : le poids du corps vient donc reposer alternativement sur une jambe, puis sur l'autre, sans qu'il y ait de phase de suspension. Pendant la période d'appui d'un membre, celui-ci se redresse progressivement et chasse ainsi le corps en avant : en même temps, le deuxième membre qui est soulevé exécute une oscillation et vient se placer en avant du premier. C'est alors lui qui vient à l'appui, puis se redresse, pendant que l'autre quitte le sol et ainsi de suite. Cette allure de la marche a été de la part de Marey l'objet de nombreuses recherches par les méthodes graphique et photographique, et elle est aujourd'hui parfaitement connue dans ses moindres détails.

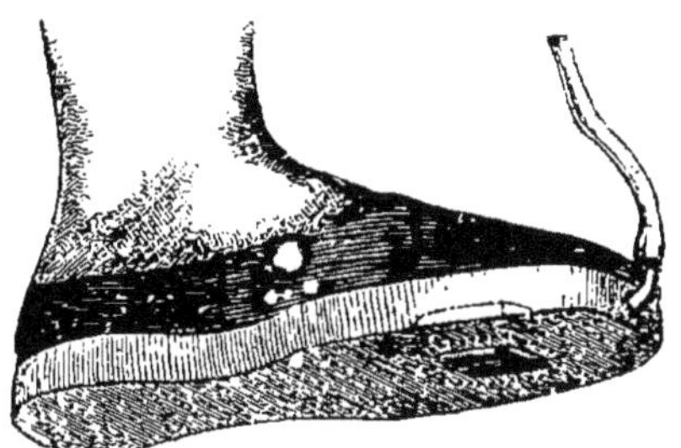

FIG. 46. — Chaussure exploratrice.

Les appuis et les levers successifs des pieds, sont enregistrés par la *chaussure exploratrice* (fig. 46), qui

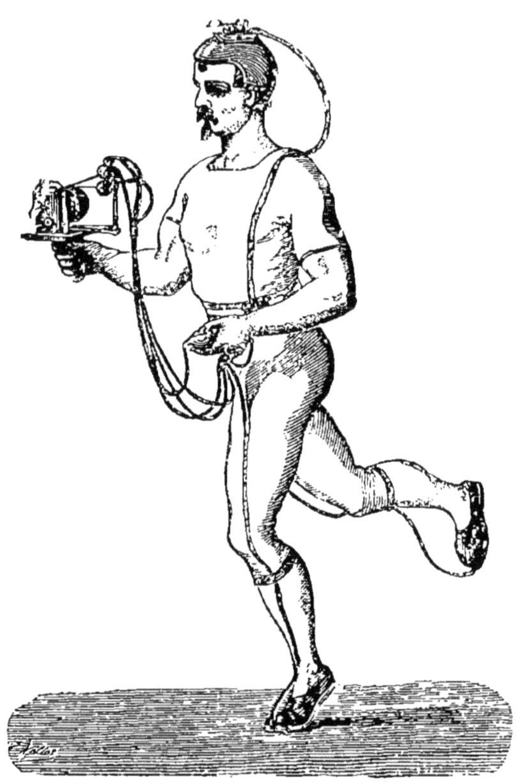

FIG. 47. — Coureur muni d'appareils enregistreurs.

renferme dans sa semelle une petite chambre à air, qui est comprimé et transmet sa pression à un tambour inscripteur. Les oscillations verticales de la tête et les oscillations latérales du pubis peuvent être enregistrées également (fig. 47).

La méthode *photographique* consiste à prendre des photographies instantanées successives (fig. 48), à de

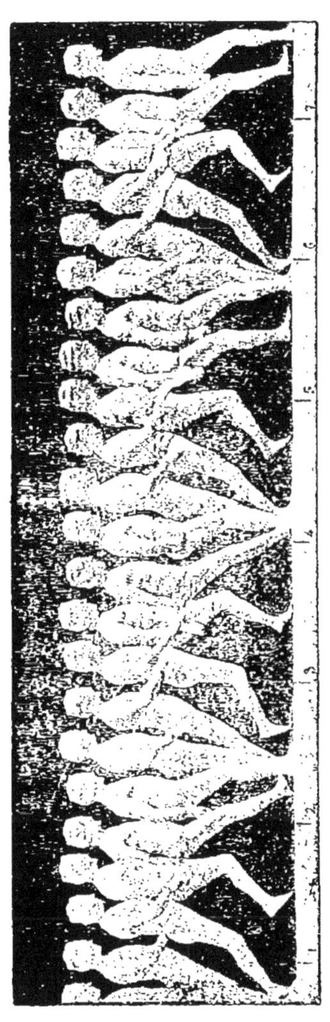

Fig. 48. — Marche. Photographies instantanées successives.

très courts intervalles, qui fixent les différentes positions du marcheur, aux différentes phases d'un pas. On appelle *pas*, l'ensemble des mouvements exécutés depuis le moment où un pied s'appuie sur le sol, jusqu'au moment où ce même pied revient à l'appui.

Par l'emploi simultané des deux méthodes précitées, on a pu arriver aux résultats suivants.

Mouvements du pied. — Considérons un des deux pieds, au moment où il vient à l'appui. Ce pied commence à se poser sur le sol, par le talon, puis il s'applique sur la plante et enfin sur la pointe sur laquelle il pèse fortement avant de se détacher du sol. Avant qu'il soit complètement détaché, l'autre pied est déjà venu à l'appui, de sorte qu'il y a dans la marche une période de double appui.

On peut marquer par ce tableau le synchronisme des différentes positions du pied droit et du pied gauche pendant un pas physiologique ou double pas.

PIED DROIT

1	2	3	4
Appui de la pointe.	Lever.	Appui du talon.	Appui.

PIED GAUCHE

1	2	3	4
Appui du talon.	Appui.	Appui de la pointe.	Lever.

Mouvements des membres inférieurs. — Les membres inférieurs présentent des oscillations alternatives, accompagnées de flexions et d'extensions successives. L'oscillation se fait surtout par l'action de la pesanteur, les membres inférieurs peuvent donc être comparés jusqu'à un certain point dans la marche à des pendules. Au moment de l'appui d'un pied, la jambe portante est légèrement fléchie, puis elle se redresse, et son extension est complète au moment où le pied quitte le sol.

Mouvements du tronc. — Ces mouvements consistent en oscillations verticales et horizontales, en flexions et en rotations. La tête est à son maximum d'élévation vers le milieu de la période d'appui, le pubis présente également à ce moment son maximum d'écart, à droite ou à gauche, suivant que c'est le pied droit ou le pied gauche qui est à l'appui. Le tronc s'incline pendant la marche. alternativement à droite et à gauche, du côté du membre qui repose sur le sol, enfin il se tord sur lui-même à chaque pas, par suite de l'inversion du mouvement des membres inférieurs et des membres supérieurs.

Mouvements des membres supérieurs. — Ces mouvements consistent en oscillations alternatives et de sens inverse de celles des membres inférieurs. C'est à ces mouvements qu'est due la rotation du tronc dont nous parlions plus haut. Ces mouvements ont pour but de déplacer le centre de gravité du corps, et de le transporter du côté du membre qui est à l'appui.

On a calculé le travail total effectué dans un pas de marche, et l'on a trouvé les quantités suivantes :

	kgm.
Oscillation des membres..	0,6
Oscillation verticale.	12,4
Translation horizontale.	5,0
	18,00

Soit 18 kilogrammètres à l'allure normale de soixante-dix pas par minute. L'homme effectue donc pendant cette minute 1260 kilogrammètres, ce qui est un travail relativement considérable. Ce travail varie avec le rythme de l'allure naturellement.

Un résultat intéressant au point de vue pratique est de savoir dans quelles conditions la distance parcourue pendant la marche sera maxima pour un minimum relatif d'effort. En comparant la courbe de travail et celle des vitesses, on a vu que ces conditions étaient réalisées avec une allure de soixante-quinze pas par minute : la distance parcourue est alors de 1542 mètres en 878 secondes avec une longueur du pas de $1^{m},52$.

Course. — La course diffère de la marche, d'abord dans la généralité des cas, du moins par sa rapidité, mais ensuite et surtout parce qu'à un moment donné, entre deux périodes d'appui, le corps se trouve suspendu en l'air :

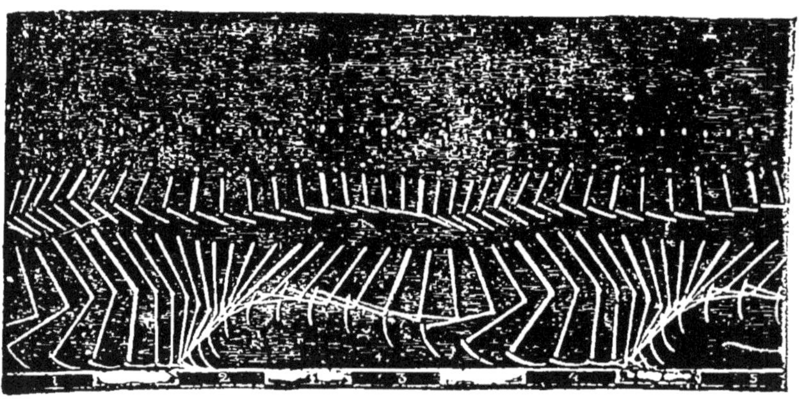

Fig. 49. — Course. Photographies instantanées successives.

cette suspension n'est pas due comme on pourrait le croire à une projection du tronc en l'air, comme dans le saut, ce sont les jambes qui se dérobent sous lui par leur flexion. On peut constater en effet, que c'est au moment de la suspension que la tête est le moins élevée. On a étudié la course par les mêmes procédés que la marche : seulement quand on emploie la méthode photographique, on est obligé à cause de la rapidité de l'allure de réduire l'image du coureur à des lignes et à des points brillants (fig. 49).

Mouvements des pieds. — Les appuis sont alternatifs et à intervalles égaux, ils ne chevauchent pas l'un sur l'autre comme dans la marche, mais sont séparés par un certain intervalle qui correspond au temps de suspension du corps.

Mouvements des membres inférieurs. — Au moment où l'un des pieds arrive à l'appui, la cuisse du membre correspondant est légèrement fléchie sur le bassin, et la jambe sur la cuisse : pendant l'appui, qui commence par la plante et non par le talon comme dans la marche, la flexion du membre va en diminuant, jusque vers le milieu de cet appui; elle augmente alors, et continue à croître lorsque le pied a quitté le sol : elle est maxima au milieu de la période de suspension et telle que la jambe forme alors avec la cuisse un angle droit. A partir de ce moment, la flexion décroît, la jambe s'allonge, vient rencontrer le sol dans son oscillation, un nouvel appui recommence. Ces appuis deviennent de plus en plus courts, au fur et à mesure que la rapidité de la course augmente, et la période de suspension s'allonge d'autant.

Mouvements du tronc. — Le tronc présente, comme dans la marche, des oscillations verticales et horizontales, des inclinaisons et des torsions. Les oscillations verticales sont peu marquées et deviennent de moins en moins fortes à mesure que la course devient plus rapide : il en est de même des oscillations horizontales, de sorte que dans une course très rapide, la trajectoire décrite par un point du bassin, est pour ainsi dire rectiligne. Les inclinaisons et torsions du tronc sont au contraire plus accentuées que dans la marche.

Mouvements des membres supérieurs. — Ils consistent comme dans la marche, en oscillations alternatives et inverses de celles du membre inférieur : ils jouent un grand rôle, non seulement dans la conservation de l'équilibre mais encore dans la propulsion en avant.

Le travail d'un pas complet de course pour un homme du poids moyen de 75 kilogrammes, et à une allure de 150 pas à la minute, se répartit comme il suit :

DEMI-PAS	kgm.
Oscillation des membres.	3,4
Oscillations verticales.	2,3
Propulsion.	18,4
Soit en tout.	24,1

soit pour un pas complet, 48.2 kilogrammètres. Ce qui fait par minute 7230 kilogrammètres.

Le travail est donc toujours considérable dans le cas d'une allure rapide, mais pour des allures relativement lentes (70 à 90 pas par minute), on a pu constater que le travail était moindre pour un pas de course que pour un pas de marche : au point de vue de la fatigue, il est donc parfois préférable de courir que de marcher vite, il est vrai que la vitesse est alors moindre, car tandis qu'à cette allure le pas de marche est de $1^m,53$, il n'est que de $1^m,35$ pour le pas de course. On voit par ces exemples, que l'on peut résoudre scientifiquement le problème de l'allure à choisir, suivant le but que l'on se propose : il est même une allure de course (90 pas par minute) où l'on va plus vite et avec moins de travail que pour la même allure de marche ; ces résultats sont excessivement précieux au point de vue pratique.

Saut. — Le saut n'est pas à proprement parler une allure, néanmoins l'homme l'emploie quelquefois dans des circonstances particulières. On distingue plusieurs variétés de saut. Saut en hauteur, saut en longueur, saut mixte, et ces différentes variétés peuvent elles-mêmes être exécutées soit pieds joints, soit les pieds séparés, et quittant le sol l'un après l'autre. On peut distinguer dans un saut, quel qu'il soit, trois périodes, la période de préparation, la période d'ascension et la période de descente. Dans la période de préparation, les membres inférieurs se fléchissent, puis se redressent brusquement comme un ressort ; dans la période d'ascension, les membres se fléchissent à nouveau ; dans la période de descente, ils se rallongent, mais pas complètement, on arrive sur le sol dans une position de demi-flexion des membres inférieurs : à ce moment, cette flexion s'accentue pour diminuer le choc, puis le corps se redresse complètement.

Le travail accompli dans les différentes espèces de saut, n'a pas été l'objet d'études détaillées, il est naturellement bien différent dans le saut sur place, où il a simplement pour mesure le produit du poids du corps par la hauteur du saut, et dans le saut en longueur, où vient s'ajouter le travail de la propulsion. Mais dans le saut, on peut voir qu'il y a toujours une relation étroite et directe, entre le travail dépensé et l'effet utile.

Natation. — Ce mode de locomotion est fréquent chez les peuples qui habitent les petites îles du Pacifique, et il semble qu'ils ne soient vraiment dans leur élément que dans l'eau. La natation s'effectue en quatre temps.

Premier temps. — Les membres supérieurs sont fléchis, les mains jointes et ramenées sous le menton, les jambes sont fléchies sous les cuisses, les pieds ramenés presqu'au niveau des fesses.

Deuxième temps. — Les bras sont portés en avant, les mains restant jointes, les jambes se détendent, les pieds maintenus écartés.

Troisième temps. — Les mains se séparent, les bras s'écartent en décrivant un demi-cercle, les jambes sont ramenées l'une contre l'autre.

Quatrième temps. — Les bras et les jambes reviennent à leur position initiale[1]

La production des sons

Phonation. — La phonation, qui est une des formes de l'expression, est si étroitement liée à l'étude des mouvements, que l'on ne saurait l'en séparer. Elle a pour organe le *larynx*, qu'il convient d'étudier tout d'abord avec certains détails. Le larynx est constitué par une partie différenciée de la trachée artère, dont la forme et la structure sont telles qu'elle permet d'utiliser le courant d'air d'expiration pour la production de sons. Il s'ouvre à sa

1 Pour plus de détails sur la locomotion et les principaux exercices, voir E. Couvreur, *Les exercices du corps*, Bibliothèque scientifique contemporaine. Paris, 1890.

partie supérieure par une fente, la *glotte*, qui peut être recouverte au moment de la déglutition par une sorte de clapet, *l'épiglotte*, qui a pour fonction d'empêcher la pénétration des aliments dans les voies aériennes.

Des cartilages (fig. 50 et 51), qui résultent de la modification des anneaux supérieurs de la trachée, forment la charpente du larynx. Ils sont reliés par des muscles, qui ont pour fonction de les mouvoir les uns par rapport aux autres, modifiant ainsi la cavité laryngienne et son orifice supérieur. Ces cartilages sont le cartilage *thyroïde*, le *cricoïde* et les *aryténoïdes*. Le cartilage thyroïde est très développé, c'est lui qui forme la partie antérieure et supérieure du larynx : il a la forme d'un angle dièdre, à arête antérieure : c'est cette arête particulièrement saillante dans le sexe masculin, qui constitue la *pomme d'Adam*. Il est en relation d'une part avec l'os hyoïde, auquel il rattache le larynx qui y est pour ainsi dire suspendu, d'autre part avec le cricoïde.

Le cartilage cricoïde, ainsi nommé à cause de sa forme annulaire, a la forme d'une bague dont le chaton serait postérieur. Il est en relation en avant avec le cartilage thyroïde, auquel il est réuni par le ligament crico-thyroïdien, en arrière avec les cartilages aryténoïdes. Il repose enfin sur le premier anneau de la trachée.

Les cartilages aryténoïdes, sont deux petits cartilages triangulaires, qui s'articulent avec le cricoïde et ferment le larynx en arrière.

Les muscles du larynx (fig. 52), sont destinés soit à l'élever et l'abaisser, soit à faire varier les positions réciproques des cartilages : d'autres enfin, qui sont situés dans le larynx même, sont destinés à la production des sons, et constituent les cordes vocales vraies ou cordes vocales inférieures.

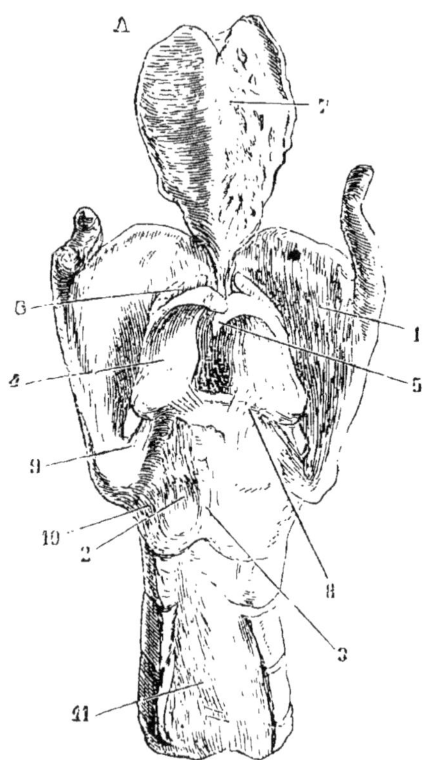

FIG. 50. — Cartilages du larynx, vue antérieure : 1, thyroïde; 4, cricoïde; 7, épiglotte.

Ces muscles sont :

1° Les *thyrohyoïdiens*, qui rattachent le larynx à l'os hyoïde;

2° les *cricothyroïdiens*, qui par leur contraction, font basculer en avant le cartilage thyroïde et jouent un grand rôle dans la tension passive des cordes vocales;

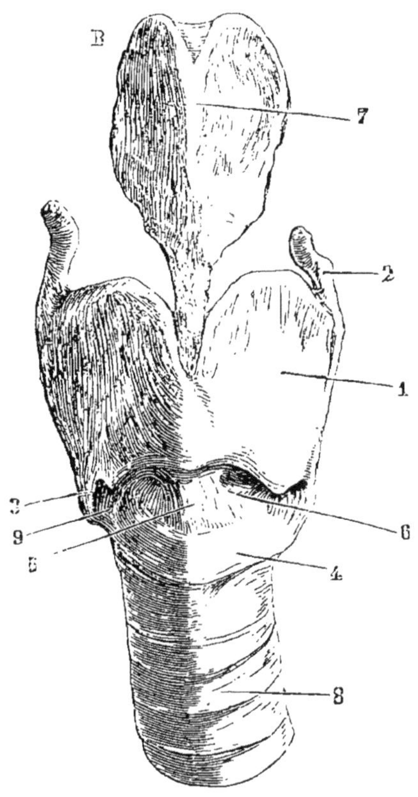

Fig. 51. — Cartilages du larynx, vue postérieure : 5, aryténoïdes.

3° Les *thyroaryténoïdiens*, dont le faisceau le plus interne constitue les *cordes vocales:* la contraction de ce faisceau produit une tension active de ces cordes, qui sont alors raccourcies et gonflées, tandis qu'elles sont allongées et amincies dans la tension produite par le cricothyroïdien ;

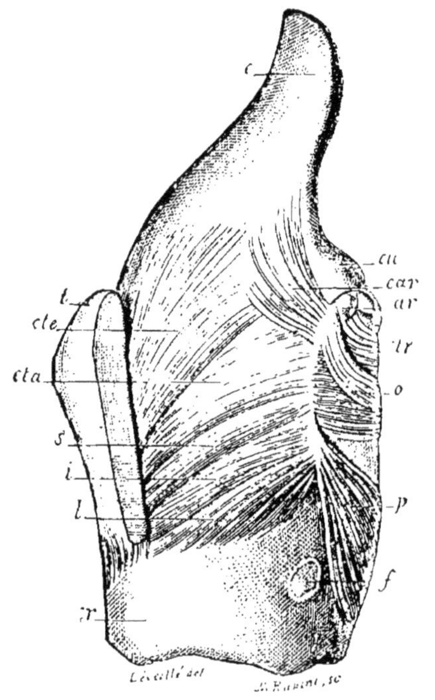

Fig. 52. – Muscles du larynx, vue latérale.

4° Les *cricoarytenoidiens postérieurs*, qui par leur contraction font élargir la fente glottique;

5° Les *cricoarytenoïdiens latéraux*, qui sont les antagonistes des précédents, et rapprochent par leur contraction les cordes vocales;

6° Les muscles *ary-arytenoïdiens* qui réunissent les

deux cartilages aryténoïdes et sont aussi des constricteurs de la glotte.

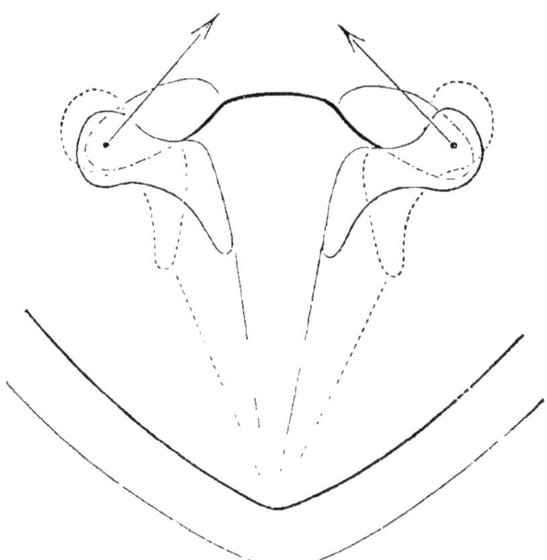

FIG. 53. — Dilatation de la glotte.

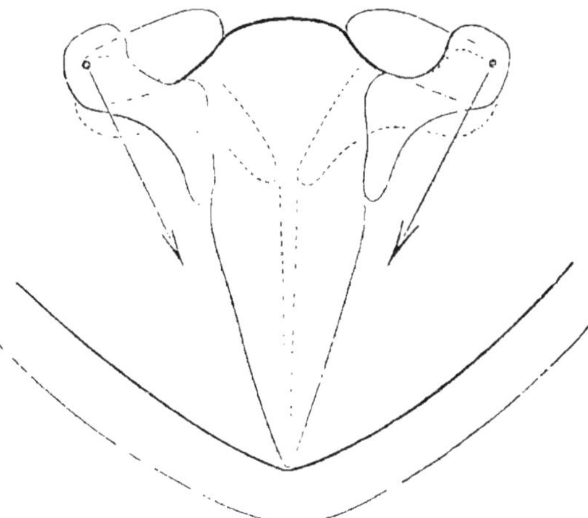

FIG. 54. — Constriction de la glotte.

En résumé, nous voyons que le larynx possède des muscles tenseurs des cordes vocales, des dilatateurs de la glotte, et des constricteurs (fig. 53 et 54) ; c'est grâce à la tension variable des cordes vocales, et à leur écartement plus ou moins grand, qu'il est susceptible de produire des sons variés.

L'innervation du larynx se fait par deux nerfs principaux, le *laryngé supérieur*, qui est sensitif et le *laryngé inférieur* ou *récurrent* qui est moteur : ces deux nerfs semblent se détacher du *pneumogastrique*, mais, en réalité, le second est une branche du *spinal*.

Lorsqu'on fait une coupe du larynx de manière à étudier sa configuration intérieure (fig. 55), on voit qu'il présente une région dilatée, entre deux portions rétrécies. Le premier rétrécissement, qui constitue une fente antéro-postérieure, est formé par le rapprochement de deux rubans membraneux, qu'on avait nommé autrefois *cordes vocales supérieures*, mais qui ne jouent aucun rôle dans la production des sons : ce sont les replis *aryépiglottiques*. La portion dilatée, porte le nom de *ventricule de Morgagni* : cette région du larynx sert vraisemblablement de résonnateur. Le deuxième rétrécissement est la glotte proprement dite (fig. 56), dont les lèvres sont formées par les cordes vocales : elle constitue cet espace triangulaire à angle antérieur très aigu, et susceptible de se rétrécir et de s'élargir : c'est à ce niveau qu'a lieu la production du son dans le larynx, ainsi qu'on s'en est rendu compte, en faisant passer dans un larynx humain isolé le courant d'air d'une soufflerie.

Le son laryngien, que l'on nomme encore son *glottique*

à cause de son lieu de production, ne résulte pas, comme

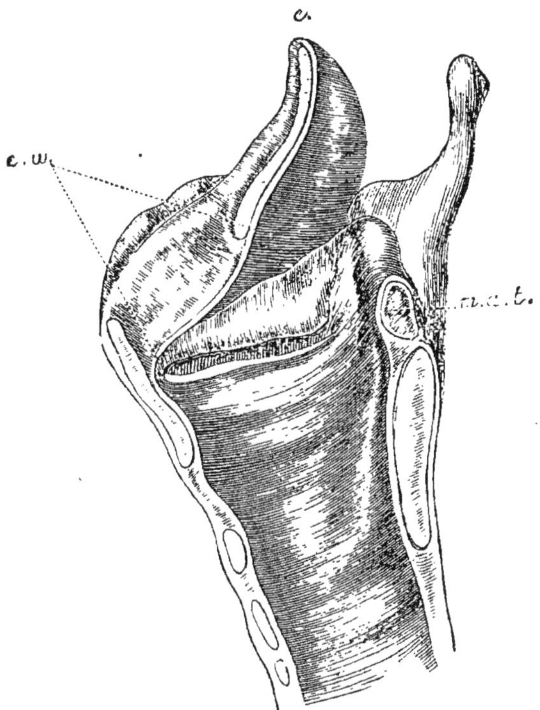

Fig. 55. — Coupe verticale médiane du larynx.

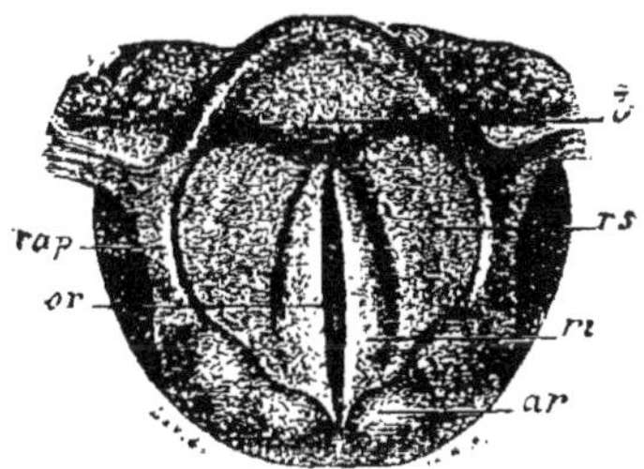

Fig. 56. — Glotte.

on l'a cru longtemps d'un mouvement vibratoire de l'air expiré, mais bien des vibrations des cordes elles-mêmes, qui peuvent être comparées aux lames élastiques des instruments à anche, tels que la clarinette et le hautbois. On a pu s'en assurer par l'examen direct de la glotte au laryngoscope, lors de l'émission d'un son : on a pu voir aussi, que la glotte est élargie dans la production des sons graves, et rétrécie, réduite presqu'à une fente linéaire, dans l'émission des sons aigus.

Le son glottique, comme tous les sons, possède trois caractéristiques, qui sont l'*intensité*, la *hauteur* et le *timbre*. L'intensité est due à la violence plus ou moins grande du courant d'air qui vient frapper les cordes vocales, et qui les fait vibrer plus ou moins fortement; elle dépend donc de la violence de l'expiration. La hauteur est due à la rapidité plus ou moins grande des vibrations : elle est liée au degré de tension des cordes vocales, et aussi à leur longueur : c'est pour cette raison que, toutes choses égales d'ailleurs, la voix est plus grave chez l'homme, dont le larynx est plus développé, que chez la femme. Quant au timbre qui résulte de la nature des *harmoniques* superposés au *son fondamental*, il est dû surtout à la forme du tuyau vocal (cavité buccale, fosses nasales), qui sont les résonnateurs du son glottique. En effet, les sons émis par l'homme, à l'état normal, ne sont pas les sons glottiques purs, mais ces sons plus ou moins modifiés par les parties accessoires du larynx, parties que doit traverser l'air en vibration, avant que le son soit émis au dehors. De la nature et de la forme de ces cavités doivent dépendre les modifications du son fondamental, et par conséquent le timbre : on sait d'ailleurs, qu'en forçant le son à traverser seulement la cavité buccale, on le modifie complètement, il prend alors le timbre particulier. connu sous le nom de *nasillard :* il suffit de se boucher les narines en émettant un son pour qu'aussitôt cet effet se produise.

La série des sons que peut émettre le larynx humain, n'est pas très étendue, elle est comprise dans deux ou trois octaves pour la même personne, dans cinq ou six octaves, si l'on part des sons les plus bas émis par les personnes dont la voix est la plus grave, pour arriver aux sons les plus aigus émis par les personnes dont la voix est la plus élevée. Ce sont les hommes qui peuvent émettre les notes les plus basses du larynx humain, et les femmes les notes les plus aiguës. Il y a d'ailleurs des variétés dans les voix d'homme et celles de femme, et on les a classées ainsi :

Voix d'hommes : basse taille, baryton, ténor

Voix de femmes: contralto, mezzo-soprano, soprano.

Dans le jeune âge, la voix est semblable dans les deux sexes, et assez aiguë, ce qui tient au peu de développement du larynx et à la brièveté des cordes vocales : à l'époque de la puberté, la voix change complètement, elle *mue* comme l'on dit, et s'abaisse particulièrement chez les garçons : chez les filles. elle s'abaisse aussi, mais beaucoup moins, elle prend alors suivant les individus des caractères spéciaux qui permettent de les ranger dans l'une des catégories établies ci-dessus. Dans les voix d'hommes :

La voix de basse taille, comprend comme étendue du fa_1, au $ré_3$.

La voix de baryton, du la_1 au fa_3.

La voix de ténor, de l'ut_2 au la_3.

Pour les voix de femmes, le contralto va du mi_2 à l'ut_4, le mezzo, du sol_2 au mi_4 et le soprano, du si_2 au sol_4.

On voit que la voix la plus basse de femme, a des notes plus aiguës que la voix la plus élevée d'homme : néanmoins certaines notes sont communes à ces diverses variétés de voix, mais elles ont toujours un timbre qui permet de reconnaître si la note est émise par un homme ou une femme, et même par un baryton ou un ténor, par un contralto ou un soprano.

On cite des exemples de chanteurs émettant des notes plus élevées que la limite énoncée plus haut : c'est ainsi que le castrat Farinelli pouvait monter jusqu'au $ré_5$, que la Patti et Nilsson donnent le fa_5 et que d'après Mozart, la Bastardella pouvait donner l'ut_6. Quant à la limite inférieure du fa_1 elle n'a jamais été dépassé, et on ne cite comme ayant pu y atteindre que trois basses, les frères Fischer et un nommé Grasser.

Les différentes notes peuvent être émises par le même individu, dans ce que l'on appelle des *registres* différents : avec la *voix de poitrine*, ou bien avec la *voix de tête* appelée encore *faucet* ; mais bien que ces deux registres se superposent partiellement, la voix de tête permet d'atteindre des notes bien plus élevées que la voix de poitrine. Ces deux espèces de voix sont dues à des conditions différentes des cordes vocales : dans la voix de poitrine, elles vibrent dans toute leur longueur et toute leur étendue ; dans la voix de faucet, leurs vibrations ne sont que partielles. Le passage d'un registre à l'autre est toujours facile à saisir chez l'homme; chez la femme, si la chanteuse est exercée, il peut être insensible.

Nous n'avons envisagé jusqu'ici que les sons glottiques, mais les modes de production de sons sont extrêmement variés, et peuvent être résumés dans ce tableau.

DIVERS MODES PHONÉTIQUES

GLOTTE	TUYAU DE RÉSONANCE	MODE PHONÉTIQUE RÉSULTANT
Silencieuse.	variable	Voix basse, chuchotement.
En vibration, tonalité invariable.	variable	Voix articulée, parole.
En vibration, tonalité variable.	invariable	Chant non articulé, Fredonnement.
En vibration, tonalité variable.	variable	Parole chantée, chant.

Les deux modes phonétiques les plus importants, sont la production de sons musicaux, que nous avons envisagé déjà, et la production de sons articulés ou paroles qu'il nous reste à étudier. Le chant proprement dit, n'est que la combinaison de ces deux modes phonétiques.

La parole articulée, qui est propre à l'homme, et qu'on n'arrive à inculquer qu'à un nombre très restreint d'animaux, parmi lesquels le perroquet est le plus connu, est le résultat de la combinaison de deux espèces de sons, qui sont les éléments du langage, et que l'on appelle les *voyelles* et les *consonnes*.

Les *voyelles* sont des sons, dont le timbre, propre à chacune d'elle, résulte de la superposition au son glottique des sons de résonnance du tuyau vocal, qui s'adapte d'ailleurs, de manière à renforcer le son glottique propre à chaque voyelle.

Voici, d'après quelques auteurs, quels sont les sons caractéristiques de chaque voyelle :

	SON CARACTÉRISTIQUE		
VOYELLES	DONDERS	HELMHOLTZ	KŒNIG
ou	fa_2	fa_1	si_2 b
o	$ré_2$	si_2 b	si_3 b
a	si_2 b	si_3 b	si_4 b
e	ut_4 d	si_4 b	si_5 b
i	fa_4	$ré_5$	si_6 b

On peut ranger toutes les voyelles en trois séries, ayant l'*a* pour point de départ.

A < ai — é — i
A < eu — — u
A < o — — ou

Dans chacune de ces séries, existe une disposition particulière de la bouche qui doit être seulement très peu modifiée pour émettre toutes les voyelles de la série.

On a recherché, par des procédés variés, quelle était la disposition de la bouche lors de l'émission des diverses voyelles : pour l'*a* par exemple (fig. 57), la bouche est largement ouverte, et la langue abaissée ; pour l'*i* (fig. 58), la bouche est peu ouverte et la langue relevée contre le palais ; pour l'*ou* (fig. 59), les lèvres s'allongent, et la langue se relève en arrière.

Ce n'est que dans la parole à voix haute, que les voyelles

présentent le son caractéristique laryngien ; dans la parole à voix basse, on n'a que les sons de résonance provenant

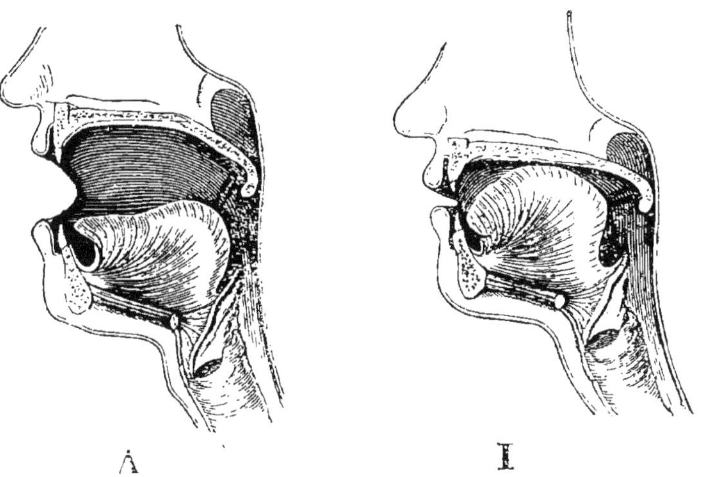

Fig. 57. — Voyelle A.

Fig. 58. — Voyelle I.

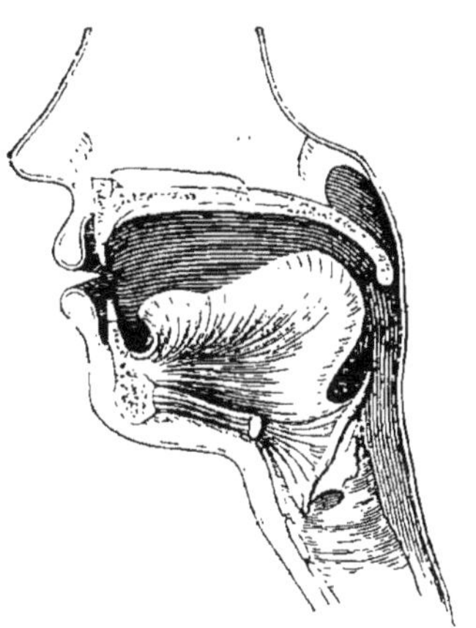

Fig. 59. — Voyelle OU.

de la mise en vibration du tuyau vocal, mais nous avons vu que c'était ces sons, qui par la forme particulière de la cavité buccale, constituaient le timbre propre à chaque voyelle : elle sont donc parfaitement reconnaissables dans le chuchotement, le son émané du larynx leur donnant seulement la sonorité.

Les *consonnes* sont de simples bruits, produits par le brisement de la colonne d'air dans le tuyau vocal, par suite d'une variation brusque de la forme de ce tuyau ; elles n'ont donc par elles-mêmes aucune sonorité, et ne prennent d'importance dans le langage que par leur association avec les voyelles.

On peut distinguer les consonnes en labiales, linguales, gutturales et nasales. Dans les consonnes labiales, ce sont surtout les mouvements des lèvres qui interviennent pour modifier le tuyau vocal ; elles sont parfois explosives *(p* et *b)* et d'autres fois résultent d'un frottement *(f* et *v*).

Dans les consonnes linguales, c'est surtout la langue qui intervient : elles résultent soit d'une vibration, soit d'un frottement, soit d'une explosion.

L'*r* est une linguale vibrante, l'*s* et le *z* sont des consonnes de frottement, *t* et *d* sont des linguales explosives qu'on a appelé parfois dentales, parce que dans leur prononciation la langue vient s'appuyer sur l'arcade dentaire.

Les consonnes gutturales comprennent le *k*, le *g*, le *ch* doux et le *ch* dur des allemands, enfin l'*r* guttural, qui est dû, non plus comme dans l'*r* lingual à la vibration de la pointe de la langue, mais à la vibration de sa base et de la luette.

Enfin, le *m* et le *n* sont des consonnes nasales, elles

sont caractérisées par ce fait, que pendant leur émission la bouche est fermée, et que tout l'air s'écoule par les fosses nasales.

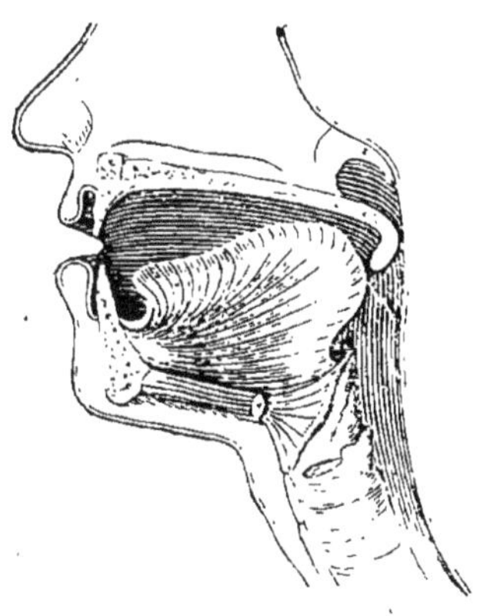

Fig. 60 — Consonne R.

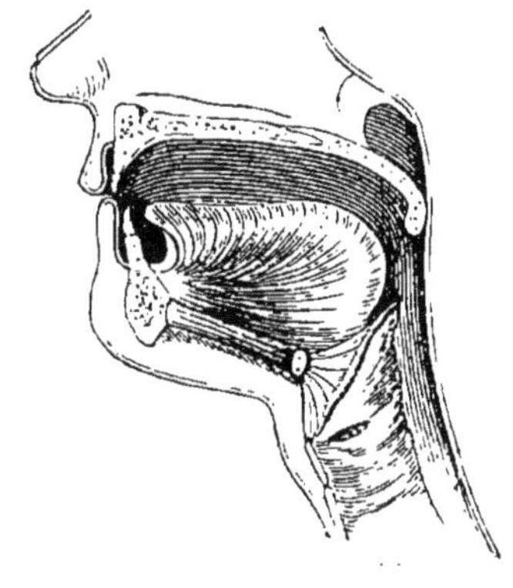

Fig. 61. — Consonne F.

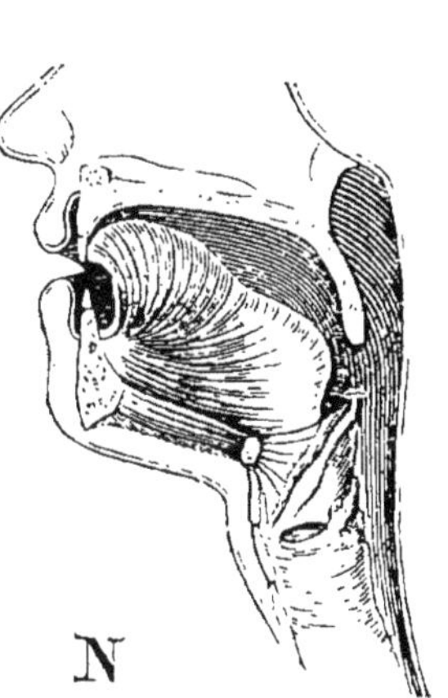

Fig. 62. — Consonne N.

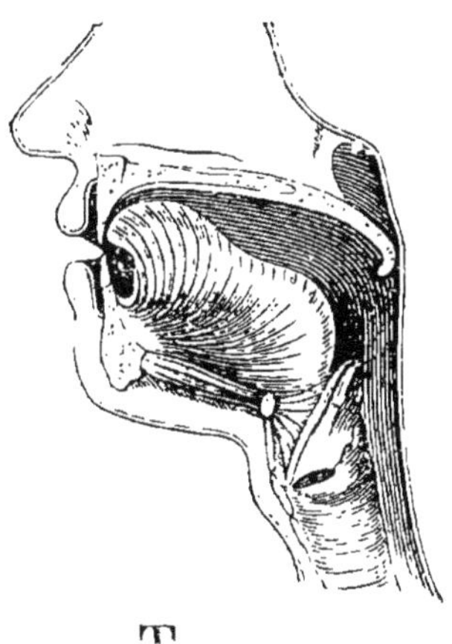

Fig. 63. — Consonne T.

Certaines consonnes sont susceptibles d'être renforcées par un son glottique, l'*r* est dans ce cas, on appelle ces consonnes *consonnes sonores* par opposition aux autres qui sont dites *muettes*.

Quelques consonnes ont une certaine durée, et leur émission peut être prolongée pendant longtemps : telles sont l'*r* et l'*l*, ce sont les consonnes soutenues ou continues; d'autres, comme le *b*, le *p*, sont instantanées, de

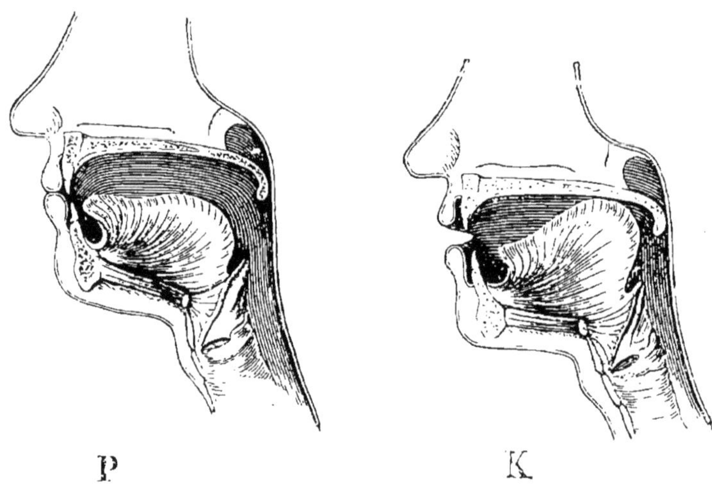

Fig. 64. — Consonne P.

Fig. 65. — Consonne K.

même encore le *d*, le *g*, le *t*, le *k*; d'autres consonnes enfin, sont dites sifflantes. Elles peuvent être prolongées sans modification de la forme du tuyau buccal (ce qui les distingue de l'*l* de l'*r*, dus à une vibration), jusqu'à épuisement complet de l'air des poumons, ce sont : l'*f*, l'*o*, l'*s*, le *z*, le *j* et le *ch*.

Les figures 60, 61, 62, 63, 64, 65 donnent la forme de la bouche, lors de l'émission de certaines consonnes.

Il serait extrêmement intéressant, de rechercher à quelles lois obéissent, chez les différentes races, les combinaisons de voyelles et de consonnes, qui forment les langues propres à ces races, mais cette étude nous entraînerait trop loin, et nous nous bornerons à ces quelques données sur la phonation en général.

Mouvements involontaires. — Pour terminer ce qui a trait à l'étude du mouvement, il ne nous reste plus qu'à dire quelques mots sur l'action des fibres lisses.

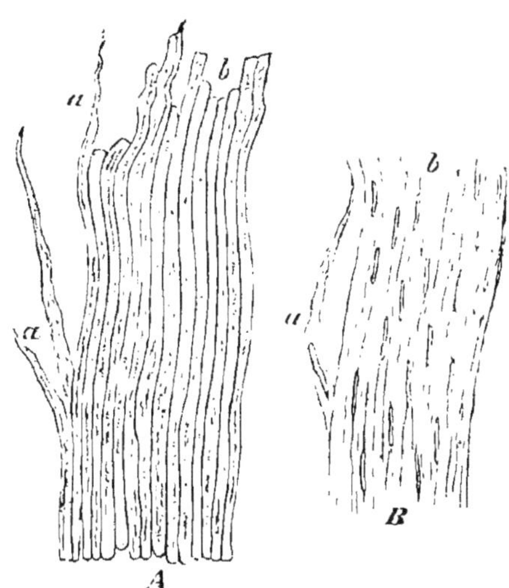

Fig. 66. — Fibres musculaires lisses.

Tous les mouvements que nous avons étudiés dans ce chapitre, sont des mouvements volontaires et sont l'œuvre des muscles striés, mais il existe toute une catégorie de muscles dits *muscles lisses*, qui président à de nombreux mouvements. Ceux-ci font partie, il est vrai, plutôt du domaine de la vie de nutrition que de celui de la vie de la relation, mais il est indispensable dans une étude générale des mouvements de les signaler au moins. Les muscles lisses (fig. 66), sont composés par l'assemblage d'un certain nombres de fibres-cellules, et forment la plupart des plans musculaires qui entrent dans la constitution des organes de la vie de nutrition. Les muscles de l'intestin, du poumon, de la vessie, etc., sont des muscles lisses. Ce qui caractérise ces muscles au point de vue physiologique, c'est la lenteur et la durée de leur contraction, qui de plus n'est pas soumise à l'influence de la volonté, Les mouvements de l'estomac et de l'intestin, la contractilité des bronches, sont sous la dépendance d'une tunique musculaire formée de fibres lisses, contenues dans l'épaisseur de la paroi, il en est de même des mouvements des artérioles, de ceux des uretères de la vessie, etc. Ayant déjà étudié ces mouvements, à propos de la digestion, de la respiration, de la circulation, etc., nous n'y reviendrons pas ici, nous contentant de faire remarquer que tous ces mouvements automatiques et auxquels la volonté n'a pas de part, sont l'œuvre d'éléments anatomiques tout à fait différents de la fibre striée, que nous avons vue présider à la locomotion, la phonation, etc.

CHAPITRE II

LE SYSTÈME NERVEUX

Anatomie du système nerveux — Système cérébro-spinal et système sympathique. — Centres et nerfs. — Leur structure. — **Fonctions du système nerveux**. — Rôle des nerfs. — Leur fonctionnement. — Rôle des centres. — Motricité. — Sensibilité. — Mémoire. — Pouvoir réflexe. — Grand sympathique. — Moelle. — Bulbe. — Encéphale. — Le cerveau et l'intelligence. — Sommeil et hypnotisme.

Le système nerveux sert de lien entre tous les appareils que nous venons de passer en revue; et c'est lui qui préside à leur fonctionnement. Fidèles au plan que nous nous sommes tracé, nous allons tout d'abord décrire la structure de ce système, en un mot faire son anatomie, puis pénétrer un peu plus profondément dans ses mystères et chercher comment il fonctionne.

Le système nerveux chez l'homme se divise généralement en deux parties, le système *cérébro-spinal*, et le système *grand sympathique;* le deuxième n'est qu'une dépendance du premier, néanmoins pour la facilité de l'exposition il convient de garder ces deux grandes divisions. Ces deux systèmes se composent de *centres* nerveux et de *fibres* nerveuses, ce sont les centres seuls qui sont véritablement actifs : l'ensemble des fibres nerveuses, qui constitue les nerfs, joue seulement le rôle de conducteur. Nous commencerons l'étude du système nerveux par celle du système cérébro-spinal.

Anatomie du système nerveux

Système cérébro-spinal. — 1° *Centres.* — Ce système, renfermé dans une cavité osseuse (crâne et canal rachidien) a ses centres formés d'une part par l'*encéphale*, qui est renfermé dans le crâne, d'autre part par la *moelle épinière*, contenue dans le canal rachidien. Les nerfs qui en émanent se divisent eux-mêmes, suivant leur origine, en nerfs *crâniens* et nerfs *rachidiens*.

L'encéphale constitue (fig. 67), la masse nerveuse intra-crânienne, elle n'est pas en contact immédiat avec le crâne, mais en est séparée par trois enveloppes dites *méninges*, qui sont en allant de dehors en dedans, la *dure-mère*, l'*arachnoïde* et la *pie-mère*. L'arachnoïde est formée de deux feuillets, entre lesquels se trouve un liquide, le *liquide céphalo-rachidien*, qui forme une sorte de coussinet entre les parois osseuses du crâne et les masses nerveuses délicates qui constituent l'encéphale. Ce fait seul montre combien était illusoire la doctrine de Gall, qui prétendait, d'après la forme extérieure du crâne, prendre une notion de celle du cerveau qu'il renferme. La seule relation qui relie la boîte crânienne au cerveau ce sont des rapports de dimensions : quand le crâne a une grande capacité, le cerveau est lui-même

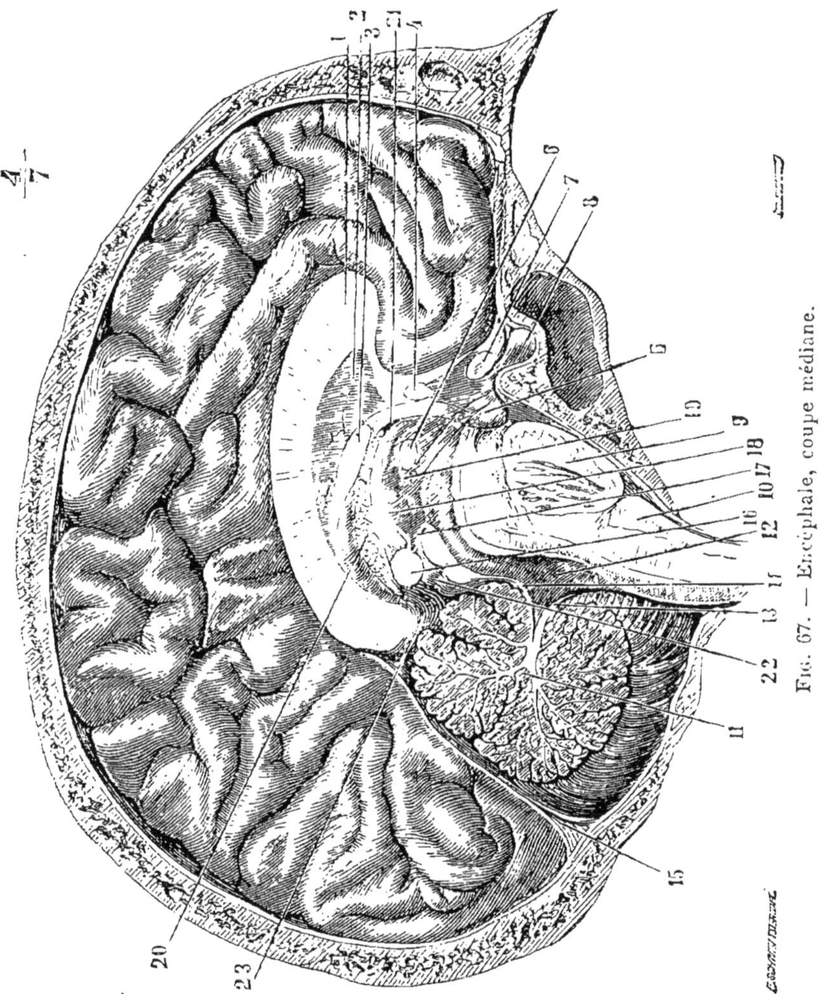

Fig. 67. — Encéphale, coupe médiane.

généralement bien développé, sauf dans certains cas pathologiques, comme l'*hydrocéphalie*.

On peut diviser l'encéphale en plusieurs parties :

1° Le *bulbe rachidien* ou moelle allongée, qui n'est que la continuation de la moelle épinière ;

2° Le *cervelet* ;

3° Le *cerveau* proprement dit.

C'est le cerveau (fig. 68) qui constitue chez l'homme la partie la plus volumineuse de l'encéphale. Il forme une

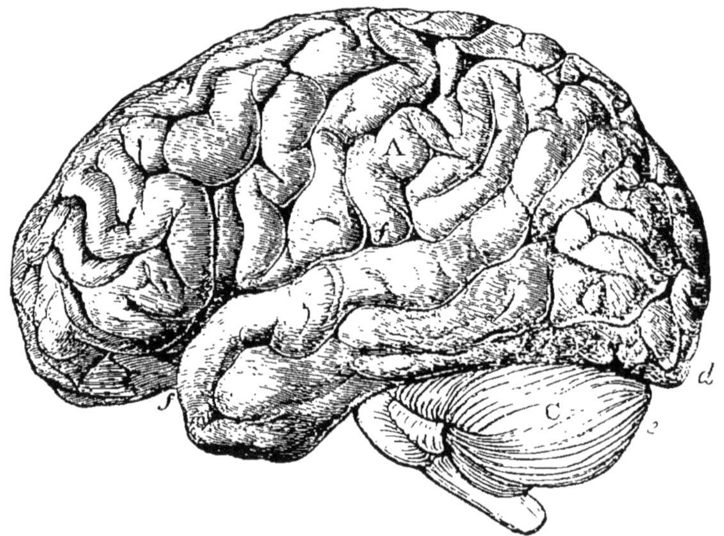

Fig. 68. — Cerveau, vu de profil.

grande masse nerveuse ovoïde, s'étendant depuis le frontal jusqu'au cervelet qu'il recouvre totalement. Il est en relation avec la moelle allongée par les *pédoncules cérébraux*, et comprend une série de renflements qui constituent d'arrière en avant les *tubercules quadrijumeaux*, les *couches optiques* et les *corps striés*, et enfin les *hémisphères cérébraux*. Ces derniers sont particulièrement développés chez l'homme, et offrent à leur surface un grand nombre de replis dits *circonvolutions cérébrales.*

Les deux hémisphères sont séparés l'un de l'autre par un profond sillon antéro-postérieur dans lequel descend un prolongement de la dure-mère, dit *faux* du cerveau. Ce sillon porte le nom de *grande scissure.*

Chacun des deux hémisphères peut être lui-même divisé en trois lobes, l'un antérieur ou *frontal*, limité par la *scissure de Sylvius*, le deuxième, moyen ou *temporal*, compris entre cette scissure et un autre pli profond, dit *sillon de Rolando*, le troisième, postérieur ou *occipital*, en arrière du sillon de Rolando. Chacun de ces trois lobes est lui-même divisé en trois circonvolutions principales, par des plissements de sa surface ; un grand nombre de plis, dits *plis de passages*, relient entre elles les diverses circonvolutions, de sorte qu'il est assez difficile de retrouver sur un cerveau les dispositions fondamentales que nous venons d'indiquer et qu'il semble au premier abord qu'aucune loi ne préside à la disposition des circonvolutions ; mais avec un peu d'habitude on peut voir que dans ce désordre apparent il y a plus de régularité que l'on ne pourrait le supposer tout d'abord.

Les circonvolutions cérébrales sont en général d'autant plus marquées, et les plis qui les séparent plus profonds, que l'homme appartient à une race plus perfectionnée : c'est ainsi qu'au point de vue de la complication de la surface, il existe des différences notables entre le cerveau d'un nègre Boschiman et celui d'un Européen. Dans la même race, il y a même des différences très appréciables entre les individus. C'est même une loi générale en biologie, que les hémisphères cérébraux sont d'autant plus développés, que l'animal est plus parfait ; chez un batracien ou un poisson, les hémisphères ne forment qu'une minime partie de l'encéphale ; ils deviennent plus considérables chez les oiseaux et les mammifères ; chez certains de ces derniers, comme le lapin, ils sont encore lisses et dépourvus de replis ; les circonvolutions apparaissent chez les plus intelligents d'entre eux, enfin après avoir présenté chez les *singes* et particulièrement les *anthropoïdes*, un développement déjà notable, elles acquièrent chez l'homme et surtout l'homme civilisé, leur maximum de complication. Aussi dès longtemps n'a-t'on pas hésité à faire des hémisphères le siège des facultés psychiques, et l'expérimentation physiologique et la pathologie, ont confirmé en tous points cette manière de voir.

Les deux hémisphères sont reliés l'un à l'autre par des commissures diverses : le *corps calleux*, le *trigone cérébral*, ou voûte à quatre piliers, et les *commissures blanches* ; de sorte que ces deux moitiés symétriques de l'encéphale, sont l'une avec l'autre, dans une connexion étroite.

Ils sont creusés chacun d'une cavité dite *ventricule latéral*. Ces ventricules sont séparés l'un de l'autre sur la ligne médiane par une mince cloison, la *cloison transparente*, leur plafond est formé par le corps calleux, leur plancher par les corps striés et les couches optiques : ils communiquent chacun par un orifice, le *trou de Monro*, avec un ventricule médian, dit troisième ventricule. Les ventricules latéraux envoient un prolongement digititorme dans chacun des trois lobes qui constituent chaque hémisphère.

Au point de vue de la structure, les hémisphères cérébraux sont formés comme tous les centres nerveux de deux substances qui se distinguent par leur couleur : la *substance grise* et la *substance blanche*. C'est la substance grise qui est la plus superficielle et qui forme comme l'écorce des hémisphères ; elle est constituée par des cellules nerveuses : quant à la substance blanche, plus profonde, elle est formée de fibres commissurales, dont les unes mettent les deux hémisphères en rapport l'un avec l'autre, et les autres mettent ces hémisphères en rapport avec les autres parties de l'encéphale.

A la suite des hémisphères, viennent les renflements connus sous le nom de *couches optiques* et *corps striés* (fig. 69), ce sont des masses de substance grise, qui forment des centres nerveux très importants, en rapport d'une part avec l'écorce cérébrale, d'autre part avec le bulbe et le cervelet.

Les couches optiques, ainsi nommées à cause de leur rôle considérable dans la vision, limitent entre elles un espace irrégulier, le troisième ventricule, qui communique d'une part par les trous de Monro avec les ventricules latéraux, et d'autre part par l'aqueduc de Sylvius avec le quatrième ventricule. Le plancher de ce ventricule est constitué par deux petits tubercules, les *tubercules mamillaires* et le *tuber cinéreum* terminé par l'*hypophyse* : ces parties sont visibles à la face inférieure de l'encéphale.

Les corps striés sont deux autres masses de substance

grise, constituant avec les couches optiques les noyaux *opto-striés*, et qui ont les mêmes relations que les couches optiques avec les autres parties de l'encéphale.

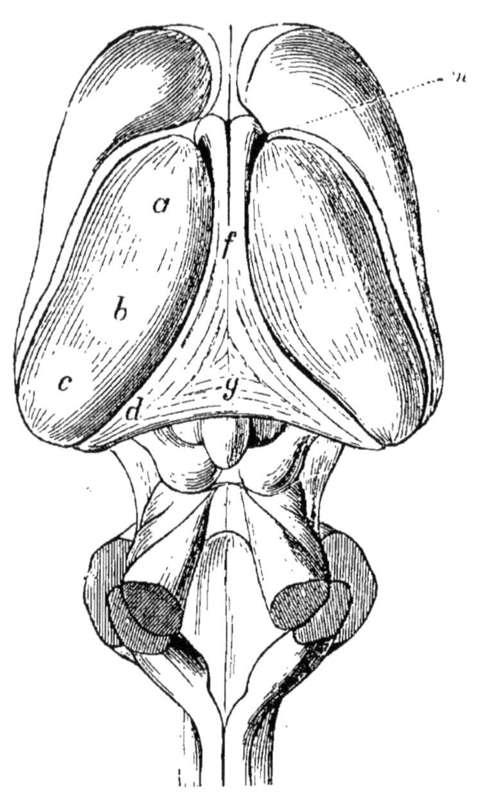

Fig. 69. — Couches optiques et corps striés. Trigone cérébral.

A la suite de ces renflements, vient la *glande pinéale* ou *épiphyse*, qui a longtemps intrigué les anatomistes; on sait que Descartes en faisait le siège de l'âme. On sait aujourd'hui que ce n'est que l'ébauche rudimentaire d'un *œil impair* et médian, qui existe encore chez certains reptiles.

Toutes ces parties constituent le *cerveau antérieur*. En arrière commence le *cerveau moyen*, formé par les tubercules quadrijumeaux (fig. 70). Ceux-ci, qui sont au

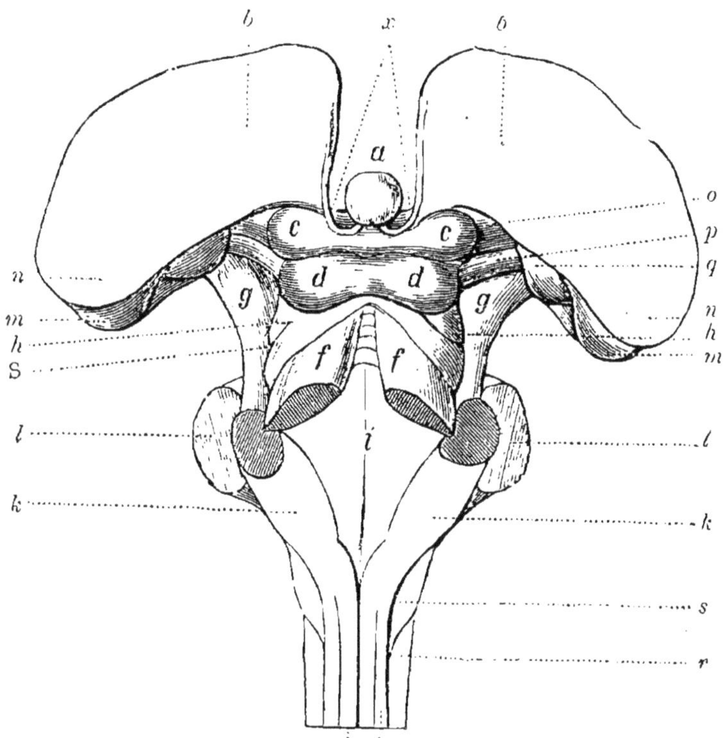

Fig. 70. — Tubercules quadrijumeaux, *cc*, *dd*; *a*, glande pinéale.

nombre de quatre, représentent les *lobes optiques*, beaucoup plus développés chez les vertébrés inférieurs ; c'est au-dessous de ces tubercules et compris entre eux et les pédoncules cérébraux, que se trouve le conduit filiforme appelé *aqueduc de Sylvius*, qui met en relation le troisième et le quatrième ventricule.

Toutes ces parties réunies composent ce que l'on appelle ordinairement le *cerveau proprement dit*. Vient ensuite le *cerveau postérieur* formé par le cervelet et le bulbe.

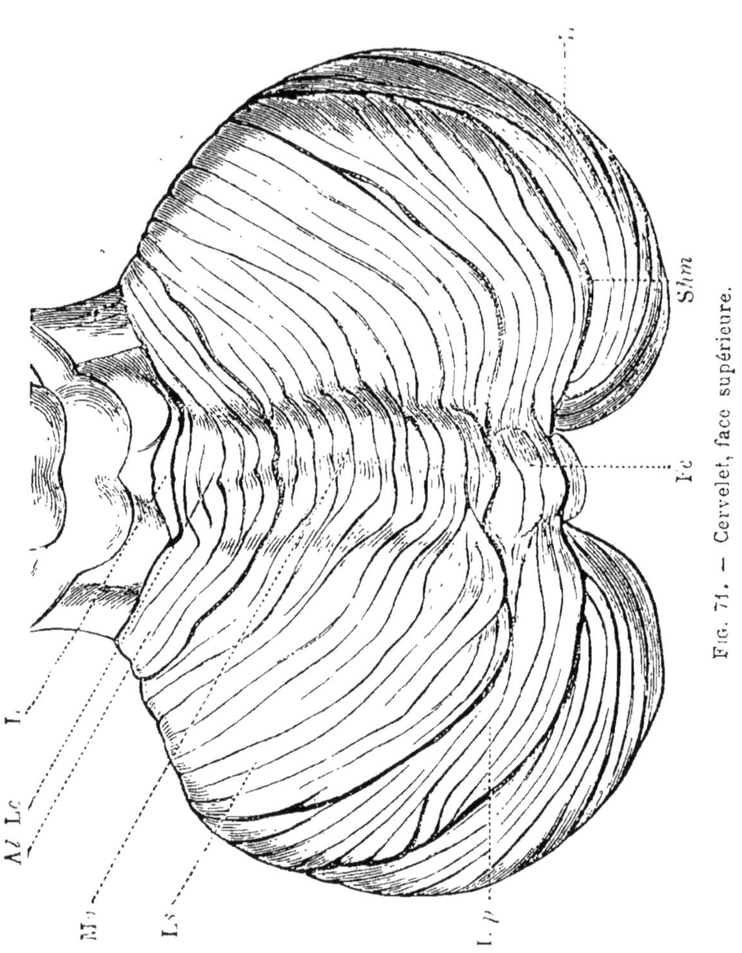

Fig. 71. — Cervelet, face supérieure.

Le *cervelet* (fig. 71 et 72) est une importante masse nerveuse, qui, comme toutes les précédentes, se trouve cachée par le développement énorme des hémisphères qui les recouvrent : un repli de la dure-mère, la *tente* du cervelet, empêche que ces hémisphères ne pèsent trop

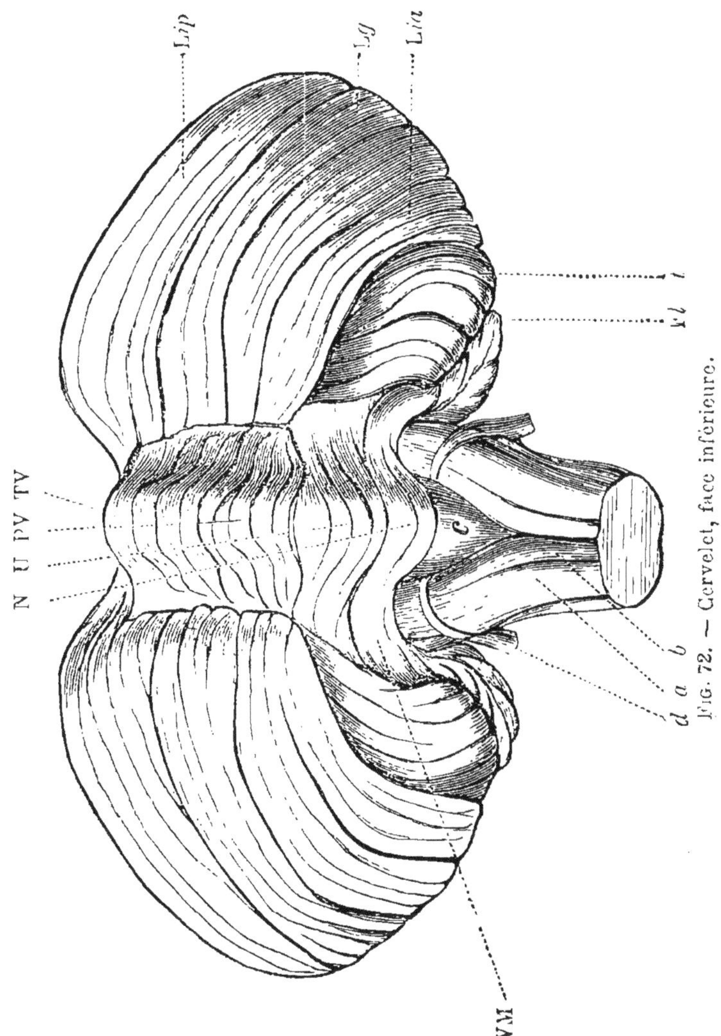

Fig. 72. — Cervelet, face inférieure.

sur lui. Il est formé de trois lobes, un médian appelé encore *vermis*, et deux latéraux : ces lobes sont sillonnés transversalement de nombreux plis, qui constituent de véritables circonvolutions cérébelleuses. Le cervelet est en rapport avec les hémisphères par des cordons de substance blanche, les *pédoncules cérébelleux* supérieurs, avec le bulbe par les pédoncules cérébelleux inférieurs, ses deux moitiés communiquent entre elles par les pédoncules cérébelleux moyens, qui embrassent comme une cravate les *pédoncules cérébraux* (communication du bulbe avec les hémisphères). Cette cravate porte le nom de *protubérance annulaire* ou *pont de Varole*, elle renferme outre les pédoncules cérébelleux moyens, des noyaux de substance grise, qui en font un véritable centre nerveux.

Comme le cerveau, le cervelet est formé de substance blanche et de substance grise. La substance grise forme l'écorce, ainsi qu'un noyau central, le corps rhomboïdal ; la substance blanche forme les différentes commissures dont nous avons parlé.

Le bulbe rachidien (fig. 73 et 74), ou *moelle allongée* qui fait suite au cerveau et au cervelet, n'est autre chose que la continuation de la moelle épinière. Il est formé de substance blanche et de substance grise, mais la substance blanche y est périphérique et la grise centrale, à l'inverse de ce que nous avons vu jusqu'ici : nous retrouverons cette structure dans la moelle. On y distingue, grâce à la présence de sillons longitudinaux : 1° des *cordons antérieurs*, qui en forment la face inférieure, et qui sont renflés en ce point *(pyramides antérieures)* ; ceux-ci sont la continuation des cordons postérieurs de la moelle, mais entrecroisés, cet entrecroisement marquant la limite

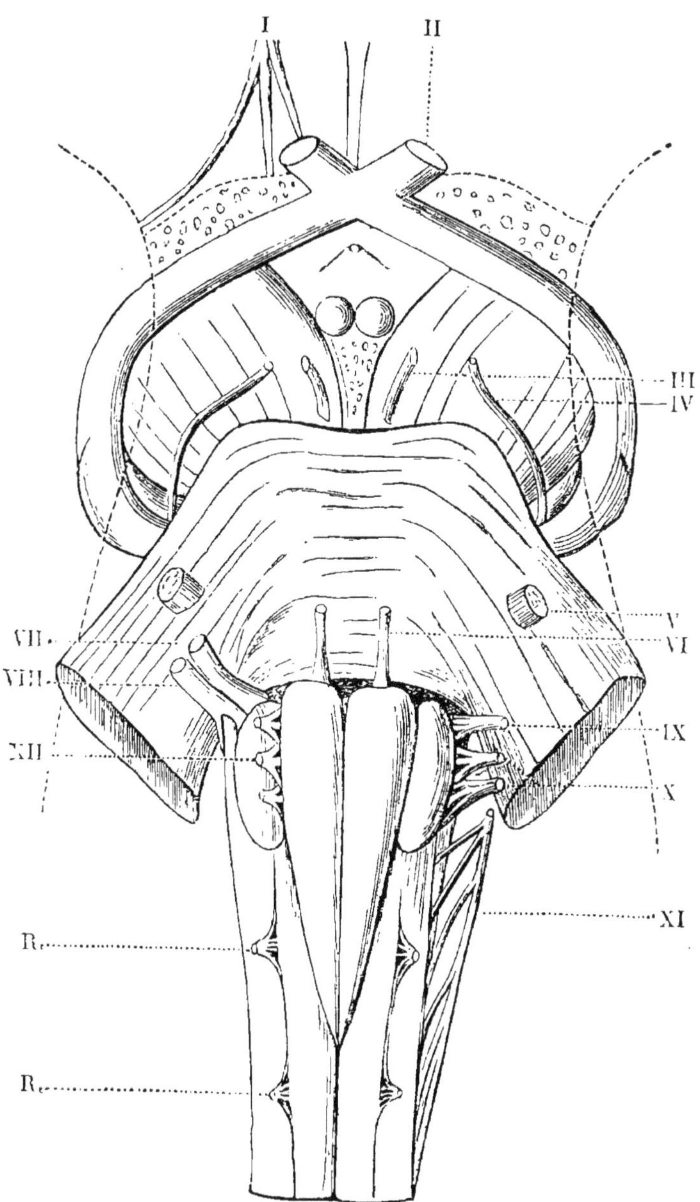

Fig. 73. — Bulbe, face antérieure, et protubérance.

entre le bulbe et la moelle ; 2° des *cordons latéraux* situés sur les côtés et renflés également *(olives)*; 3° des *cordons postérieurs* qui en forment la face supérieure : 4° les *cordons de Goll.*

Tous ces cordons sont la continuation des cordons

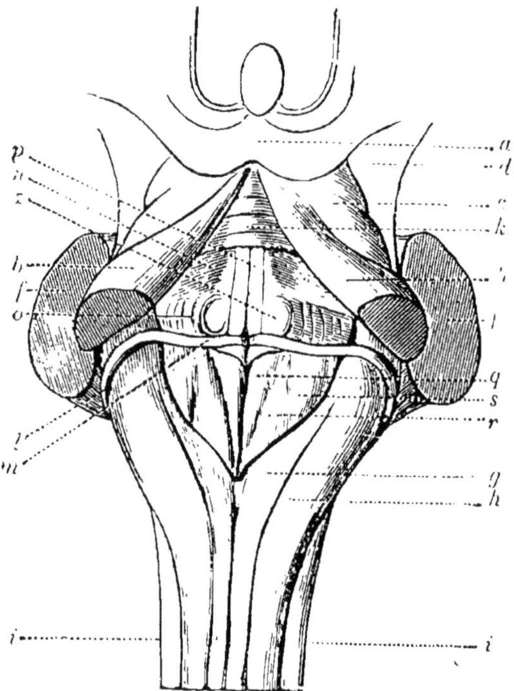

Fig. 74. — Bulbe, face postérieure, 4e ventricule.

de la moelle et sont formés de substance blanche, ils subissent à ce niveau un entrecroisement soit complet (cordons postérieurs et antérieurs) soit partiel (cordons latéraux). Seuls deux petits cordons, les cordons de Goll continuent directement leur chemin dans le bulbe. Ces cordons se continuent ensuite par les pédoncules cérébraux et cérébelleux, et rattachent ainsi par l'intermédiaire du bulbe, la moelle au cerveau et au cervelet.

L'intrication des cordons médullaires dans le bulbe est complète, c'est ainsi que le cordon antérieur médullaire gauche ne devient pas seulement le cordon droit dans le bulbe ; il devient en outre postérieur, de même pour le cordon postérieur médullaire gauche, qui devient le cordon antérieur bulbaire droit.

Les deux cordons postérieurs bulbaires s'écartent l'un de l'autre pour limiter un espace en forme de V, qui constitue le *4e ventricule*. Celui-ci est en relation d'une part avec le troisième par l'aqueduc de Sylvius, d'autre part avec le *canal de l'épendyme* de la moelle. Le plafond de ce ventricule dont le plancher est formé par les cordons bulbaires, est constitué par une lame très mince. Le bulbe rachidien renferme dans sa substance grise centrale de nombreux centres très importants, ainsi que nous le verrons en étudiant la physiologie de cette portion du système cérébro-spinal.

Faisant suite au bulbe rachidien, on rencontre la *moelle épinière* (fig. 75 et 76), long cordon nerveux logé dans le canal rachidien et dont toutes les parties que nous venons d'étudier ne constituent que l'épanouissement. Elle s'étend depuis le trou occipital où cesse le bulbe, jusqu'à la deuxième vertèbre lombaire. Elle n'est pas absolument cylindrique : elle présente deux renflements, le renflement brachial et le renflement lombaire : elle se termine par un prolongement filiforme.

Comme tout le reste du système cérébro-spinal, elle est entourée par les méninges, qui la séparent du canal osseux qui l'entoure. Elle présente à sa surface des sillons longitudinaux, deux très profonds, le sillon antérieur et le sillon postérieur qui la divisent en deux moitiés symétriques, d'autres plus superficiels, qui délimitent un certain nombre de cordons : les cordons antérieurs, les cordons latéraux, les cordons postérieurs et les cordons

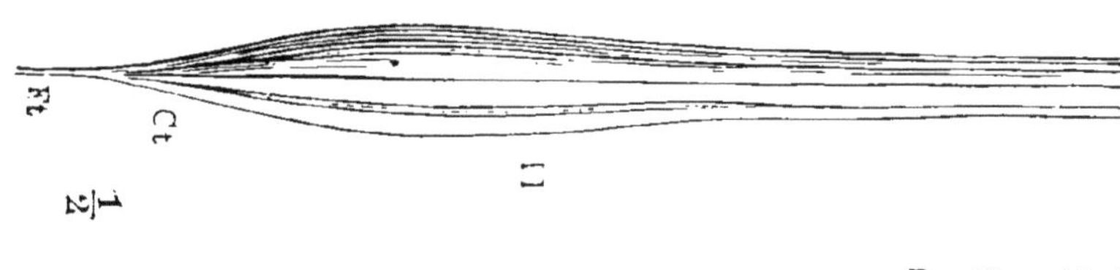

Fig. 75. — Moel

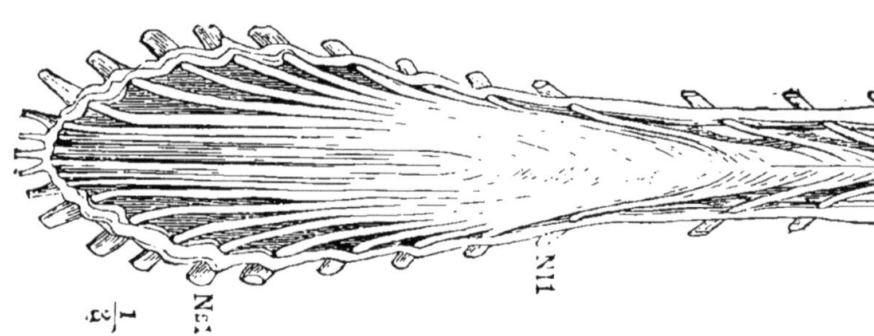

Fig 76. — Moelle é

de Goll. Ces cordons sont formés de substance blanche, ils se continuent dans le bulbe, et de là dans les parties supérieures de l'encéphale. Mais le centre de la moelle est occupé par de la substance grise ganglionnaire ; la moelle n'est donc pas, comme on le croyait autrefois, un simple conducteur, c'est aussi un centre, et l'expérience l'a montré surabondamment. Cette substance grise a la forme d'un H (fig. 77), les deux prolongements antérieurs portent le nom de *cornes antérieures*, les deux postérieurs de *cornes postérieures :* ce sont de ces cornes qu'émanent les nerfs rachidiens. L'axe de la substance grise est occupé par un petit canal, ce canal ou *épendyme* est en connexion avec la cavité des masses encéphaliques. Les deux moitiés symétriques de la moelle

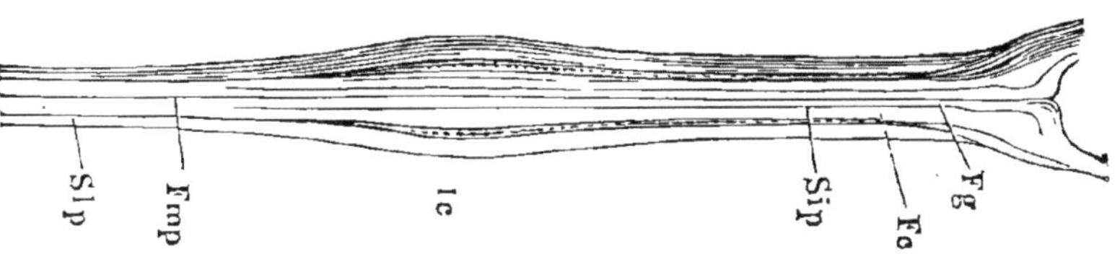

ıce postérieure.

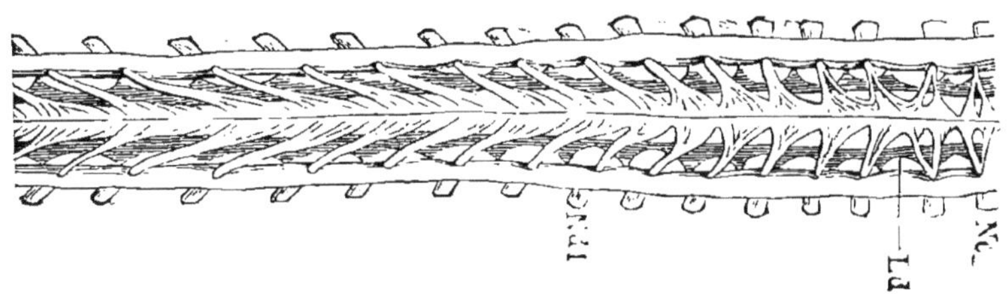

'ls qui en émanent.

sont réunies par la commissure grise et la commissure blanche.

Avant de voir quels sont les nerfs qui émanent du système nerveux cérébro-spinal, nous expliquerons le développement de ce système : cette étude seule permet de se reconnaitre dans la structure un peu compliquée de l'encéphale.

Au début, chez l'embryon, le système nerveux central

est constitué par un tube cylindrique. La partie qui

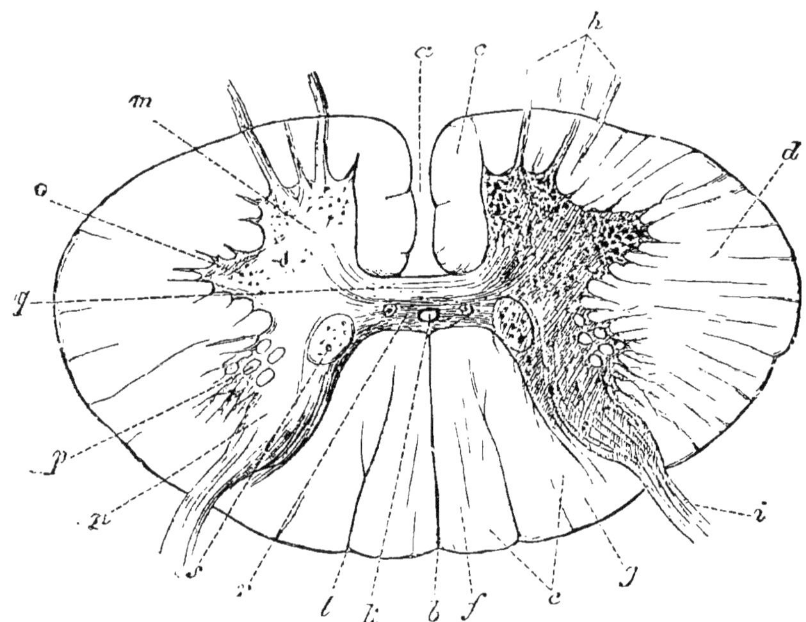

FIG 77. — Coupe transversale de la moelle épinière.

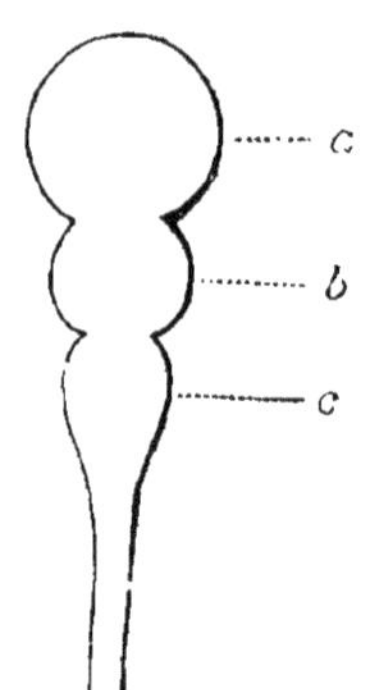

FIG. 78. — Vésicules cérébrales primitives.

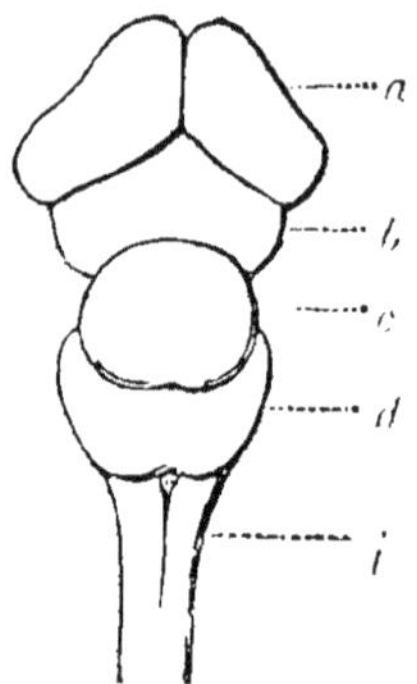

FIG. 79. — Phase des cinq vésicules.

deviendra la moelle épinière, ne subit pas grande modification, sauf que les parois s'épaississent, et que la lumière du canal se rétrécit beaucoup : mais la partie qui doit donner naissance à l'encéphale est profondément modifiée. Cette extrémité du tube neural se renfle en trois vésicules ou *vésicules cérébrales primitives* (fig. 78), qui constitueront le cerveau antérieur, le cerveau moyen et le cerveau postérieur. Le cerveau antérieur peut lui-même se diviser en deux parties; en effet, la vésicule primitive antérieure pousse deux bourgeons, qui vont constituer les hémisphères et le corps calleux; tandis qu'elle-même produit les couches optiques, la glande pinéale, les tubercules mamillaires, et le tuber cinereum. Le cerveau moyen reste simple : la vésicule cérébrale moyenne donnant seulement naissance aux tubercules quadrijumeaux et aux pédoncules cérébraux et cérébelleux postérieurs. Le cerveau postérieur peut se diviser. comme l'antérieur, en deux, la vésicule cérébrale postérieure se subdivisant, pour donner naissance d'une part au cervelet et à la protubérance, d'autre part au bulbe.

En définitive, (fig. 79) 5 vésicules cérébrales font suite aux 3 vésicules primitives, l'antérieure et la postérieure se subdivisant chacune en deux. Les parois de ces vésicules s'épaississent postérieurement, donnant naissance à des organes plus ou moins différenciés, mais il n'en est pas moins évident que toute la masse encéphalique prend naissance à leurs dépens, et comme elles sont creuses primitivement comme le tube neural d'où elles dérivent, on conçoit facilement la présence des cavités ou ventricules que nous avons signalées au cours de notre description : les ventricules latéraux, sont les cavités des deux bourgeons de la vésicule antérieure qui sont devenues les hémisphères, le 3e ventricule est la cavité de cette vésicule, l'aqueduc de Sylvius n'est autre que la cavité très rétrécie de la vésicule moyenne, et le 4e ventricule est celle de la vésicule postérieure. Toutes ces cavités, qui ne sont que des diverticulum du tube neural primitif, communiquent naturellement entre elles, et avec le canal de l'épendyme.

Voici en résumé le tableau des différentes parties constitutives de l'encéphale, résultant de la différenciation des 3 vésicules cérébrales primitives (fig. 80 et 81).

Cerveau antérieur. — 1° c. ant. proprement dit. Hémisphères, corps calleux, corps striés, ventricules latéraux;
2° c. intermédiaire, couches optiques, glande pinéale, tubercules mamillaires, tuber cinéreum et hypophyse; 3e ventricule;

Cerveau moyen. — 3° Cerveau moyen, tubercules quadrijumeaux, pédoncules cérébelleux supérieurs, pédoncules cérébraux, aqueduc de Sylvius;

Cerveau postérieur. — 4° Cerveau post. proprement dit. Cervelet et protubérance;
5° Arrière-cerveau. Moelle allongée, 4e ventricule.

La position relative de ces différents organes résulte d'une flexion en S que subit la partie antérieure renflée du tube neural, et de leur développement inégal : (fig. 82) c'est ainsi que les hémisphères, qui résultent d'un bourgonnement en avant de la vésicule antérieure, prennent un tel développement que, grâce à leur croissance qui se fait surtout en arrière, ils viennent recouvrir toutes les autres parties de l'encéphale qu'on ne peut bien voir qu'après leur ablation.

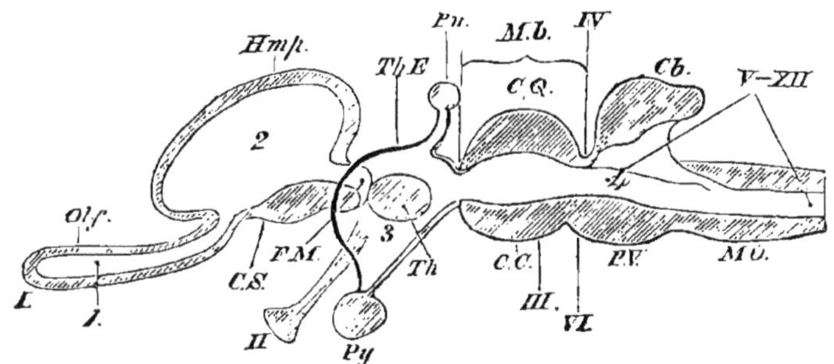

Fig. 80. — Schéma du développement du cerveau aux dépens des cinq vésicules cérébrales, coupe verticale.

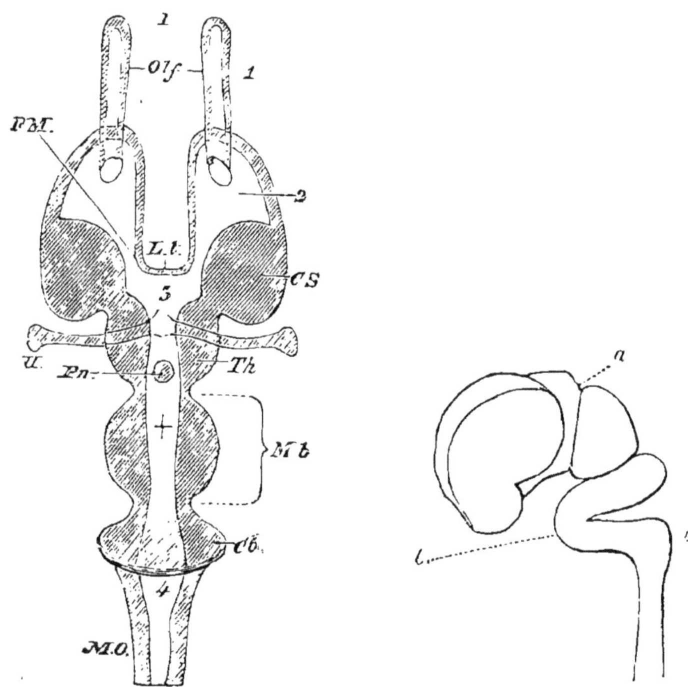

Fig. 81. — Coupe horizontale. Fig. 82. — Flexion du tube neural.

2° *Nerfs.* — De l'encéphale et de la moelle épinière naissent un certain nombre de nerfs : ceux qui émanent de l'encéphale qui sortent par des trous du crâne, sont les nerfs *crâniens;* ceux qui émanent de la moelle, et qui sortent entre les vertèbres par les trous de conjugaison, sont les nerfs *rachidiens.*

Les nerfs crâniens sont au nombre de douze paires qui sont en allant d'avant en arrière : 1° Les nerfs *olfactifs ;* 2° les nerfs *optiques ;* 3° les nerfs *moteurs oculaires communs ;* 4° les nerfs *pathétiques ;* 5° les *trijumeaux ;* 6° les *moteurs oculaires externes ;* 7° les *faciaux ;* 8° les *auditifs ;* 9° les *glosso-pharyngiens ;* 10° les *pneumogastriques ;* 11° les *spinaux ;* 12° les *hypoglosses.*

Les nerfs olfactifs partent chacun d'un renflement situé à la partie antérieure et inférieure des hémisphères, le *bulbe olfactif* : presque immédiatement ils se divisent en un grand nombre de filets, qui, traversant la lame criblée de l'ethmoide, vont se répandre sur la muqueuse nasale. Ce sont les nerfs de l'*olfaction :* nous renvoyons l'étude de leur rôle à celle de ce sens.

Les nerfs optiques prennent naissance partie dans les couches optiques, partie dans les tubercules quadrijumeaux : ils ne tardent pas à subir un entrecroisement partiel (*chiasma* des nerfs optiques), puis ils pénètrent dans le fond de l'orbite pour se répandre dans l'œil. Ce sont des nerfs de sensibilité et destinés à la *vision.*

Les moteurs oculaires communs, les pathétiques, moteurs oculaires externes sont des nerfs destinés au globe de l'œil et aux muscles qui le font mouvoir.

Les nerfs trijumeaux. sont deux gros nerfs, émanant par deux racines des côtés de la protubérance. Ils présentent peu après leur sortie du crâne un renflement, le *ganglion de Gasser*, d'où émanent 3 nerfs principaux, d'où le nom de *trijumeau*. Ces 3 branches sont, la branche *ophtalmique*, qui se répand dans le globe de l'œil et dans la muqueuse nasale, la branche *maxillaire supérieure* et la branche *maxillaire inférieure* : un rameau important de cette dernière est le nerf *lingual*, qui donne à la langue la sensibilité spéciale gustative.

Les nerfs faciaux prennent naissance dans le bulbe : après avoir suivi un trajet assez long et assez compliqué dans un canal osseux *(l'aqueduc de Fallope)*, ils sortent par les trous *stylo-mastoïdiens* et répandent leurs nombreux rameaux dans les muscles de la face : un de leurs rameaux la *corde du tympan* se rend à la glande sous-maxillaire.

Les nerfs auditifs naissent sur le quatrième ventricule : ils pénètrent dans le rocher, où ils se divisent en deux branches : branche *vestibulaire*, branche *cochléenne*. Ce sont les nerfs de l'*audition*, et nous les étudierons avec ce sens.

Les nerfs glossopharyngiens naissent dans le bulbe, ils se ramifient dans la langue et dans le pharynx.

Les pneumogastriques ou *vagues*, encore appelés *trisplanchniques*. sont des nerfs extrêmement importants ; nés dans la moelle allongée comme les précédents, ils descendent tout le long du cou, et vont se répandre dans la cavité thoracique et dans l'abdomen, fournissant sur leur passage des filets aux grands appareils de la *respiration*, de la *circulation* et de la *digestion*.

Les nerfs spinaux naissent, partie dans le bulbe, partie dans la moelle cervicale. Ils se divisent à peine sortis du crâne en deux rameaux, l'un, l'interne va s'accoler au pneumogastrique, l'autre, l'externe va se répandre dans les muscles trapèze et sterno-cléido-mastoïdien.

Les nerfs hypoglosses, nés également dans le bulbe, qui fournit, comme on le voit, l'origine d'un grand nombre de nerfs, vont se ramifier dans les muscles de la langue.

Le rôle physiologique des différents nerfs crâniens, sera examiné plus loin.

Les nerfs rachidiens sont au nombre de 31 paires, dont 8 cervicales, 12 dorsales, 5 lombaires, 5 sacrées et 1 coccygienne. Chaque nerf rachidien naît par deux racines : une racine postérieure sortant de la corne postérieure de la moelle et qui présente un renflement ganglionnaire, une antérieure, qui sort de la corne antérieure. Ces deux racines se fusionnent avant que le nerf soit sorti du canal rachidien. Le nerf unique qui résulte de cette fusion se divise en deux branches, une postérieure, qui se ramifie dans la partie postérieure du tronc, une antérieure, destinée à la partie antérieure : cette branche reçoit dans sa constitution des filets du grand sympathique.

Les quatres premières paires cervicales s'enchevêtrent plus ou moins les unes avec les autres, ou, comme l'on dit, s'anastomosent, de cette réunion naît le plexus cervical, d'où émane le nerf phrénique, destiné au diaphragme.

Les quatre dernières paires cervicales et la première dorsale forment aussi un plexus, le plexus brachial, qui est l'origine des nerfs du membre antérieur.

Les cinq paires lombaires forment le plexus lombaire, d'où naît le nerf crural ou nerf de la cuisse.

Les quatre premières paires sacrées forment le plexus sacré, d'où sort le nerf grand sciatique destiné au membre inférieur tout entier.

Tous ces nerfs crâniens et rachidiens prennent leur origine dans la substance grise des centres nerveux; après un trajet plus ou moins long, ils viennent se terminer dans des appareils spéciaux, formés d'éléments cellulaires différenciés, (terminaisons sensitives et motrices).

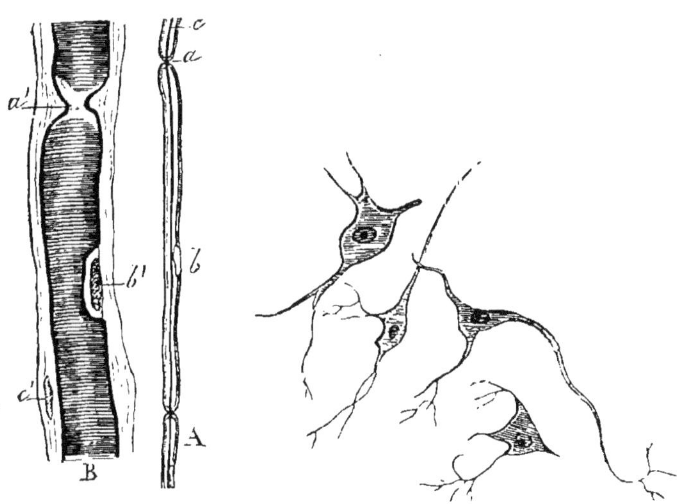

Fig. 83. — Fibres nerveuses à double contour.

Fig. 84. — Cellules nerveuses.

Les nerfs, qui ne jouent que le rôle de conducteurs, sont constitués par des *fibrilles* nerveuses (fig. 83), alors que la substance grise est constituée au contraire par des *cellules* ganglionnaires (fig. 84), d'où émanent ces fibrilles.

On distingue dans la fibre nerveuse examinée au microscope une gaine conjonctive, la *gaine de Schwann*, un manchon d'une substance graisseuse, la *myéline*, et enfin au centre un filament grêle, le *cylindre axe*, qui est la partie vraiment essentielle de la fibre. L'ensemble des fibres qui constituent un nerf possède une enveloppe conjonctive générale, le *névrilème*.

Système Grand sympathique. — Le système nerveux grand sympathique, qu'il nous reste à examiner pour terminer ce rapide examen anatomique du système nerveux était considéré autrefois comme un système nerveux absolument à part; et de fait, le rôle important qu'il joue dans les fonctions de nutrition, explique jusqu'à un certain point cette opinion : il ne faut pas oublier cependant qu'un nerf du système cérébro-spinal, le pneumogastrique, partage ces propriétés. Quoi qu'il en soit, on sait aujourd'hui qu'il n'est qu'une dépendance du système cérébro-spinal, qu'il a son origine dans la moelle. On peut y distinguer des centres et des nerfs. Les centres sont constitués d'une part par une double chaîne ganglionnaire, d'autre part, par des ganglions périphériques.

La double chaîne ganglionnaire est formée par une série de ganglions unis entre eux par des *connectifs* et placés de chaque côté de la colonne vertébrale. Cette chaîne s'étend de la dernière vertèbre sacrée à la première cervicale et elle pénètre même dans l'intérieur du crâne. Chacun des ganglions qui la composent, reçoit un filet émané de la moelle, et qui lui est apporté par la racine antérieure de chaque nerf rachidien. On peut diviser ces ganglions en cinq groupes : 1° les ganglions *intra-crâniens*, 2° les ganglions *cervicaux*, 3° les *thoraciques*, 4° les *lombaires*, 5° les *pelviens*. De ces ganglions émanent un grand nombre de filets efférents, qui s'anastomosent fréquemment entre eux pour former des *plexus*. Ils se renflent parfois sur leur trajet, pour constituer les ganglions périphériques dont nous avons parlé.

Les ganglions intra-crâniens sont : 1° le ganglion *ophtalmique*, en rapport avec la branche ophtalmique du trijumeau, 2° le ganglion de *Meckel* ou sphéno-palatin, en rapport avec la branche maxillaire supérieure, 3° le ganglion *otique* ou d'Arnold, en rapport avec la branche maxillaire inférieure.

Les ganglions cervicaux sont au nombre de trois paires : ganglions cervicaux supérieurs, moyens et inférieurs. Ils donnent naissance aux nerfs cardiaques, qui vont constituer avec des filets du pneumogastrique le *plexus cardiaque*, qui renferme plusieurs ganglions. Ces trois ganglions correspondent aux huit paires rachidiennes cervicales, ils reçoivent en effet par le nerf vertébral qui chemine dans le canal osseux des apophyses transverses des vertèbres de cette région, des filets émanés de ces huit paires.

Les ganglions thoraciques sont au nombre de douze paires, correspondant aux douze paires rachidiennes dorsales. Les nerfs émanés de ces ganglions se fusionnent de chaque côté en un tronc, le *grand nerf splanchnique*, qui se termine dans un gros ganglion dit *ganglion semi-lunaire* : ce ganglion reçoit aussi une branche du pneumogastrique. Il entre dans la constitution d'un riche plexus ganglionnaire, dit *plexus solaire*, d'où émanent de nombreux filets se rendant à l'estomac, le foie, la rate, les reins, etc., et qui forment eux-mêmes de petits plexus secondaires.

Les ganglions lombaires sont au nombre de quatre paires, leurs filets efférents vont constituer les plexus *mésentériques*, d'où émanent des branches destinées à l'intestin.

Les ganglions pelviens, au nombre de quatre paires également, forment par leurs branches efférentes un certain nombre de plexus, d'où sortent des nerfs destinés à la vessie, à la partie terminale de l'intestin, etc.

Les ganglions du sympathique, constituent des centres, ils renferment en effet de nombreuses cellules ganglionnaires : quant aux nerfs qui en émanent, leur constitution n'est pas absolument semblable à celle des nerfs crâniens ou rachidiens : les fibres qui les constituent sont réduites à la gaine de Schwann et au cylindre axe, le manchon de myéline manque.

Fonctions du système nerveux

Il nous reste à examiner quel est le rôle des différentes parties que nous venons de décrire. Nous avons vu que, au point de vue anatomique, on pouvait les diviser en deux groupes : 1° les centres, caractérisés par la présence des cellules nerveuses; ce sont l'encéphale, la moelle, les ganglions symphatiques. 2° Les nerfs, caractérisés par les fibres nerveuses ; ce sont les différents filets émanés de ces divers centres. Nous commencerons cette étude physiologique par celle des nerfs.

Rôle des nerfs. — La fonction unique des nerfs est de *conduire* les différentes impressions sensorielles reçues à la périphérie, vers les centres; ou, au contraire, d'amener à la périphérie les incitations diverses émanées de ces centres.

Ils n'ont donc aucune action par eux-mêmes; il faut, pour qu'ils fonctionnent, que les éléments qui les terminent ou d'où ils émanent, aient été impressionnés d'une façon quelconque. Ils transmettent alors cette impression au point où elle doit être reçue. Au point de vue de la physiologie générale, les nerfs ont une propriété unique, la conductibilité; mais comme cette conduction peut se faire dans deux sens, soit de la périphérie au centre, soit du centre à la périphérie, on a divisé les nerfs en *centripètes*, *centrifuges* et *mixtes*, suivant que la conduction se fait dans leur tronc dans un sens unique ou dans les deux. Les nerfs centripètes sont encore appelés *sensitifs*; les nerfs centrifuges peuvent être *moteurs* ou *sécrétoires*.

On démontre de la manière la plus simple la conductibilité dans les nerfs : il suffit pour cela de les sectionner : si c'est un nerf sensitif, on abolit la sensibilité dans les points où il se répand; si c'est un nerf moteur, on abolit le mouvement.

Ces constatations de l'existence de fibres sensitives ou centripètes et motrices ou centrifuges ont été faites tout d'abord sur les nerfs rachidiens, qui sont d'ailleurs des nerfs mixtes; c'est pourquoi, lorsque l'on coupe le tronc d'un nerf émané de la moelle, on supprime à la fois, dans les régions où ils se distribuent, la sensibilité et le mouvement. Mais rappelons-nous que les nerfs rachidiens sont formés par la fusion de deux troncs : la racine antérieure et la racine postérieure. On peut sectionner isolément chacune de ces racines, et l'on constate alors que la section de la racine postérieure fait disparaître la sensibilité dans le territoire où se répand le nerf, et celle de la racine antérieure la motricité.

Examinons d'un peu plus près le phénomène. Sectionnons les deux racines d'un nerf et explorons les bouts centraux et périphériques des deux sections. Quand on excite le bout périphérique de la racine postérieure sectionnée, on n'obtient aucun résultat ; quand on excite son bout central, au contraire, l'animal en expérience pousse des cris et s'agite violemment sous l'influence de la douleur. Ainsi donc, non seulement la racine postérieure est sensitive, mais la conduction de la sensibilité est centripète.

Faisons les mêmes expériences sur la racine antérieure. L'excitation du bout central ne donne rien ; l'excitation du bout périphérique produit des mouvements dans les muscles où se distribue le nerf, et seulement dans ceux-là. La racine postérieure est donc motrice, et la conduction de la motricité se fait dans le sens centrifuge. Voici donc un fait absolument établi : les nerfs rachidiens sont des nerfs mixtes, à la fois sensitifs et moteurs, et doivent la sensibilité à leur racines postérieures et leur motricité aux racines antérieures.

Ces généralités suffisent pour les nerfs rachidiens, ils donnent, en résumé, au tronc et aux membres, la sensibilité générale et le mouvement. Les nerfs crâniens nous arrêteront un peu plus longtemps, à cause de leurs fonctions un peu spéciales.

Tous les nerfs rachidiens sont mixtes. Il n'en est pas de même des nerfs crâniens : les uns sont mixtes, comme les nerfs rachidiens, mais d'autres sont purement sensitifs ou purement moteurs.

1° *Nerfs olfactifs.* — Ces nerfs sont purement sensitifs ; de plus, ce sont des nerfs de sensibilité spéciale, et leur irritation ne produit aucune douleur.

2° *Nerfs optiques.* — Nous pouvons en dire autant des nerfs optiques. Le rôle de ces deux nerfs sera étudié à part, quand nous nous occuperons des organes des sens.

3° *Nerfs moteurs oculaires communs.* — Ce sont des troncs exclusivement moteurs, qui donnent le mouvement aux muscles suivants : releveur de la paupière, droit supérieur, droit interne, droit inférieur, petit oblique ; de plus, ils innervent, les muscles de la pupille et de la choroïde. Leur section produit l'*exophtalmie*, la chute de la paupière supérieure, le *strabisme* externe, la dilatation de la pupille et l'impossibilité de l'adaptation aux courtes distances.

4° *Nerfs pathétiques.* — Ce sont encore des nerfs exclusivement moteurs ; ils innervent le muscle grand oblique de l'œil. Leur section produit une légère déviation de l'œil en haut et en dedans.

5° *Nerfs trijumeaux.* — Ce sont des nerfs mixtes, formés par la réunion de deux racines ; leurs fibres sensitives et motrices sont réparties de la manière suivante dans les trois branches des nerfs. L'ophtalmique de Willis préside à la sensibilité de la peau du front, du dos, du nez, de la paupière supérieure, de la conjonctive, de la cornée et de l'iris ; il fournit à la glande lacrymale des filets sécrétoires. Le maxillaire supérieur donne la sensibilité à la paupière inférieure, la joue, l'aile du nez, la lèvre supérieure, la muqueuse nasale ; il fournit des fibres sensibles aux dents de la mâchoire supérieure et des fibres sécrétoires aux glandes de la muqueuse nasale. Le maxillaire inférieur préside à la sensibilité des dents de la mâchoire inférieure, de la peau du menton, de la lèvre inférieure et de la muqueuse buccale et linguale ; par son rameau lingual, il fournit à la langue la sensibilité gustative, Il innerve, par ses filets moteurs, les muscles de la mastication, soit releveurs (masséter, temporal), soit abaisseurs (mylohyoïdien, digastrique).

On a voulu voir daus le nerf trijumeau des nerfs *trophiques*, c'est-à-dire présidant à la nutrition des tissus où ils se répandent. Il est un fait qu'après la section du trijumeau, on voit apparaître des ulcérations de la cornée ; mais ces ulcérations peuvent s'expliquer facilement par des troubles vaso-moteurs. Il ne faut pas oublier non plus que la cornée, étant devenue insensible après la section du trijumeau, peut facilement être blessée, l'animal n'étant plus averti par la douleur des lésions.

6° *Nerfs moteurs oculaires externes.* — Ces nerfs sont exclusivement moteurs. Ils innervent le muscle droit interne et président aux mouvements de l'œil en dehors. Leur destruction amène le strabisme interne.

7° *Nerfs faciaux.* — Ces nerfs sont, comme les précédents, centrifuges. Leur sensibilité est une sensibilité d'emprunt, due à des anastomoses avec les nerfs voisins, particulièrement avec le pneumogastrique et le trijumeau. Le facial préside, par ses rameaux terminaux, aux différents mouvements de tous les muscles peauciers de la tête, c'est donc avant tout le nerf de l'expression. Sa paralysie donne à la figure un aspect tout particulier et terrifiant ; la physionomie, en effet, tout à fait impassible et immobile, est à s'y méprendre celle d'un cadavre.

Duchenne, de Boulogne, dans de remarquables expériences, a pu préciser, par l'excitation électrique, chez un sujet dont le facial était paralysé, quel était le rôle des différents filets terminaux dans les expressions de joie, de tristesse, d'effroi, etc.

Le nerf facial fournit des filets sécrétoires aux glandes salivaires, particulièrement un nerf à la sous-maxillaire. Ce dernier, connu sous le nom de *corde du tympan*, à cause de son passage dans l'épaisseur de cette membrane, a été l'objet de nombreuses recherches de la part de Claude Bernard, qui a établi que sa section amène un arrêt de la sécrétion salivaire, et son excitation l'excrétion d'une grande quantité de salive. A l'état normal, la cause de la sécrétion n'est pas une excitation directe, mais une excitation réflexe, dont la voie centripète est constituée par le nerf lingual. On sait, en effet, qu'une saveur acide, par exemple, produit immédiatement un flux abondant de salive.

Le facial fournit encore des filets aux muscles de l'oreille moyenne et joue ainsi un rôle d'accommodation dans l'audition.

8° *Nerfs auditifs.* — Ces nerfs sont des nerfs de sensibilité spéciale, et qui donnent la perception de l'ouïe.

Leur section, qui provoque une sensation de son, au moment de l'opération, produit la surdité complète et irrémédiable. De même, la section des nerfs optiques, qui produit momentanément une sensation de lumière, amène la cécité absolue.

9° *Glosso-pharyngiens*. — Ces nerfs sont mixtes, dès leur origine. Ils président aux mouvements du pharynx (concurremment avec les pneumogastriques), à la sensibilité générale du pharynx et de la base de la langue, et enfin jouent un certain rôle dans la gustation.

10° *Pneumogastriques*. — Ces nerfs sont également mixtes, dès leur origine, et naissent par deux racines. Ils ont une physiologie extrêmement complexe, jouant un rôle très important dans la respiration, la circulation et la digestion, sans compter la sécrétion urinaire et les phénomènes de nutrition intime. Ces nerfs donnent la sensibilité et le mouvement aux trois grands organes splanchniques, cœur, poumon, estomac, d'où le nom de *trisplanchniques*, qu'on leur donne quelquefois. Ils portent également le nom de *nerfs vagues*. La sensibilité que transmet le pneumogastrique est une sensibilité tout à fait obtuse, et dans le genre de celle que possèdent les filets sympathiques, de même les mouvements auxquels ils président sont presque tous réflexes et automatiques. Il est vrai qu'un très grand nombre de filets sympathiques entrent vraisemblablement dans la constitution du tronc du pneumogastrique, et que de plus, dans les terminaisons de ce nerf, les anastomoses avec les nerfs sympathiques forment la règle.

Dans l'appareil respiratoire, le pneumogastrique donne

la sensibilité à la glotte, à la trachée et au poumon ; il donne le mouvement aux mêmes parties, et en particulier préside aux contractions des fibres musculaires lisses des bronches : son action motrice sur le larynx est due en grande partie à son anastomose avec la branche interne du spinal. Dans l'appareil digestif, il donne la sensibilité et le mouvement au pharynx, à l'œsophage et à l'estomac ; il semble aussi exercer une certaine action sur la sécrétion biliaire. Dans l'appareil circulatoire, il fournit tout d'abord à l'organe central de la circulation, au cœur, des filets modérateurs, c'est-à-dire dont l'action est de ralentir l'organe accéléré. Une forte excitation de ces filets peut même amener l'arrêt cardiaque, comme cela se produit parfois dans les émotions. Ces filets modérateurs n'appartiennent pas en propre au pneumogastrique, mais lui sont fournis par la branche interne du spinal. Le pneumogastrique fournit encore un certain nombre de filets vaso-moteurs à différents appareils, particulièrement au rein, et peut-être au poumon. La section des deux nerfs pneumogastriques est constamment mortelle : cette mort est due d'une part à des phénomènes d'asphyxie, produits par un engouement du poumon, d'autre part à des troubles très graves de la nutrition intime, qui sont d'ailleurs des conséquences plus ou moins directes de l'état asphyxique. Le glycogène disparaît du foie, transformé en sucre avec une grande activité, la quantité d'urée diminue dans le sang, et son élimination subit une baisse notable. Ajoutons que la paralysie des parties antérieures du tube digestif, jusqu'à l'estomac inclusivement, apporte des troubles très considérables dans la digestion et que la réparation des pertes s'effectue dans ces conditions d'une manière tout à fait incomplète.

11° *Nerfs spinaux.* — Ces nerfs sont purement moteurs. Ils se divisent en deux branches, l'une interne, l'autre externe : la première va s'accoler intimement au tronc du pneumogastrique, auquel elle fournit des filets laryngés et cardiaques, la seconde va innerver les muscles trapèze et sterno-mastoïdien.

12° *Nerfs hypoglosses.* — Ce sont encore des nerfs exclusivement moteurs. Ils vont innerver les différents muscles de la langue et président par conséquent aux mouvements de cet organe.

Nerfs sympathiques. — Les nerfs qui émanent du système nerveux grand sympathique sont généralement mixtes, c'est-à-dire à la fois sensitifs et moteurs. Ils vont se distribuer dans les différents viscères, d'où le nom de *nerfs de la vie de nutrition* qu'on leur donne souvent : leur sensibilité est le plus souvent inconsciente, de même que les réflexes qu'ils provoquent. C'est encore le grand sympathique qui fournit au système de la circulation les nerfs vaso-moteurs. Un certain nombre d'entre eux ont une importance toute spéciale, ce sont les nerfs cardiaques: ces derniers sont accélérateurs et par conséquent antagonistes des pneumogastriques. Grâce à cette innervation spéciale, le rythme du cœur se trouve régularisé, comme nous l'avons expliqué en examinant le mécanisme de la circulation. On a voulu voir aussi dans les nerfs sympathiques des fibres trophiques ; mais il est probable que les effets sur la nutrition résultant de la section de certains filets sympathiques, de même que les effets calorifiques concomitants, sont dus uniquement à des actions vaso-motrices.

Fonctionnement des nerfs. — Avant de passer à l'étude des fonctions des centres, nous ajouterons encore quelques mots sur le mode de fonctionnement des nerfs. L'excitant ordinaire d'une fibre nerveuse motrice est l'impulsion partie d'une cellule des centres, mais on peut exciter artificiellement cette fibre de bien des manières différentes. Si l'on pince par exemple un nerf moteur, on produira immédiatement des contractions dans les parties où il se distribue ; de même, si on l'imbibe d'une substance caustique ; mais l'excitant qui donne les meilleurs résultats, c'est assurément l'électricité. Il en est de même des nerfs sensitifs, ils conduisent ordinairement des excitations recueillies par des terminaisons spéciales, mais on peut provoquer des phénomènes de sensibilité en portant sur leur tronc des excitations artificielles.

On ne connaît rien du mécanisme de la transmission nerveuse dans les nerfs sensitifs et moteurs ; tout ce qu'on a pu faire, ç'a été de mesurer la vitesse de cette transmission et de noter l'existence de quelques phénomènes qui l'accompagnent. C'est ainsi que l'on sait que l'état d'activité d'un nerf s'accompagne de phénomènes électriques, et de la production d'un courant spécial, qui va de l'intérieur du nerf à sa surface naturelle. La vitesse de la transmission nerveuse, dans un nerf moteur, est environ de 25 mètres par seconde, et sensiblement de la même durée pour un nerf sensitif. Quand un nerf est sectionné, il en résulte la paralysie dans les points où il se distribue, si c'est un nerf moteur, et la perte de la sensibilité si c'est un nerf sensitif. En même temps, il y a un des deux tronçons du nerf qui dégénère, c'est le tronçon périphérique, qu'il s'agisse d'un nerf sensitif ou d'un nerf moteur [1] : la dégénérescence ne se fait pas d'ailleurs tout d'un coup dans le tronçon entier, elle marche progressivement, et justement en sens inverse de la conductibilité. Les nerfs moteurs dégénèrent de la périphérie vers le centre et les nerfs sensitifs du centre vers la périphérie. Lorsqu'un nerf sensitif est coupé, et que l'on vient à exciter son bout central encore sensible, il se produit un phénomène assez curieux, que l'on a pu maintes fois constater sur l'homme : c'est que l'on rapporte la sensation à ses terminaisons. De là les illusions des amputés, qui ont mal à leur jambe ou à leur bras coupés.

Rôle des centres. — Les centres, renfermant à la fois des cellules nerveuses, et des fibres qui relient ces cellules entre elles, possèdent à la fois la conductibilité et une activité propre. Nous allons étudier ces deux rôles dans les différents centres que nous avons décrits plus haut, à savoir la moelle, le bulbe, l'encéphale et les ganglions du grand sympathique.

Mais avant de commencer l'étude spéciale de ces centres particuliers, il est bon d'exposer les propriétés générales

[1] On suppose dans ce cas la section faite sur le tronc du nerf. Si l'on coupe les racines d'un nerf mixte, on voit le bout central du nerf sensitif dégénérer et le bout périphérique du nerf moteur : il semble donc que le ganglion de la racine postérieure joue un rôle de centre trophique vis-à-vis des fibres sensitives.

qui appartiennent à tous les centres, et qui nous permettront d'expliquer les différents phénomènes que nous rencontrerons au cours de cette étude. Les centres nerveux quels qu'ils soient (ganglions, moelle, bulbe, encéphale), possèdent les propriétés suivantes outre la conductibilité; la *motricité*, la *sensibilité*, la *mémoire* et le *pouvoir réflexe*.

Motricité. — La motricité est la faculté, que possèdent certaines cellules nerveuses, de mettre en action le nerf moteur, absolument comme le ferait une excitation artificielle portée sur le tronc du nerf. Le résultat de cette excitation, partie de la cellule, est la contraction des muscles auxquels se distribue le nerf émané de cette cellule. Parfois l'incitation motrice est volontaire, le plus souvent elle est le produit d'un réflexe. L'incitation motrice volontaire ne se rencontre que dans les cellules nerveuses cérébrales, qui l'élaborent semble-t-il directement et sans cause externe agissante, mais il est probable que cette cause existe, car on ne saurait concevoir l'existence d'un mouvement qui n'aurait pas de cause déterminante. Ce que nous appelons la volonté, n'est qu'un mot qui cache notre ignorance des phénomènes qui se passent dans les cellules cérébrales motrices, lors de la production d'un mouvement dit volontaire.

Sensibilité. — La sensibilité est la faculté que possèdent certaines cellules nerveuses, de réagir contre les excitations qui leur sont transmises par les nerfs sensitifs. Parfois l'impression transmise est consciente, et on dit alors qu'il y a perception, c'est le cas pour les cellules sensitives de l'encéphale, mais le plus souvent, l'excitation que reçoit la cellule n'est pas perçue, et la sensibilité n'est attestée que par la réaction, c'est le cas de tous les réflexes.

Mémoire. — La mémoire est la propriété que possèdent les cellules nerveuses, de réagir plus facilement à une cause excitante, quand cette cause s'est répétée un certain nombre de fois : elle existe aussi bien dans les cellules motrices que dans les cellules sensitives. Elle est tout particulièrement développée dans certaines cellules de l'encéphale, où elle donne lieu aux phénomènes connus plus particulièrement sous le nom de *mémoire*, mais qui ne sont qu'un cas particulier des faits plus généraux énoncés ci-dessus.

Pouvoir réflexe. — Le pouvoir réflexe est la propriété que possèdent les cellules nerveuses de transmettre les impressions sensorielles, conscientes ou non, qui leur sont apportées par les fibres centripètes, à des fibres centrifuges, motrices ou glandulaires. Le pouvoir réflexe n'est pas à proprement parler la propriété d'*une* espèce de cellules ; il exige le concours des cellules sensitives et des cellules motrices.

Quand une impression, apportée du dehors par un nerf quelconque de la sensibilité, arrive à une cellule nerveuse sensitive, celle-ci, qui est en relation par des prolongements avec une cellule motrice, réagit sur cette cellule, et sous l'influence de cette excitation, l'incitation motrice est transmise par elle au nerf moteur. C'est à cause de cette espèce de réflexion, qui se fait dans les centres, où l'impulsion sensitive se transforme en impulsion motrice, ces deux impulsions cheminant en sens inverse, comme le rayon direct et le rayon réfléchi qu'on a donné le nom de *réflexes* à ces phénomènes si curieux. Nous avons dit que certains réflexes étaient conscients et d'autres inconscients. Les premiers ont tous pour centre le cerveau, les autres peuvent se rencontrer dans tous les centres nerveux : dans le premier cas, la réflexion de l'impulsion sensitive en impulsion motrice est accompagnée de perception, c'est le cas de l'éternuement provoqué par le frôlement de la muqueuse nasale, et qui s'accompagne d'une sensation de chatouillement : dans le deuxième cas, cette réflexion est purement automatique, sans que l'être dans lequel elle se passe en soit le moins du monde averti, c'est le cas des mouvements du tube digestif provoqués par le contact des aliments.

L'action réflexe joue un rôle absolument fondamental, dans les fonctions du système nerveux, et on peut en définitive y ramener toutes les manifestations dont ce système est le siège. Les forces de l'extérieur, recueillies par les surfaces sensibles, sont transmises aux centres sensitifs ; réfléchies par ces centres et les centres moteurs, elles sont de nouveau extériorées sous forme de mouvement.

Grand sympathique. — Armés de ces notions générales, nous pouvons revenir à notre étude des propriétés principales des différents centres et de leur rôle fonctionnel. Commençons donc l'étude des ganglions du grand sympathique : leur rôle est surtout d'assurer un certain nombre de réflexes fondamentaux dans les fonctions de nutrition. C'est ainsi que les mouvements de l'intestin, de la vessie, des différents vaisseaux, sont particulièrement sous leur dépendance. Si nous examinons les ganglions de la chaîne, nous voyons que leur excitation produit des phénomènes assez différents, suivant que l'on s'adresse à la partie céphalique, à la partie cervicale, à la partie thoracique ou à la partie abdominale.

La partie céphalique renferme le ganglion ophtalmique, le ganglion sphéno-palatin, et le ganglion otique. L'ablation du premier de ces ganglions amène immédiatement l'insensibilité de la cornée, le second fournit des filets sensitifs à la muqueuse nasale et le troisième à la muqueuse de la caisse du tympan. On peut rattacher peut-être aux trois ganglions précités, le ganglion sous-maxillaire, qui pourrait agir d'après Claude Bernard, comme centre réflexe de la salivation sous-maxillaire.

La partie cervicale renferme les trois ganglions cervicaux et les cordons qui les unissent. Ils fournissent des fibres dilatatrices à l'iris, des fibres motrices aux muscles lisses de l'orbite et de la paupière supérieure, des fibres vaso-motrices et sécrétoires à la tête. Ils fournissent enfin les nerfs accélérateurs cardiaques.

La partie thoracique du sympathique fournit des accélérateurs au cœur et des fibres vaso-motrices à l'intestin ; la partie abdominale, des vaso-moteurs à tous les organes abdominaux et des nerfs moteurs à la vessie et au gros intestin.

La portion périphérique du système ganglionnaire est formée par le plexus cardiaque, les plexus solaire, mésentérique, hypogastrique. Les ganglions qui entrent dans la composition de ces plexus et qui jouent un certain rôle dans les phénomènes de sensibilité et de mouvement des viscères abdominaux ne sont pas des centres à proprement parler, ce sont plutôt de simples relais : d'ailleurs tous les ganglions sympathiques en sont là, ce ne sont plus ou moins que des modificateurs d'incitation qui viennent de centres supérieurs particulièrement de la moelle. Il ne faudrait pas cependant leur refuser toute espèce d'action propre. Tout en rattachant très étroitement le système sympathique au système cérébro-spinal, auquel il emprunte par les nerfs communicants ses actions motrices, vaso-motrices, etc., il faut reconnaître qu'il est susceptible de produire à lui seul et après destruction complète des centres cérébro-rachidiens, les mouvements du cœur, ceux de l'intestin, etc. Il contient donc outre les fibres centripètes et centrifuges empruntées au système cérébro-spinal des fibres émanées à proprement parler de ses ganglions.

Ce qu'il importe de retenir relativement aux fonctions du sympathique, c'est que c'est bien comme le disait Bichat, le système nerveux de la vie de nutrition ou de la vie organique. La volonté est toujours absente des mouvements qui se produisent dans sa sphère, et la conscience les accompagne rarement. Tous les phénomènes intimes qui s'accomplissent dans les profondeurs de notre organisme, et qui assurent la régularité de son fonctionnement, sont plus ou moins sous la dépendance sympathique, soit directement, soit indirectement.

Moelle épinière. — Nous savons que, histologiquement

parlant, la moelle est formée : 1° de substance blanche, constituée par des fibres; 2° de substance grise, constituée par des cellules multipolaires unies entre elles par leurs prolongements. La substance blanche ne possède qu'une fonction, la conduction ; la substance grise ou ganglionnaire, outre cette propriété, peut agir comme centre nerveux, non qu'elle perçoive les impressions sensitives qu'elle reçoit, mais elle peut les réfléchir dans les racines antérieures motrices. Fonctions de conduction, fonctions de réflexion, telles sont les attributions de la moelle.

1° *Conduction.* — Cette fonction, dans le cas particulier, consiste à transmettre, soit à un centre médullaire, soit au cerveau les impressions sensitives qui lui arrivent par les racines postérieures des nerfs rachidiens, et d'autre part à conduire aux muscles et aux glandes, les impulsions motrices ou sécrétoires, émanées soit du cerveau, soit du centre médullaire où se fait la réflexion.

On s'est demandé si toutes les parties de la moelle jouaient indifféremment le même rôle au point de vue de la conduction, ou si, au contraire, les impressions centripètes et centrifuges suivaient des voies différentes. La question a pu être résolue d'une part par les expériences sur les animaux, d'autre part, par les expériences toutes faites par la nature que nous offrent les cas pathologiques. On peut diviser au point de vue de la conductibilité la moelle en trois régions : 1° les faisceaux postérieurs; 2° les faisceaux antéro-latéraux ; 3° la substance grise.

Les faisceaux postérieurs sont directement excitables par les excitants même les plus légers et donnent lieu, de la part de l'animal en expérience, à des réactions générales marquant qu'il éprouve de la douleur en même temps que se produisent d'énergiques réflexes; ils sont constitués par un ensemble de fibres longitudinales commissurales, qui relient entre eux par un trajet en arc les différents étages de l'axe gris de la moelle, et servent ainsi à transmettre au cerveau par l'intermédiaire de la substance grise, les impressions sensitives. Ils renferment probablement, outre ces fibres en arc, des fibres conductrices de la sensibilité tactile, remontant jusqu'au cerveau et conduisant directement les impressions. En effet chez un animal auquel on a sectionné toute la moelle à l'exception des cordons postérieurs, la sensibilité au contact persiste. On sait de plus que, dans la maladie appelée *ataxie locomotrice* et qui consiste justement dans une altération plus ou moins complète des cordons postérieurs de la moelle, la sensibilité à la douleur est conservée, et la sensibilité tactile plus ou moins abolie.

Les faisceaux antérieurs et latéraux de la moelle sont excitables, mais seulement par de fortes excitations, telles que la compression par exemple entre les mors d'une pince; quand on les sectionne, la motilité volontaire est abolie dans tous les points situés au-dessous de la section : quand on les excite, il se produit des mouvements dans ces mêmes points : ils conduisent donc des incitations centrifuges : d'une part, ce sont les ordres de la volonté, faisant communiquer les centres encéphaliques avec la substance grise (cornes antérieures); d'autre part, ce sont des ordres réflexes, faisant communiquer entre eux les différents étages de l'axe gris de la moelle.

La substance grise de la moelle n'est pas excitable expérimentalement, elle n'entre en jeu que sous l'influence des impressions qui lui arrivent par les nerfs; c'est là d'ailleurs un fait assez général et qui s'observe dans les autres amas de substance grise de l'axe nerveux cérébro-spinal (excepté peut-être pour la substance grise corticale des hémisphères). Elle sert de conducteur principal, aux impressions sensitives, car la section de tous les cordons blancs laisse persister la sensibilité : chose singulière même, il suffit, pour que la conduction s'effectue dans toute son intégrité, d'un très petit pont de substance grise, ainsi que Vulpian l'a montré, en incisant plus ou moins complètement cette substance grise, ainsi qu'est venu le prouver le fait anatomo-pathologique d'un individu, qui atteint de paraplégie, et guéri postérieurement, ne présentait plus dans sa moelle, à un certain niveau, qu'une seule corne de substance grise.

2° *Réflexion.* — Indépendamment du pouvoir conducteur, la moelle possède encore le pouvoir réflexe, qui est localisé dans sa substance grise. Les cellules de cette substance établissent la continuité fonctionnelle entre les fibres centripètes et les fibres centrifuges, transformant les excitations sensitives en incitations motrices et sécrétoires. La plupart de ces réflexes se font, sans aucune espèce d'intervention cérébrale, et même pour étudier avec netteté les réflexes médullaires, il est bon d'opérer en physiologie expérimentale sur des animaux décapités. Les faits recueillis de la sorte, sont applicables à la physiologie humaine, comme on a pu s'en assurer dans bien des cas pathologiques. Les réflexes médullaires peuvent être classés suivant la nature de la voie centripète et de la voie centrifuge, qui peuvent appartenir soit au système cérébro-spinal proprement dit, soit au sympathique.

Dans une première classe sont les réflexes, qui ont comme voie centripète et comme voie centrifuge des nerfs rachidiens. Tels sont, parmi les réflexes normaux, la déglutition, la toux, etc., parmi les réflexes pathologiques, le vomissement.

Une deuxième classe comprendrait les réflexes dont la voie centripète est un nerf sensitif du système céphalo-rachidien, et la voie centrifuge un nerf moteur sympathique, le plus souvent vaso-moteur, et qui donnent lieu soit à des sécrétions, soit à des effets plus ou moins variés de vascularisation.

Dans la troisième classe, on peut ranger les réflexes qui ont pour voie centripète un de ces nerfs à sensibilité obtuse du grand sympathique et pour voie centrifuge un nerf moteur ou sécrétoire du système cérébro-spinal. La plupart de ces réflexes sont pathologiques, comme par exemple les convulsions, que fait éclater dans les membres la présence de vers intestinaux dans le tube digestif, mais il en est pourtant de normaux comme le réflexe respiratoire.

Enfin la quatrième classe de réflexes comprendrait ceux qui ont pour voies centripète et centrifuge un nerf de la vie organique : tels sont les réflexes, bien obscurs encore, qui président à la sécrétion de la plupart des liquides intestinaux.

Voici d'ailleurs, d'après Viault et Jolyet, un certain nombre de réflexes médullaires.

I. Mouvements réflexes dans le domaine de la vie animale

1° L'excitation est transmise par un nerf de la vie animale.

EXCITATION	VOIE CENTRIPÈTE	VOIE CENTRIFUGE	EFFET PRODUIT
Contact du sol.	Nerf plantaire.	Nerfs de la jambe.	Marche.
Irritation de la pituitaire.	Trijumeau.	Nerfs des muscles exp.	Éternuement.
Irritation du larynx.	Laryngé sup.	—	Toux.

2° L'excitation est transmise par un nerf de la vie organique.

EXCITATION	VOIE CENTRIPÈTE	VOIE CENTRIFUGE	EFFET PRODUIT
Vers intestinaux.	Nerfs de l'intestin.	Nerfs des membres.	Convulsions.
Matières fécales dans le rectum.	Nerfs du rectum.	N. des muscles abdominaux.	Défécation.

II. Mouvements réflexes dans le domaine de la vie organique

1° L'excitation est transmise par un nerf de la vie animale.

EXCITATION	VOIE CENTRIPÈTE	VOIE CENTRIFUGE	EFFET PRODUIT
Froid sur la peau.	Nerfs cutanés.	Filets sympathiques de la peau.	Chair de poule.
Irritation sur la peau	—	Vaso-moteurs de la région.	Rougeur inflammatoire.

2° L'excitation est transmise par un nerf de la vie organique.

EXCITATION	VOIE CENTRIPÈTE	VOIE CENTRIFUGE	EFFET PRODUIT
Excitation de la muqueuse intestinale.	Nerfs symp. sensitifs.	Nerfs symp. moteurs.	Contractions de l'intestin.
Afflux exagéré du sang dans le cœur.	Nerf dépresseur.	Grand splanchnique.	Dilatation des vaisseaux abdominaux.

Les phénomènes réflexes sont soumis à un certain nombre de lois générales, qui ont été précisées par Pflüger et qui pour cette raison portent son nom. Ainsi, si l'irritation sensitive est faible, le mouvement est faible aussi et n'a lieu que du côté excité (loi de l'*unilatéralité)* : avec une irritation plus forte, le mouvement a lieu des deux côtés (loi de la *symétrie)*, mais est plus énergique du côté excité (loi de l'*intensité)*; avec une irritation plus forte encore, la réaction motrice, au lieu de se faire seulement au niveau de l'arrivée dans la moelle des fibres sensitives excitées, se répand dans la moelle (loi de l'*irradiation)*; enfin la réaction motrice pour des irritations très fortes devient absolument générale (loi de la *généralisation)*. Les mouvements réflexes se produisent souvent avec une régularité et une coordination telles, qu'on est tenté de douer la moelle d'une véritable conscience; c'est ainsi que, chez un homme endormi, si l'on vient à chatouiller la plante des pieds, le chatouillement non perçu n'en amène pas moins le retrait des membres.

On a pu localiser dans la moelle à différents niveaux un certain nombre de centres, qui semblent destinés spécialement à produire tel ordre de réflexes. Citons par exemple : 1° le centre *cardiaque*, situé à la partie inférieure de la région cervicale de la moelle, et dont l'excitation accélère les mouvements du cœur; 2° le centre *cilio-spinal*, qui préside à la dilatation de l'iris et qui est situé dans le voisinage du premier; 3° le centre *ano-spinal*, situé dans la région lombaire, et qui préside à la tonicité musculaire et à la contraction réflexe du sphincter anal; 4° le centre *vésico-spinal*, situé un peu au-dessus du précédent, et qui préside à la contraction des muscles de la vessie. On trouve enfin, disséminés plus ou moins à différentes hauteurs dans la moelle, des centres respiratoires, vaso-moteurs, sudoripares, mais ces centres sont subordonnés à des centres supérieurs situés dans le bulbe et n'ont pas une véritable autonomie.

En définitive, on peut voir que la moelle joue un rôle immense comme centre d'innervation : elle n'est pas néanmoins suffisante à elle seule à entretenir la vie, nous allons trouver dans le bulbe un des centres indispensables qui lui manque, le centre respiratoire : mais si l'on suppléait à l'absence de ce centre par la respiration artificielle, chez un être ayant la moelle coupée au-dessous du bulbe. on pourrait entretenir fort longtemps la vie : cette existence d'ailleurs serait dépourvue de toute conscience, de toute intelligence et de toute volonté.

Encéphale. — *Bulbe ou moelle allongée.* — Nous trouvons là encore, comme dans la moelle, des fonctions de conduction annexées au rôle actif proprement dit : le bulbe doit donc être envisagé au double point de vue d'organe de conduction nerveuse et de centre. Il relie la moelle aux différentes parties du cerveau auxquelles il transmet d'une part les impulsions sensibles; il conduit, d'autre part les excitations motrices à la périphérie; mais les conditions de cette transmission ne sont encore connues qu'imparfaitement, et il existe plusieurs opinions à ce sujet.

Pour certains auteurs, la double transmission, sensitive et motrice, est complètement croisée dans le bulbe, de sorte qu'une section de la moitié de ce bulbe abolirait à la fois la sensibilité et la motricité dans l'autre moitié du corps. Mais pour d'autres, la sensibilité n'est pas abolie, et est conduite partiellement par la substance grise. En tout cas, tout le monde est d'accord pour dire que la transmission motrice est croisée, comme les faisceaux bulbaires eux-mêmes : mais cet entrecroisement des faisceaux n'étant pas absolument complet, la section de la moitié du bulbe ne produit qu'une hémiplégie incomplète dans l'autre moitié du corps.

Dans le bulbe, on trouve développées à un haut degré les propriétés excito-réflexes que nous avons rencontrées dans la moelle, aussi le rôle du bulbe comme centre d'innervation est très considérable, et il n'est guère de fonction de l'organisme sur laquelle il n'exerce une certaine action : il faut remarquer aussi que dans le bulbe les centres sont plus nettement localisés que dans la moelle. On en trouve un grand nombre plus ou moins spécialisés, et dont voici une rapide énumération : d'après Viault et Jolyet.

1° *Centres de mouvements associés :*

1° Centre de la mastication et de la succion ;
2° — de la déglutition ;
3° — du vomissement :
4° — de l'occlusion des paupières ;
5° De la toux et de l'éternuement ;
6° De la phonation.

2° *Centres de mouvements automatiques :*

7° Centres respiratoires (Nœud vital de Flourens), centres inspirateur et expirateur ;

8° Centres cardiaques. Accélérateur et modérateur ;

9° Vaso moteur général : tenant sous sa dépendance les centres vaso-moteurs médullaires ;

10° Dilatateur pupillaire.

3° Centres sécrétoires :

11° Centre de la sécrétion salivaire ;
12° Des sécrétions digestives (gastrique? et pancréatique).
13° Sudoripare ;
14° Polyurique et glycosurique, albuminurique.

4° Centres moteurs généraux :

15° Centre de coordination des réflexes locomoteurs ;
16° Centre convulsif excité en particulier par CO^2.

Parmi tous ces centres, un des mieux connus est le centre respiratoire (double en réalité) ; il a été découvert par Flourens et il est localisé près de la pointe du *calamus scriptorius*, à la partie inférieure du plancher du quatrième ventricule. Flourens avait remarqué que sa destruction amène rapidement la mort et il lui avait donné le nom singulier de *nœud vital*. En réalité, si dans ce cas, l'animal meurt, ce n'est pas qu'on serait allé atteindre le siège mystérieux d'un principe inconnu de la vie, c'est tout simplement, parce que la respiration étant abolie, l'animal est asphyxié : cela est si vrai, qu'on entretient la vie pendant de longues heures avec la plus grande facilité chez un animal auquel on a sectionné le bulbe, rien qu'en pratiquant la respiration artificielle.

Le centre *diabétique*, découvert par Claude Bernard, et dont l'excitation amène la production du sucre dans l'urine, tient sans doute sous sa dépendance la circulation hépatique, et c'est par un simple effet vaso moteur que l'irrigation du foie étant exagérée, la transformation du glycogène en sucre se trouve exagérée également, d'où l'accumulation du sucre dans le sang, et par suite son passage dans l'urine.

Quant aux centres cardiaques, qui sont, avec ceux déjà cités, les plus importants du bulbe, ils sont particulièrement sensibles à l'état d'hématose du sang, comme les centres respiratoires du reste. Dans l'asphyxie, le sang chargé d'acide carbonique agit fortement sur le centre modérateur cardiaque, qui par l'intermédiaire du pneumogastrique ralentit les battements du cœur; en même temps les centres inspirateurs sont violemment excités (dyspnée): il y a apnée au contraire ou cessation du besoin de respirer quand le sang est très oxygéné.

Il est fort probable d'ailleurs que tous les centres bulbaires, et non seulement les centres respiratoires et cardiaques, sont sous la dépendance plus ou moins immédiate de la circulation dans le bulbe (état de contraction ou de dilatation des vaisseaux, hématose plus ou moins parfaite du sang).

Les centres bulbaires sont suffisants à l'entretien de la vie, mais ils n'existe encore ni conscience ni volonté: à supposer néanmoins, qu'une volonté étrangère suppléât la volonté absente, tous les mouvements automatiques de la digestion, de la circulation, de la respiration, bref, toutes les fonctions de la vie animale s'accompliraient avec la plus grande régularité.

3° *Cervelet.* — Les fonctions du cervelet sont assez obscures, et on a émis sur son rôle de bien nombreuses hypothèses : ce qui semble néanmoins se dégager de toutes les expériences, c'est que cet organe n'est en rapport ni avec la sensibilité, ni avec la pensée, et sert particulièrement à la coordination des mouvements : un animal auquel on a supprimé le cervelet présente une agitation générale, des mouvements brusques et irréguliers, et il ne peut plus se tenir sur ses pattes. Chez l'homme, on a pu constater accidentellement que les lésions du cervelet troublent l'équilibre et produisent une allure titubante semblable à celle d'un homme ivre. Quel est maintenant le mécanisme de cette influence que le cervelet possède sur la coordination. Est-il le centre du sens musculaire? ce sens, qui nous renseigne sur le degré d'énergie de la contraction de nos muscles : est-il simplement un lieu de passage pour les fibres de ce sens? Il est bien difficile de se prononcer sur ces hypothèses. Un fait certain néanmoins, c'est que la lésion des pédoncules cérébelleux inférieurs produit les mêmes effets que la soustraction d'un lobe du cervelet, or ces pédoncules sont indubitablement (continuation des cordons postérieurs de la moelle) des voies centripètes.

4° *Tubercules quadrijumeaux.* — La destruction des tubercules quadrijumeaux d'un côté, s'accompagne de la cécité du côté opposé ; ces organes renferment donc des centres de la vision : si l'action est croisée, elle tien à l'entrecroisement des fibres du nerf optique : ils renferment de plus des centres réflexes pour les mouvements du globe de l'œil et de l'iris, et enfin des centres réflexes pour certains mouvements coordonnés de tout le corps, et pour certains mouvements expressifs.

5° *Protubérances. Pédoncules cérébelleux et cérébraux.* — La protubérance possède tout d'abord un rôle conducteur, dû à ce que les faisceaux de la moelle la traversent en partie : aussi les lésions de cet organe produisent-elles des troubles dans la conduction de la sensibilité et de la motricité : ces derniers surtout sont connus, et l'on sait que les lésions unilatérales de la protubérance produisent une paralysie croisée. Ajoutons que l'on trouve encore dans la protubérance le lieu de passage des fibres réunissant les parties symétriques du cervelet.

Mais la protubérance possède encore, grâce à l'amas central de substance grise qu'elle renferme, le rôle d'un centre d'innervation : ce sont des centres moteurs et des centres sensitifs qui composent cet amas. Les centres moteurs sont liés aux mouvements de locomotion, et on a remarqué qu'un animal ne possédant plus que le cerveau, la protubérance et le bulbe, pouvait encore faire mouvoir ses membres : après l'ablation de la protubérance, l'animal reste absolument immobile. Quant aux centres sensitifs, ce sont des centres perceptifs ; si la transformation en idées ne peut se faire dans ces centres, ils sont capables de percevoir la sensation brutale de douleur, car on a remarqué qu'un animal, réduit à sa protubérance par extirpation des parties cérébrales supérieures, continue à manifester sa douleur quand on le pince ou qu'on le pique, par des cris plaintifs bien différents, du cri brusque et unique dû aux réflexes, qui suit la même excitation quand la protubérance est enlevée. Les pédoncules cérébelleux se divisent comme nous l'avons vu, en supérieurs moyens et inférieurs ; ce ne sont pas des centres, mais de simples organes de conduction formés de substance blanche. La lésion des pédoncules cérébelleux inférieurs, produit si elle est unilatérale une incurvation en arc du corps du côté lésé; la lésion des pédoncules supérieurs produit une courbure de la colonne vertébrale à concavité tournée du côté de la lésion, cette lésion d'ailleurs est accompagnée de douleur. La section des pédoncules cérébelleux moyens produit quand elle est unilatérale la rotation de l'animal sur lui-même : cette rotation se fait du côté opposé à la lésion.

Les pédoncules cérébraux, qui ne sont pas des centres non plus, constituent la grande voie de communication entre la moelle et les parties supérieures de l'encéphale, leurs faisceaux inférieurs servent à la conduction des mouvements volontaires et de la sensibilité consciente (ils sont en relation avec l'écorce cérébrale) ; leurs faisceaux supérieurs sont des voies réflexes ordinaires. La section unilatérale des pédoncules cérébraux provoque au moment de l'opération des cris de douleur, puis des convulsions dans la moitié opposée du corps : cet état d'excitation fait place à l'anesthésie et à la paralysie, presque immédiatement dans les mêmes régions.

Toutes les lésions des parties que nous venons d'énumérer (cervelet, pédoncules cérébraux, cérébelleux, protubérance, tubercules quadrijumeaux) ont ceci de commun et de particulier, qu'elles s'accompagnent de mouvements singuliers, forcés et absolument irrésistibles, On a pu constater chez l'homme ces mêmes phénomènes, dans des cas pathologiques dus à des affections de ces mêmes régions. Ces mouvements ont été divisés en plusieurs groupes : 1° Mouvements en tonneau : l'animal tourne alors continuellement autour de son axe longitudinal et parfois avec une grande rapidité; 2° Mouvements de manège. L'animal décrit alors des cercles, comme un cheval de cirque; 3° Mouvements en aiguille de montre. L'animal ayant son train postérieur immobile, décrit, autour de ce train comme pivot, un cercle avec son train antérieur; 4° Mouvements autour d'un axe transversal : l'animal n'avance qu'en exécutant une série de cabrioles ou de culbutes; 5° Mouvement impétueux en droite ligne, soit en avant, soit à reculons. Ce mouvement forcé est celui qu'on trouve le plus souvent chez l'homme : on cite même le cas d'un brave et vieux général, qui, par une amère ironie, ne pouvait ainsi marcher qu'à reculons.

Quelles sont les causes de ces mouvements irrésistibles si bizarres? Dans l'état actuel, la science ne possède aucune explication réellement satisfaisante. Il est probable, néanmoins, que ces mouvements sont dus, à des altérations de la transmission des innervations centripètes qui assurent le maintien de l'équilibre, et que l'animal guidé par de fausses perceptions cherche par des mouvements toujours les mêmes à ressaisir cet équilibre toujours perdu.

6° *Cerveau proprement dit.* — Nous arrivons enfin à l'étude des centres les plus élevés du système nerveux, centres qui chez l'homme possèdent un développement tout particulier et qui pour cette raison nous arrêteront un peu plus longtemps que les autres.

Le cerveau est un organe à fonctions extrêmement multiples et complexes et qui tient sous sa dépendance, les sensations conscientes, la motricité volontaire, et les phénomènes *psychiques* proprement dits *(intelligence, mé-*

moire, *instinct*, etc.). Tous les phénomènes d'expérimentation, ainsi que les faits pathologiques et l'anatomie comparée, sont d'accord pour nous faire voir que c'est par le cerveau que nous sentons, que nous voulons et que nous pensons. Si l'on supprime en effet les hémisphères cérébraux à un animal, il présente tout de suite un aspect particulier ; il semble tombé dans une sorte d'hébétude, et reste absolument immobile tant qu'on ne l'excite pas. Il mourra de faim à côté de la nourriture la plus abondante, et retombera dans la torpeur la plus complète aussitôt qu'on cessera de l'exciter. Cet animal d'ailleurs, peut être conservé très longtemps en vie, si l'on prend soin de le nourrir : tous les mouvements, toutes les fonctions sont conservées chez lui, et susceptibles de s'accomplir avec la plus grande perfection, mais il n'a plus ni spontanéité, ni conscience. La perfection des mouvements automatiques est telle cependant, que parfois un observateur non prévenu, pourrait croire avoir affaire à un animal ordinaire. Ainsi une grenouille privée de ses hémisphères et dont on pince la patte fait un saut ; si on la plonge dans l'eau chaude, elle bondit dehors avec précipitation ; si on la met sur le dos, elle se relève immédiatement, etc., mais il est un fait qui permet de reconnaître un animal dont le cerveau est enlevé, c'est l'absence chez lui de tout mouvement spontané et volontaire ; sans excitations extérieures il a perpétuellement la même attitude.

En définitive, le cerveau est le siège du *moi*, conscient, pensant et voulant, on peut y distinguer plusieurs centres ayant chacun leur attribution : 1° les couches optiques ; 2° les corps striés ; 3° l'écorce cérébrale.

Les couches optiques ont une physiologie encore entourée d'obscurité, malgré les recherches nombreuses dont elles ont été l'objet. Pour Luys, elles sont un lieu de réception des impressions sensitives, et on pourrait distinguer quatre noyaux principaux : 1° le noyau antérieur, en rapport avec la réception et l'élaboration des sensations olfactives ; 2° le noyau moyen, lieu d'élaboration des sensations visuelles ; 3° le noyau médian préposé aux phénomènes de sensibilité générale ; 4° le noyau postérieur destiné à recevoir les impressions acoustiques. Les impressions sensorielles, dit Luys, soit qu'elles émanent du plexus de la périphérie sensorielle, soit qu'elles soient irradiées des différents appareils de la vie végétative, viennent toutes se concentrer dans les cellules ganglionnaires des différents centres de la couche optique ; ces noyaux travaillent ces impressions, les remanient et les rendent plus assimilables pour les éléments de la substance corticale où elles vont se répartir.

Fournié, d'après des lésions faites expérimentalement avec des injections caustiques interstitielles, admet les mêmes conclusions.

Pour Meynert, les couches optiques seraient simplement un centre réflexe des mouvements inconscients, et mettraient en relation les impressions tactiles et les mouvements de locomotion.

Pour ce qui est des corps striés, tous les physiologistes sont d'accord pour en faire les centres des mouvements des membres; on admet, en outre, qu'ils donnent passage et peut être naissance aux fibres qui commandent les mouvements volontaires. Quoi qu'il en soit, on a toujours remarqué chez l'homme que la lésion du corps strié droit s'accompagne d'une paralysie du mouvement du côté gauche et *vice versa.*

Si nous envisageons maintenant la substance des hémisphères proprement dits, nous voyons qu'elle se compose : 1° de substance blanche, formée par l'épanouissement des pédoncules cérébraux ; 2° de substance grise, qui est l'écorce cérébrale.

La substance blanche, ou capsule interne, renferme dans sa région postérieure des conducteurs centripètes ou sensitifs. Les autopsies ont montré que l'anesthésie de toute une moitié du corps peut être produite par une lésion de la partie postérieure de la capsule interne du côté opposé. Dans la région antérieure, se trouvent au contraire des conducteurs centrifuges ; et les lésions de cette région s'accompagnent d'hémiplégie motrice.

La substance grise forme toute la partie superficielle des hémisphères, et on s'est occupé beaucoup, dans ces derniers temps, de son étude ; se basant d'une part sur des faits expérimentaux, d'autre part, sur des cas pathologiques spéciaux, on a pu montrer que divers points de cette écorce grise avaient des fonctions bien déterminées. Bref, on est arrivé à faire des *localisations cérébrales*, mais scientifiques celles-là, et non purement hypothétiques comme celles de Gall. On a pu en particulier localiser des centres de facultés psychiques et des centres moteurs.

Parmi les centres de facultés psychiques bien établis, nous citerons :

Le centre de la *mémoire motrice verbale* qui est localisé dans la troisième circonvolution frontale : c'est le plus souvent dans la circonvolution de gauche ; ceci peut sembler étonnant, les deux moitiés du cerveau étant symétriques et les mêmes parties symétriques jouissant des mêmes propriétés essentielles. Mais il faut se rappeler que, pour la plupart de nos actes, nous nous servons plus particulièrement de la moitié droite du corps, et par conséquent de l'hémisphère gauche; il en est de même pour la parole qui est une faculté acquise ; cela est si vrai, que les gauchers ont ce centre dans la troisième circonvolution frontale droite, et que, quand on a perdu la parole, par une lésion du centre de Broca (on l'appelle ainsi du nom de l'anthropologiste qui l'a découvert) on peut la récupérer au bout de quelque temps par une éducation de l'autre hémisphère. Les personnes qui ont la circonvolution de Broca lésée deviennent, comme l'on dit, aphasiques ; elles peuvent lire, écrire, répondre par geste, mais elles ne peuvent prononcer un mot.

La *mémoire auditive verbale*, qui a son siège dans la première circonvolution temporale gauche, à la partie postérieure. Quand ce point se trouve lésé, les personnes atteintes entendent les sons, mais ne peuvent plus discerner leur sens.

La *mémoire visuelle des mots* (lobule pariétal inférieur). La lésion de ce centre produit la cécité verbale ; les personnes atteintes voient les mots écrits, mais sont incapables de les lire.

La *mémoire des mouvements de l'écriture* (seconde circonvolution frontale gauche). La lésion de ce centre produit l'agraphie, les sujets atteints ne peuvent plus écrire les mots.

Pour ce qui est des centres moteurs corticaux, il y aurait peut-être des réserves à faire. Quoi qu'il en soit, on admet aujourd'hui généralement que l'écorce grise cérébrale est directement excitable (ce qui est là une exception), et que l'excitation portée dans des points différents produit des mouvements différents, toujours les mêmes quand on excite le même point. On a pu ainsi déterminer, à la surface du cerveau, des points assez bien circonscrits dont l'excitation produit le mouvement des yeux, etc. Il est fort probable que ces mouvements sont produits par l'excitation des faisceaux blancs sous-jacents. Mais ce fait par lui-même ne serait pas une grande objection à la théorie des localisations motrices, il prouverait simplement que la substance grise n'étant pas directement excitable, on trouve au-dessous d'elle des faisceaux blancs nettement circonscrits, et que l'on remplace par une excitation artificielle, les excitations qui partent normalement de la substance grise située au-dessus. Voici une plus grave objection ; quand on enlève avec une curette un des soi-disant centres moteurs, on voit il est vrai une paralysie locale se produire, mais cette paralysie n'est pas durable et l'intégrité des mouvements reparaît bientôt. On peut dire alors, qu'il y a suppléance par le centre symétrique du côté opposé, comme nous avons vu le fait se produire dans l'aphasie ; mais alors en supprimant ce centre symétrique la paralysie devrait être irrémédiable. Or, il n'en est rien : la paralysie se produit de nouveau, mais guérit encore au bout de quelque temps. La conclusion de tous ces faits, c'est que l'on ne peut nier, puisque l'expérience le prouve, que l'excitation de certaines régions du cerveau produit des mouvements bien déterminés, mais qu'il n'en faut pas conclure qu'il existe en réalité des centres moteurs corticaux distincts.

Le cerveau et l'intelligence. — Nous ajouterons enfin, qu'indubitablement l'écorce grise des hémisphères est le siège des phénomènes d'*intelligence* et de *mémoire* et aussi de que l'on appelle la *volonté*: mais aucune localisation n'a été possible, et ces fonctions du cerveau sont entourées du plus profond mystère. En tout cas, il est une chose dont on ne saurait jamais être trop persuadé, c'est que le cerveau est l'organe de la pensée, au même titre qu'un muscle est l'organe de la contraction, que l'on ne saurait concevoir de pensée sans cerveau, que l'activité cérébrale, comme celle de tous les organes, est placée sous la dépendance étroite de l'irrigation sanguine, et qu'il ne faudrait pas conclure de notre ignorance des processus qui donnent naissance aux idées, qu'il y a là un monde mystérieux, dont l'étude est réservée aux psychologues, et devant lequel la science du physiologiste doit s'arrêter. En effet, des preuves excessivement nombreuses bien qu'indirectes, sont toutes d'accord pour nous montrer dans les hémisphères cérébraux le siège des fonctions intellectuelles proprement dites. D'abord dans tous les cas de lésions graves du cerveau, le jugement, la mémoire, etc., s'affaiblissent et disparaissent ; ensuite on voit dans la série animale les hémisphères devenir d'autant plus considérables qu'on s'y élève davantage.

Les mammifères inférieurs ont un cerveau lisse, puis ce cerveau se complique par l'apparition de circonvolutions;

enfin ces dernières deviennent très nombreuses chez les anthropoïdes, pour acquérir enfin, chez l'homme, le maximum de complication. Chez l'homme lui-même, on voit le développement du cerveau marcher parallèlement à celui de l'intelligence : ainsi, chez les races humaines inférieures, chez les idiots, chez les microcéphales, le cerveau a des circonvolutions relativement plus simples, moins pressées; son développement en grosseur est également moins considérable. Voici, d'ailleurs, des chiffres indiquant le poids du cerveau dans quelques races :

POIDS MOYEN DU CERVEAU

	grammes
Anglais	1425
Chinois	1357
Nègres	1322
Australiens	1197

Chez quelques idiots, le poids du cerveau ne dépassait pas 250 grammes.

Quoi que l'on soit dans une ignorance absolue des processus physiologiques qui accompagnent les actes de la pensée, on a pu faire, sur son élaboration, des recherches expérimentales ayant donné quelques résultats, notamment sur la vitesse de cette élaboration. Elle est moins grande que pour les réflexes simples et varie beaucoup, suivant la nature de l'action cérébrale et suivant les individus. Ainsi pour percevoir une sensation tactible et manifester cette perception par un signal quelconque, il faut environ un septième de seconde, un sixième pour les impressions auditives, un cinquième pour les impressions visuelles, gustatives et olfactives. Quand il s'agit de discerner deux sensations, la période de réaction est encore plus grande. On voit donc que, bien qu'assez rapide, l'élaboration de la pensée n'est pas cependant absolument instantanée.

Nous avons ainsi terminé l'étude des fonctions des diverses parties du système nerveux; en résumé, on peut voir que ce système commande à tous les autres, et que toutes les opérations, aussi bien de la vie animale que de la vie végétative, sont sous sa dépendance; c'est en particulier grâce à lui que l'homme possède la sensibilité et le mouvement.

Les fonctions du système nerveux peuvent être plus ou moins troublées par un certain nombre de poisons. C'est ainsi que les anesthésiques, comme l'éther, le chloroforme, détruisent la sensibilité, et que d'autres poisons, comme le curare, détruisent le mouvement. Mais indépendamment de ces cas pathologiques, il est une condition absolument normale dans laquelle le système nerveux cesse plus ou moins de fonctionner; nous voulons parler du *sommeil*.

Sommeil. Hypnotisme. — On appelle ainsi l'état particulier dans lequel l'homme tombe périodiquement, et pendant lequel il perd toute conscience et toute notion de l'extérieur. Les mouvements volontaires sont alors suspendus, les organes des sens ne perçoivent plus les impressions du dehors, les sensations internes n'éveillent plus aucune perception.

Le sommeil est annoncé par une sensation particulière

de lassitude (bâillements, diminution de l'attention, etc.), et il finit par devenir irrésistible. Pendant l'établissement de cet état particulier, survient l'inertie musculaire et l'abolition des différentes sensations, non pas brusquement, mais d'une manière graduelle : les différents organes s'endormant successivement et à des degrés variables. Les causes adjuvantes du sommeil sont l'obscurité et le silence.

Pendant le sommeil, les fonctions de relation sont plus ou moins abolies; elles le sont même complètement pendant le premier sommeil, et l'homme qui dort est dans les conditions d'un animal auquel on aurait extirpé les hémisphères cérébraux ; il ne se produit plus que des mouvements réflexes; quant aux fonctions de nutrition, elles continuent à s'exercer avec la plus grande régularité ; le cœur et la respiration ont simplement leur rythme un peu ralenti.

L'état de la circulation cérébrale est modifié légèrement pendant le sommeil ; on croyait autrefois à une congestion de l'organe, mais il est maintenant bien établi que le sommeil s'accompagne de l'anémie du cerveau; c'est là, du reste, la loi générale des organes qui ne travaillent pas.

Pendant le sommeil profond, les opérations psychiques sont complètement suspendues, aucune excitation du dehors n'étant consciente ; mais quand le premier sommeil est passé, les impressions reçues par les organes des sens sont plus ou moins perçues, et les rêves en sont la conséquence. Ces rêves sont caractérisés par une absence de suite et une incohérence dans les images et les idées, qui résultent d'un travail cérébral incomplet, dans lequel la volonté et la raison n'ont plus d'empire. Dans les rêves ordinaires, les actions sont simplement imaginées et non exécutées, mais dans le cas de somnambulisme, on assiste au réveil de la motricité volontaire, pendant que les autres facultés sont encore plongées dans le sommeil. Le somnambule exécute alors les actes les plus compliqués, avec la même précision et la même coordination que dans l'état de veille. L'étude détaillée des rêves et du somnambulisme est extrêmement intéressante.

Quel est le but du sommeil ? Assurément de régénérer par le repos l'excitabilité du système nerveux. Quelle est sa cause? Ici l'on est beaucoup moins bien renseigné. Pour certains auteurs, il s'accumulerait dans le sang, pendant la veille, des principes somnifères; mais ceci est loin d'être démontré, et il est probable que la cause du repos du sommeil réside simplement, comme l'admettait Bichat, dans la grande loi d'intermittence d'action qui règle toutes les fonctions de l'économie.

La cause du réveil n'est pas moins obscure. Le réveil, comme le sommeil, s'établit graduellement, les différents organes reprenant successivement leur irritabilité.

Indépendamment du sommeil naturel, il existe des états plus ou moins analogues, connus sous le nom de *sommeil provoqué* ou *hypnotisme;* leur étude est plus à sa place dans un traité de pathologie nerveuse; car, sans aucun doute, la plupart des hypnotiques sont des malades.

CHAPITRE III

LES ORGANES DES SENS

Toucher. — Les organes de ce sens. — Il est surtout localisé dans la peau. — Variété des renseignements que nous donne le toucher. — **Odorat**. — Son organe. — Classification des odeurs. — Conditions physiques nécessaires à l'olfaction. — **Gustation**. — Son organe. — Peu de variété des sensations gustatives. — Conditions de la gustation. — **Ouïe**. — Son organe. — Parties accessoires. — Parties essentielles. — Rôle de ces parties. — **Vision**. — Son organe. — Parties accessoires. — Leur rôle. — Globe de l'œil. — Enveloppes. — Milieux réfringents. — Formation des images dans l'œil. — Accommodation. — Défauts. — Rôle de la choroïde. — Rôle de la rétine. — Mécanisme de la vision. — Vision binoculaire.

Nous avons vu que la plupart des mouvements étaient plus ou moins provoqués par des impressions venues de l'extérieur. Ces impressions sont recueillies par des terminaisons nerveuses sensibles, qui sont situées à la périphérie et qui constituent les organes des sens. Ces organes récepteurs sont comme des sentinelles avancées, destinées à nous renseigner sur l'état du milieu ambiant. On compte ordinairement cinq sens : le toucher, la vue, l'ouïe, l'odorat, la gustation et l'olfaction. Nous commencerons l'étude de ces sens par celle du toucher, qui est un peu moins spécialisé et dans lequel on peut faire rentrer plus ou moins les phénomènes de sensibilité générale. Nous verrons d'ailleurs, par une étude un peu approfondie des autres sens, que ce ne sont au fond, comme le disait déjà saint Thomas d'Aquin, que des modifications du toucher.

Le Toucher

Le sens du *toucher* sert à nous renseigner sur les propriétés les plus simples des corps : consistance, état de la surface, dimensions, poids, etc. Ce sens, pris dans son acception la plus large, est réparti sur toute la surface cutanée et sur toutes les muqueuses, et comprend, outre le toucher proprement dit, les sensations de pression et de douleur, ainsi que les sensations de température.

Les organes du toucher. Il est surtout localisé dans la peau. — Les organes qui servent à nous renseigner sur ces points sont constitués par des terminaisons nerveuses particulières : corpuscules de *Meissner* (fig. 85), de *Krause*, de *Pacini* (fig. 86), etc.; et enfin par des terminaisons nerveuses libres qui vont s'insinuer entre les cellules superficielles de la peau et des muqueuses. La peau ou tégument externe étant la surface tactile la plus importante, nous étudierons ce tégument avant de passer en revue les différents ordres de sensations qu'il nous procure.

La *peau* (fig. 87), qui recouvre toute la surface du corps et se continue avec les muqueuses sur le pourtour des orifices naturels, se compose de deux parties : 1° l'*épi-*

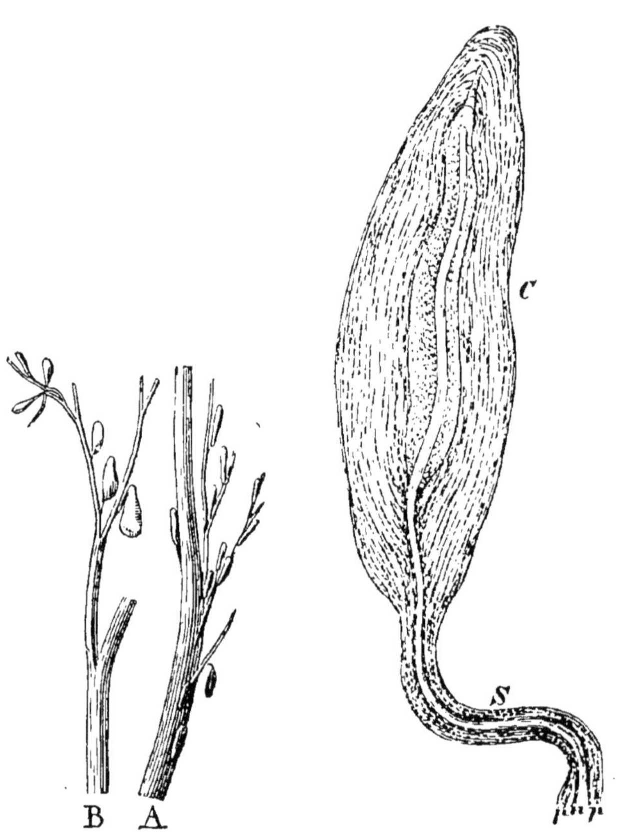

Fig. 85. — Corpuscules de Meissner.

Fig. 86. — Corpuscule de Pacini.

derme superficiel ; 2° le *derme*. Elle donne naissance à certaines productions épidermiques (les *poils* et les *ongles*) ; il renferme dans son épaisseur des *glandes*.

L'épiderme (fig. 88) est une couche assez mince formée par des assises superposées de cellules épithéliales, les

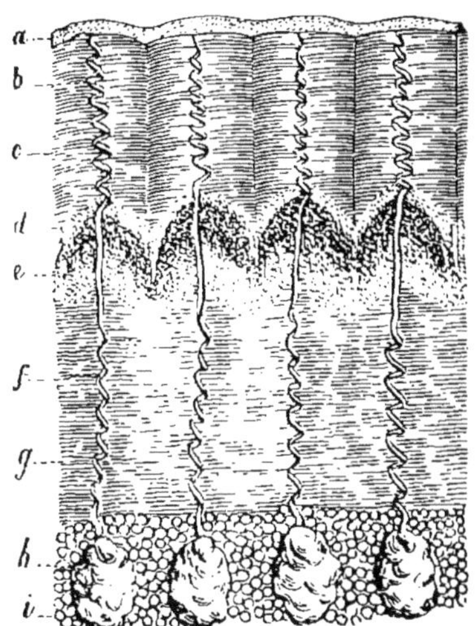

FIG. 87. — Coupe de la peau.

plus superficielles sont mortes, sèches et aplaties, et se desquamment continuellement. Les cellules les plus profondes, qui constituent la partie vraiment vivante de

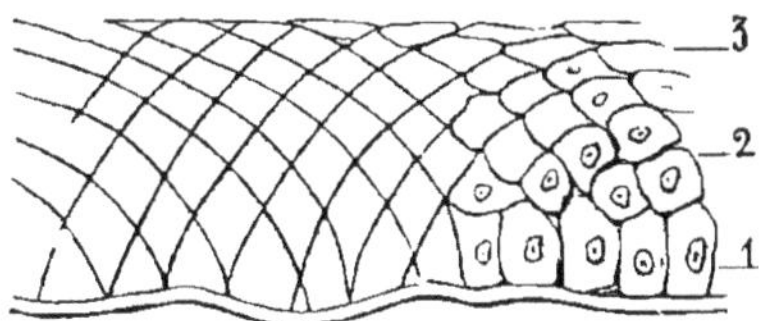

FIG. 88. — Couches de l'épiderme.

l'épiderme, sont, au contraire, arrondies. On a ainsi deux couches dans l'épiderme : la couche *cornée* et la couche *muqueuse* ou couche de Malpighi ; cette dernière couche renferme des granules de *pigment* en plus ou moins grande abondance, et ce sont ces granules auxquels la peau doit sa coloration; ils sont surtout abondants chez les nègres, il ne se développe, chez les blancs, que sous l'influence d'une longue insolation.

Au-dessous de l'épiderme se trouve le derme, plus épais, qui est formé par un feutrage de fibres conjonc-

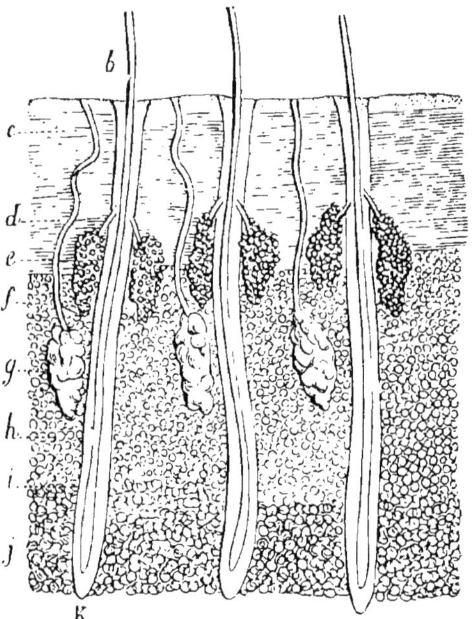

FIG. 89. — Follicules pileux avec leurs glandes sébacées annexes et glandes sudoripares.

tives et de fibres musculaires lisses, avec des amas graisseux, surtout situés à la partie inférieure *(pannicule adipeux)* et plus ou moins abondants, suivant les sujets. C'est dans ce dernier que sont situées les glandes de la peau et que s'enfoncent les *follicules pileux* (fig. 89);

c'est également dans son intérieur que sont contenus les *corpuscules tactiles*, qui le soulèvent en crêtes parallèles, sur lesquelles vient se mouler la couche inférieure de l'épiderme.

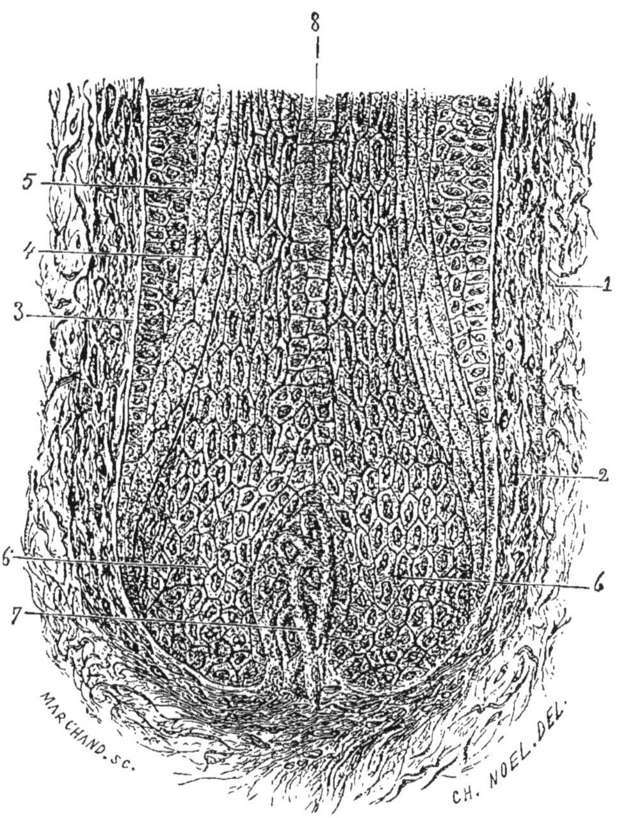

FIG. 90. — Coupe longitudinale d'un poil, à son origine.

Les *poils* (fig. 90), quoique s'enfonçant dans le derme, sont des productions épidermiques qui naissent aux dépens un d'amas de cellules épithéliales formant le bourgeon des poils. Ce bourgeon est entouré d'une gaine différenciée aux dépens du derme et qui constitue la gaine folliculaire ; il est pénétré par en bas par une petite saillie renfermant les vaisseaux et les nerfs qui servent à la nutrition du poil et qui en constitue la papille. Un poil développé comprend le *bulbe* et la *tige*. Le bulbe est la partie qui est enfoncée dans la peau, la tige, la partie qui fait saillie au dehors. Une coupe longitudinale du poil montre, de dehors en dedans :

1° La *gaine folliculaire* formée par le derme; 2° les *gaines épithéliales*, formées par la couche profonde de l'épiderme; 3° le poil proprement dit, qui se compose d'une assise superficielle de très petites cellules *(épidermicule)*, d'une zone *corticale* et d'une *moelle :* c'est cette moelle formée de cellules polyédriques pleines d'air, qui forme l'axe du poil. Quant à la zone corticale, formée de cellules allongées, de consistance cornée, c'est elle qui donne au poil sa couleur.

Annexées au follicule pileux, se trouvent les glandes *sébacées*, qui sécrètent une humeur onctueuse, qui lubréfie le poil et tout l'épiderme; et les muscles horripilateurs, dont la contraction, redressant le poil, produit ce que l'on appelle la *chair de poule*.

Les poils sont plus ou moins abondants, suivant les individus et suivant les races; ils sont plus ou moins groupés en amas, dans certaines régions du corps (barbe, cheveux) : leur section, ordinairement *ronde* chez les hommes de races blanches, sauf pour quelques poils spéciaux, est *elliptique* chez les hommes de race nègre; leur couleur est sujette à de grandes variations, suivant les individus, mais elle est en rapport avec la pigmentation de la peau et la couleur des yeux : ils sont blonds, chez les personnes à peau blanche et yeux bleus ; bruns ou noirs, chez les personnes à peau brune et yeux foncés. Ils fournissent parfois à l'anthropologiste des caractères ethniques assez précieux. Toute la peau est recouverte de poils, mais dans certaines régions ils sont si fins qu'ils sont invisibles, et la femme, dont le système pileux semble moins développé que celui de l'homme, ne doit cette apparence qu'à la plus grande exiguité des poils. Quelquefois les poils, qui comme nous le faisions remarquer, ne sont développés que dans certaines régions, et restent ailleurs à l'état de duvet, acquièrent un développement exceptionnel : c'est le cas des Hommes-Chiens que certains barnums exhibent en public, des femmes à barbe, etc.

Les glandes sébacées, qui sont annexées aux poils, sont parfois libres, et prennent alors un assez grand développement : c'est ainsi que la mamelle n'est en somme que la réunion de 15 à 20 glandes sébacées, légèrement modifiées, et sécrétant le *lait* au lieu de la matière grasse appelée *sébum*. Ce liquide, qui sert comme l'on sait à la nourriture des nouveau-nés, présente chez la femme la composition suivante :

Eau.	900	pour 1 litre.
Beurre.	30	
Caséine.	28	
Sucre.	45	
Phosphates.	2,50	

La sécrétion est intermittente et ne s'établit chez la femme qu'à l'époque de la parturition : le reste du temps la glande est plus ou moins atrophiée. On sait que, chose curieuse, on trouve aussi chez l'homme des mamelles, mais qui restent toute la vie inactives : on cite cependant des cas où ces mamelles rudimentaires se trouvaient relativement très développées, assez développées pour fournir une sécrétion.

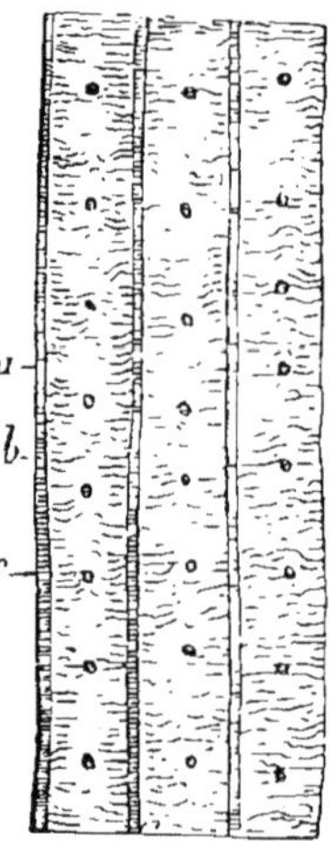

Fig. 91. — Pores.

On peut rattacher aux poils les *ongles :* ce sont des productions cornées, qui prennent naissance aux dépens d'un lit de cellules épidermiques *(matrice de l'ongle)* qui est situé à l'extrémité des dernières phalanges des doigts.

On rencontre encore dans l'épaisseur de la peau des glandes particulières, les glandes *sudoripares :* ce sont des glandes en tubes, dont le canal excréteur traverse l'épiderme en spirale, puis s'enfonçant dans le derme, se pelotonne et forme un *glomérule.* Le nombre de ces glandes est prodigieux, on en compte 120 à 300 par centimètre carré, leur orifice extérieur, constitue ce que l'on appelle les *pores* de la peau (fig. 91), on y voit, quand on a très chaud, la sueur suinter en petites gouttelettes.

Le liquide fourni par ces glandes est la sueur, dont nous avons déjà examiné la composition.

C'est enfin dans l'épaisseur du derme que se trouvent les *corpuscules tactiles*.

1° Les *corpuscules de Meissner*, abondants surtout dans la paume de la main, et qui servent au toucher actif, ils sont logés dans les papilles du derme, et formés par un amas de cellules dans lesquelles vont se perdre un ou plusieurs filets nerveux enroulés en spirale.

2° Les *corpuscules de Pacini*, qui sont fort gros, et ont une capsule différenciée en couches concentriques, au milieu de laquelle vient se perdre un cylindre axe légèrement renflé à son extrémité.

Les corpuscules de Pacini se rencontrent dans d'autres régions que dans la peau, et servent aux phénomènes de sensibilité générale ; il en est de même d'un grand nombre de terminaisons nerveuses sensitives libres.

Variétés des renseignements que nous donne le toucher. — On peut diviser les sensations fournies par le toucher, en un certain nombre de groupes qui sont peut-être bien relatifs à des sens spéciaux.

1° Les sensations tactiles proprement dite, et de pression ;

2° Les sensations de température ;

3° Les sensations internes.

Les sensations tactiles proprement dites nous renseignent sur la forme, la dimension, l'état de la surface d'un corps. Le degré de la sensibilité tactile varie beaucoup suivant la région du corps que l'on considère. On apprécie cette sensibilité par un procédé dû à Weber. On prend un compas à pointes très fines, dit *æsthésiomètre* (fig. 92), et l'on cherche quel est l'écartement minimum à donner à ces pointes, pour que, appliquées sur la surface sensible,

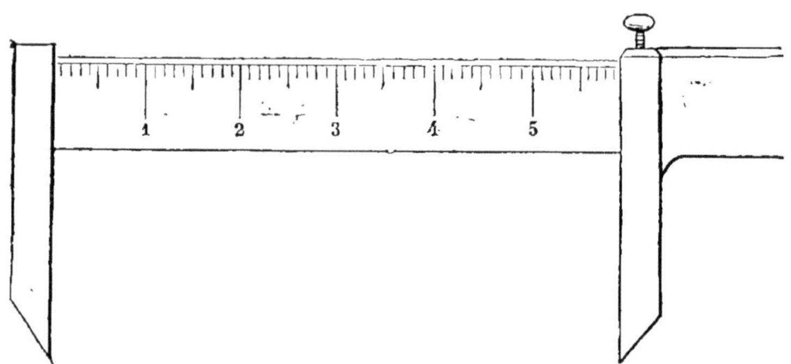

FIG. 92. — Æsthésiomètre.

elles donnent naissance à deux sensations distinctes. Cet écartement minimum est très variable. Il est de 5 à 6 centimètres sur la ligne médiane du dos, de 3 à 4 centimètres pour l'avant-bras, de 4 millimètres sur le dos de la main, de 3 à la paume, de 2 à peine à la pulpe des doigts et à la pointe de la langue.

Les mains sont chez l'homme les organes les mieux appropriés à l'exercice du toucher; d'abord à cause de leur sensibilité spéciale, et ensuite à cause de leur conformation et de leur grande mobilité, qui leur permet de palper en tous sens les corps extérieurs. On sait à quelle perfection arrive la sensibilité tactile chez certaines personnes, particulièrement chez les aveugles.

La pression n'est pour ainsi dire qu'un cas particulier

du contact; exagérée elle-même, elle se transformerait en douleur. La sensibilité à la pression est maxima sur la peau du front et de l'avant-bras, où l'on perçoit un poids de 2 milligrammes, alors qu'il faut un poids de 10 milligrammes à la pulpe des doigts. La température du corps touché peut nous induire en erreur dans les sensations de pression, c'est ainsi que de deux poids égaux placés sur la peau, le plus froid paraît le plus lourd : par contre, la nature du contact peut aussi nous induire en erreur sur la température : c'est ainsi qu'un corps lisse, à température égale, nous paraît plus froid qu'un corps rugueux. Les sensations de pression semblent être perçues particulièrement par les corpuscules de Pacini.

Les sensations tactiles présentent une certaine durée ; ainsi si l'on appuie avec force une pièce de monnaie sur la peau du front, et qu'on la retire, on éprouve encore pendant quelque temps la sensation de sa présence : enfin par l'effet de l'habitude, nous localisons ces sensations à l'extrémité des nerfs sensibles, dans les points où elles se produisent d'ordinaire ; c'est ce qui fait, qu'un coup sur le nerf cubital fait ressentir une douleur aiguë dans le petit doigt où il se distribue ; c'est ce qui fait encore que les amputés, rapportent à leur membre absent, les excitations portées sur le moignon. Cette localisation permet de se rendre compte d'une illusion singulière, connue sous le nom d'expérience d'Aristote (fig. 93).

Nous savons que d'habitude le bord radial de l'index et cubital du médius ne peuvent être impressionnés que par deux corps différents : or si, croisant ces deux doigts l'un sur l'autre, nous introduisons entre eux une bille, nous croyons, en fermant les yeux, toucher deux billes distinctes.

Les sensations de température que nous éprouvons, et qui nous renseignent plus ou moins sur l'état thermique

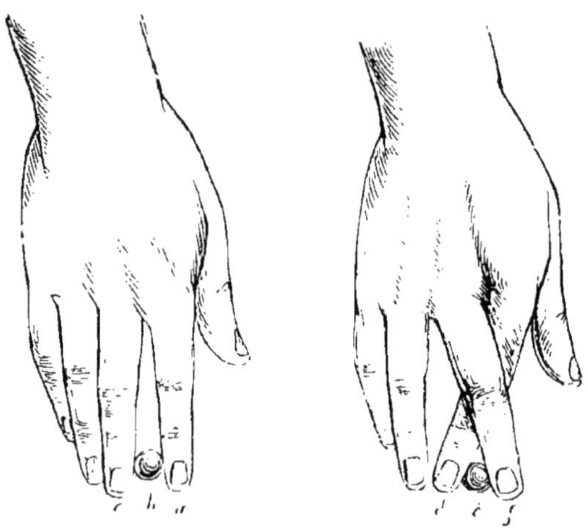

Fig. 93. — Expérience d'Aristote.

des corps, sont renfermées dans des limites assez basses, entre 0° et 70°; en deçà et au delà, nous ne ressentons plus que de la douleur; c'est entre 30° et 50° que ces sensations sont les plus précises, et nous permettent d'apprécier les plus petites différences, mais il faut encore que ces différences atteignent plusieurs degrés. La sensibilité thermique n'est pas la même pour tous les points du corps; elle est maxima à la pointe de la langue; assez grande aux paupières, aux joues, aux tempes, aux lèvres, sur le dos de la main; minimum aux jambes et au tronc. Les renseignements qui nous sont fournis par les sensations de température n'ont rien d'absolu, et sont au contraire tout à fait relatifs. Si l'on plonge par exemple dans de l'eau à 10°, deux doigts, l'un sortant de l'eau à 0°, l'autre à 30°, cette même eau paraîtra chaude au premier doigt, et froide au second ; de plus, la température nous paraît varier avec la grandeur de la surface impressionnée, de l'eau nous semble plus froide ou plus chaude, quand nous y plongeons le bras entier, que quand nous y plongeons un doigt ; enfin la nature de la surface du corps, comme nous le faisions remarquer, nous fait juger diversement une même température. La sensibilité thermique semble être accrue par l'anémie, et diminuée par l'hyperhémie, certains auteurs admettent qu'elle est l'apanage de terminaisons nerveuses spéciales.

On peut rattacher indirectement au sens du toucher les phénomènes de sensibilité générale et ce qu'on appelle les *sensations internes*, ainsi que le sens particulier que l'on désigne ordinairement sous le nom de *sens musculaire*.

Parmi les phénomènes de sensibilité générale, on peut placer au premier rang la *douleur*, qui n'est pas simplement localisée dans les organes doués de sensibilité tactile ; bien que ce soit là qu'elle puisse être éveillée le plus facilement ; mais que l'on peut éprouver par l'irritation de tous les organes pourvus de nerfs. Généralement certains organes, tissu musculaire, conjonctif, glandulaire, ne sont que peu sensibles, mais ils acquièrent parfois une sensibilité toute particulière et exagérée, particulièrement dans les cas d'inflammation. La localisation des sensations douloureuses se fait généralement d'une manière très imparfaite, cela tient surtout à leur irradiation. Il semble que les sensations douloureuses soient perçues par des terminaisons nerveuses spéciales, car on voit quelquefois des *analgésies* (abolition de la sensibilité à la douleur) qui sont accompagnées de la conservation de toutes les autres formes de la sensibilité (tact. température).

Ces faits sont en contradiction avec l'opinion qu'on a soutenue quelquefois, que toutes les sensations sont de même nature et ne diffèrent que par le degré ; opinion basée sur les faits suivants : si l'on couvre la peau avec une carte percée d'un très petit trou on obtient des sensations qu'on ne peut distinguer, qu'elles soient produites par l'approche d'un charbon ardent, la piqûre d'une épingle, etc.

Le sens musculaire nous donne la notion de l'état et du degré de contraction de nos muscles ; il nous renseigne ainsi, d'une part sur l'énergie de cette contraction, ce qui permet d'apprécier le poids d'un corps, la résistance d'un objet ; d'autre part sur la durée, l'étendue, la direction des mouvements : son abolition, qui a lieu chez les ataxiques, s'accompagne d'une incoordination complète des mouvements. C'est grâce à ce sens que l'on arrive à apprécier, en soupesant, le poids des corps, et sa sensibilité est telle qu'on peut distinguer ainsi deux poids dans le rapport de 39 : 40, alors que par la simple pression on ne distinguerait que deux poids qui sont entre eux comme 29 : 30 (Weber). Pour Wundt, le sens musculaire ne serait pas périphérique, mais central : il se base sur ce que nous pouvons éprouver la sensation non seulement d'un mouvement exécuté, mais encore d'un mouvement simplement voulu.

Parmi les sensations internes, on peut distinguer les

besoins et les *sensations fonctionnelles*. Les besoins sont des sensations dont le siège n'est nullement localisé, et qui sont assez vagues : de ce nombre sont la faim, la soif, la fatigue, le besoin de dormir, le besoin de respirer, etc. Les sensations fonctionnelles accompagnent l'accomplissement d'une fonction (bâillement, éternuement, toux, déglutition, miction, défécation, etc.). Peut-être un peu plus localisées que les besoins, elles sont encore néanmoins assez vagues.

L'Odorat.

Le sens de l'odorat, qui est celui destiné à percevoir ce que nous nommons les odeurs, se trouve localisé dans les *fosses nasales*, dont il convient de donner préalablement la description.

Son organe. — Ce sont des cavités (fig. 94 et 95), en communication d'une part avec le dehors par les narines, d'autre part avec le pharynx par les arrière-narines. Elles sont séparées par la cloison osseuse du vomer, et ont leurs parois formées par l'ethmoïde qui présente trois replis successifs, enroulés en spirale, les *cornets*, séparés par des dépressions, les méats. Les fosses nasales communiquent avec des cavités irrégulières ou *sinus* creusés dans les os voisins, sinus ethmoïdaux, sinus frontaux, et sinus maxillaires ; elles sont tapissées par une muqueuse, la *pituitaire*, qui sécrète un mucus destiné à saturer de vapeur d'eau l'air inspiré. Cette pituitaire présente deux régions distinctes : 1° la région *olfactive* qui seule est sensible aux odeurs, et seule reçoit les filets du nerf olfactif ; elle est située dans la partie supérieure de la cavité

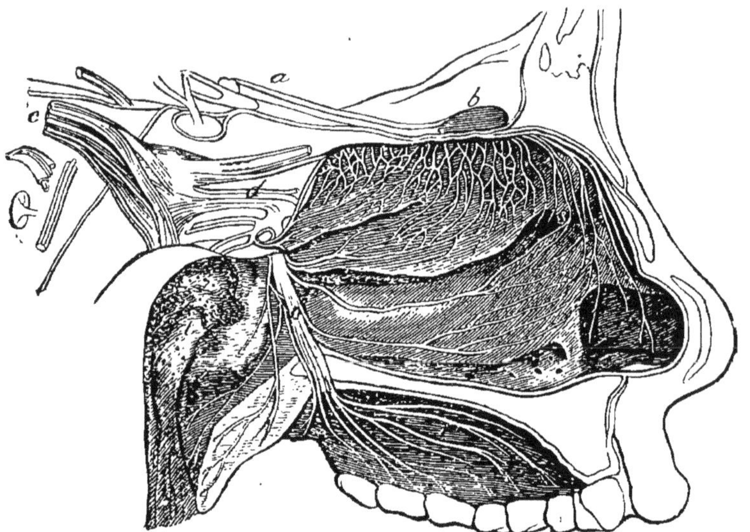

Fig. 94. — Fosses nasales.

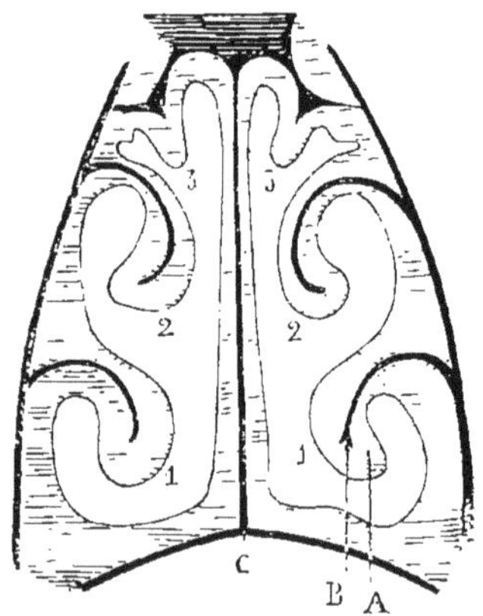

Fig. 95. — Coupe des fosses nasales, montrant les trois cornets.

nasale ; 2° la région *inférieure* qui ne possède que des nerfs tactiles. Dans les régions olfactives, la muqueuse est recouverte d'un épithélium spécial, composé de longues cellules fusiformes, terminées par un petit bâtonnet; dans les autres parties, elle présente simplement un épithélium vibratile.

L'appareil de l'olfaction est innervé par trois paires nerveuses : 1° le nerf *olfactif*, qui est le nerf de sensibilité spéciale ; 2° le rameau nasal de l'*ophtalmique* (trijumeau) qui, grâce à ses fonctions sécrétoires, joue un grand rôle dans l'intégrité du sens de l'odorat ; 3° le rameau *nasal* du nerf palatin et du nerf sphéno-palatin, qui sont tous deux des nerfs de sensibilité générale.

Classification des odeurs. — On ne sait pas encore au uste quelle est la nature physique de l'excitant qui produit les odeurs; tout ce que l'on sait, c'est que, pour qu'un corps soit odorant, il faut qu'il soit volatil, et qu'il suffit de particules pour ainsi dire infinitésimales de ce corps pour impressionner les terminaisons olfactives : c'est ainsi que la 2/1000000 partie d'un milligramme de musc est encore sentie. Il est assez difficile de classer les odeurs. Linné les a divisées ainsi : 1° aromatiques, ex.: œillet, laurier ; 2° fragrantes, ex.: lis, safran ; 3° ambrosiaques, ex.: musc, ambre ; 4° alliacées, ex.: ail, assa fœtida ; 5° fétides, ex.: bouc, valériane ; 6° repoussantes ou vireuses, ex.: solanées ; 7° nauséeuses, ex.: courges, concombres. Mais cette classification est bien incomplète, le nombre des substances odorantes étant extrême et chacune d'elles produisant une sensation spécifique qui nous permet de la reconnaître, et même de la discerner au milieu d'une odeur complexe. La nature des sensations fournies par l'odorat, doit être extrêmement variable suivant les sujets, car telle odeur très agréable à une personne, est au contraire insupportable pour une autre.

Conditions nécessaires à l'olfaction. — La première des conditions physiques de l'olfaction est la mise en contact des particules odorantes avec la muqueuse olfactive : on favorise ce contact, par un appel d'air fait par les narines, quand on flaire, lorsqu'on veut percevoir une odeur peu prononcée. Mais cette première condition ne suffit pas, il faut encore que le courant d'air qui apporte les particules odorantes, traverse les narines d'avant en arrière : l'inspiration seule peut donc être utilisée pour l'odorat ; le courant d'air d'expiration donne des impressions pour ainsi dire nulles. Il faut enfin une dernière condition pour que les odeurs puissent être perçues, c'est l'intégrité de la muqueuse olfactive : c'est ce qui fait que, dans le catarrhe nasal et dans le coryza, les odeurs sont plus ou moins abolies. Ce fait tient à l'hypersécrétion des glandes de la muqueuse ; or, cette sécrétion étant sous la dépendance du trijumeau, on conçoit que certains auteurs, comme Magendie, aient été amenés à voir en lui le nerf de l'olfaction ; mais le nerf véritable est le nerf olfactif, et après sa section, l'odorat a disparu pour jamais. Remarquons encore le fait suivant assez singulier, c'est que l'on ne sent pas les odeurs dans l'eau : si l'on se bouche les narines avec de l'eau de rose, on ne sent absolument rien.

Il ne faut pas confondre avec des impressions olfactives des impressions qui ne sont que tactiles, comme lorsqu'on respire des vapeurs acétiques ou ammoniacales.

L'odorat est un sens extrêmement sensible, mais il l'est encore plus chez les animaux que chez l'homme. Les renseignements qu'il nous donne ont trait surtout à la respiration et à l'alimentation, et c'est en somme malgré sa finesse, chez l'homme du moins, un sens assez inférieur, car chez les animaux il joue des rôles étendus et variés.

Son rapprochement avec le toucher s'impose, car là encore la sensation provient de l'ébranlement de terminaisons nerveuses par des particules matérielles.

La Gustation

Le sens du goût nous donne la notion de ce que nous appelons les *saveurs*.

Son organe. — Il a pour organe la muqueuse de la langue et celle du voile du palais et de l'isthme du gosier, mais particulièrement celle de la langue. Cette muqueuse présente de nombreuses saillies ou *papilles*, qu'on a divisées en trois groupes (fig. 96).

1° Les papilles *filiformes*, qui sont disséminées sur toute la surface supérieure de la langue, et qui se composent d'une saillie simple hérissée de prolongements filamenteux : ces papilles ne servent pas à la gustation mais seulement au tact.

2° Les papilles *fongiformes*, qui sont répandues sur le dos de la langue, sur ses bords et à sa pointe : elles ont la forme d'un champignon, d'où leur nom.

3° Les papilles *caliciformes*, qui forment par leur assemblage, au nombre d'une douzaine environ, en arrière de la partie supérieure de la langue une sorte de V à ouverture antérieure ; elles se composent d'une saillie logée dans une dépression en calice de la muqueuse lin-

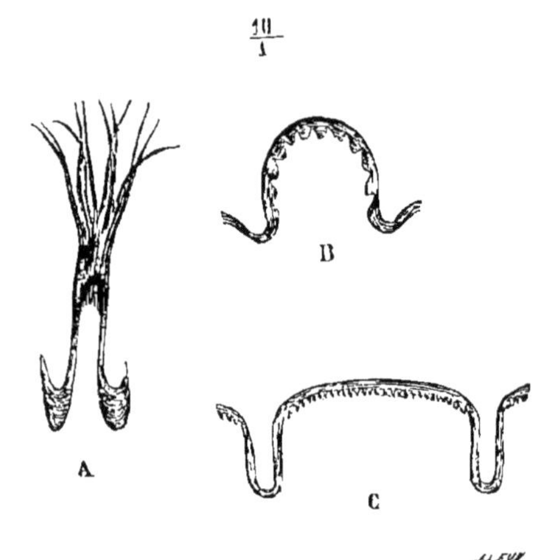

FIG. 96. — Papilles linguales.
A, Filiforme. B. Fongiforme. C. Caliciforme.

guale. Dans ces dernières papilles, certains groupes de cellules de l'épithélium de la muqueuse, sont différenciés en organes spéciaux, les bourgeons gustatifs. Ces derniers, logés dans une espèce de gobelet creusé dans la papille, se composent de deux sortes de cellules, des cellules de soutien qui forment l'enveloppe du bourgeon, et des cellules gustatives, situées au centre : ces dernières sont fusiformes et terminées par un petit bâtonnet ; elles sont en relation avec une fibrille nerveuse et sont les appareils terminaux ou de réception du sens du goût.

Les nerfs qui fournissent à la langue sa sensibilité gustative sont le *lingual* et le *glossopharyngien* (fig. 97 et

98). Le lingual, qui est un filet du nerf maxillaire inférieur, branche du trijumeau, se ramifie dans la région

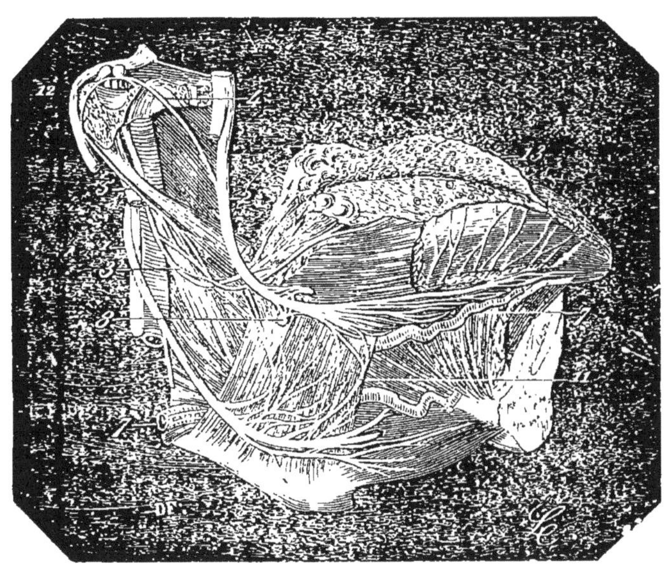

FIG. 97. — Langue et ses nerfs.

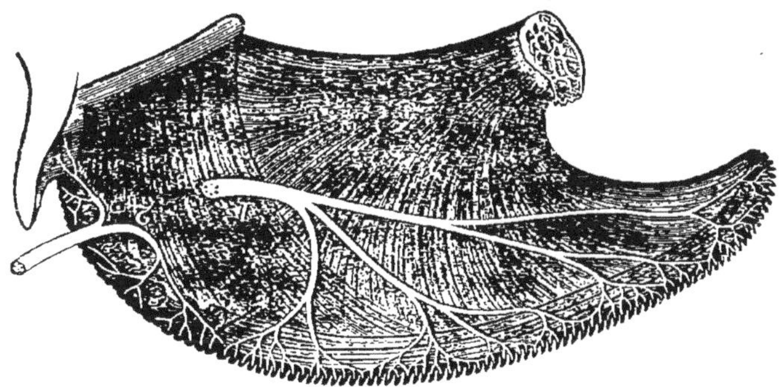

FIG. 98. — Langue. Schéma : 1, lingual ; 2, glosso-pharyngien.

antérieure de la langue, à laquelle il fournit aussi la sensibilité tactile. Le glosso-pharyngien, ou neuvième paire crânienne, se ramifie dans toute la partie postérieure de la langue et notamment dans les papilles caliciformes du V lingual ; c'est donc le nerf ustatif par excellence, mais il contient aussi des fibres tactiles. Il est probable que le lingual ne doit sa sensibilité gustative qu'à des fibres d'emprunt du glosso-pharyngien.

La langue reçoit encore un nerf l'hypoglosse, mais celui-ci simplement moteur, ne joue aucun rôle dans les phénomènes de gustation.

Peu de variété des sensations gustatives. Conditions nécessaires à la gustation. — Les sensations de saveur ne peuvent être éveillées que par des corps *solubles*, elles sont en somme assez restreintes ; beaucoup de sensations que l'on rapporte au goût, devant être rapportées à l'odorat. On peut les réduire à quatre principales : l'*amer*, le *doux* l'*acide* et le *salé*. L'amer est surtout perçu à la base de la langue dans la région des papilles caliciformes, le doux à la pointe, et l'acide sur les bords. Ce sont les substances amères, qui semblent être perçues avec le plus de délicatesse, car une solution de sulfate de quinine au 1/100000 est encore amère ; une solution de sel ou de sucre à ce titre n'aurait plus aucun goût. On parle souvent de saveurs gommeuses, farineuses, huileuses, etc., mais ce ne sont pas là des saveurs à proprement parler, ce ne sont que des impressions tactiles.

Une des conditions primordiales pour percecevoir une saveur à un corps est que ce corps soit soluble. Cette condition n'est pas la seule : il faut encore que la surface de la langue impressionnée soit aussi étendue que possible.

Il est très rare que le sens du goût soit impressionné seul par les aliments que nous ingérons, et les sensations perçues sont généralement très complexes. On peut diviser avec M. Chevreul les corps en divers groupes, d'après l'impression produite sur la langue : 1° Corps n'agissant que sur le tact, cristal de roche, glace ; 2° corps agissant sur le tact et sur l'odorat, étain ; 3° corps influençant le tact et le goût, sucre candi, sel ; 4° corps influençant le tact, l'odorat et le goût (aliments en général) On sait d'ailleurs que la suppression de l'odorat seul nous fait trouver insipides la plupart des aliments. Le sens du goût, est destiné à nous renseigner sur les aliments et les boissons que nous ingérons ; il est en somme de peu d'utilité, si un certain agrément est attaché à sa conversation. Il est très développé chez l'homme, ce qui semble être en rapport avec son alimentation variée. Comme l'odorat, il se ramène facilement à une variété du tact, car il s'agit là encore d'impressions portées sur des terminaisons sensibles par des particules matérielles, en dissolution il est vrai.

Dans les deux sens qui nous restent à examiner, et qui sont de beaucoup plus importants, il n'en est pas tout à fait de même, nous verrons cependant comment on a pu les ramener au tact. Ces deux sens d'une utilité si incontestable sont l'ouïe et la vue.

L'Ouïe.

Ouïe. — Le sens de l'ouïe nous donne la notion de ce que nous appelons les *sons* : ce sont des sensations purement subjectives, mais qui ont leur substratum dans les vibrations variées qu'exécutent les corps sonores. La réception de ces vibrations se fait dans un appareil spécial, l'appareil de l'audition (fig. 99) qui les transmet plus ou moins modifiées aux centres conscients.

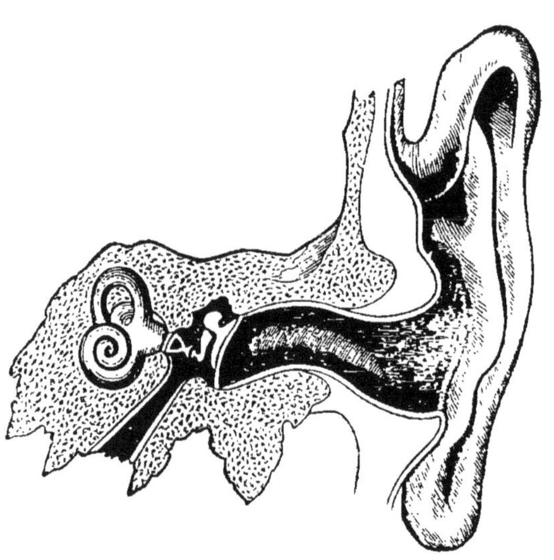

Fig. 99. — Appareil auditif.

Son organe. — L'appareil auditif comprend trois parties 1° l'*oreille externe* qui ne sert qu'à colliger les vibrations ; 2° l'*oreille moyenne*, qui sert à les transmettre ; 3° l'*oreille interne*, qui comprend les parties excitables et qui seule constitue l'appareil auditif proprement dit, les autres parties ne comprennent que des organes de perfectionnement. L'appareil auditif est innervé par la 8e paire crânienne, qui est un nerf de sensibilité spécial, le nerf acoustique.

Parties accessoires. — L'oreille externe, qui est la seule partie de tout l'appareil visible au dehors comprend le *pavillon* et le conduit *auditif externe*. Le pavillon encore nommé *conque* est situé latéralement sur la tête; il est formé par du tissu cartilagineux, recouvert de peau : des muscles rudimentaires le rendent légèrement mobile, surtout chez quelques personnes. Le pavillon présente sur sa face externe un certain nombre de saillies : l'*helix*, qui longe son bord, et le borde comme un ourlet, l'*anthelix*, qui lui est concentrique, le *tragus*, petite éminence triangulaire située en avant du trou auditif, l'*antitragus*, saillie un peu moins accentuée, et située en regard de la précédente : ces saillies sont séparées par des dépressions, et donnent un aspect très accidenté à la surface interne du pavillon. La cavité centrale de ce pavillon se continue par le trou auditif, avec le conduit auditif externe qui s'enfonce dans l'os temporal. Ce conduit, long de 2 à 3 centimètres, est tapissé par une peau très fine, renfermant des glandes, analogues aux glandes sébacées, et qui sécrètent une matière jaunâtre onctueuse, le *cérumen*. Son entrée porte quelques poils raides. Il est limité en dedans par la membrane du tympan.

L'oreille moyenne (fig. 100), située tout entière dans le rocher, se compose d'une sorte de chambre, la *caisse du tympan*, en communication avec l'arrière-bouche par un conduit nommé *trompe d'Eustache*. La caisse du tympan se trouve limitée du côté du conduit auditif par la *membrane du tympan*, tendue sur un petit cercle osseux : cette membrane très mince, comprend néanmoins 3 couches, deux épithéliums et un feuillet moyen formé de tissu conjonctif. Elle n'est pas perpendiculaire à l'axe du conduit auditif, mais forme avec lui un angle de 45° environ. Du côté de l'oreille interne, les parois osseuses de la caisse du tympan se trouvent interrompues en deux points : 1° En haut, la *fenêtre ovale*, fermée par

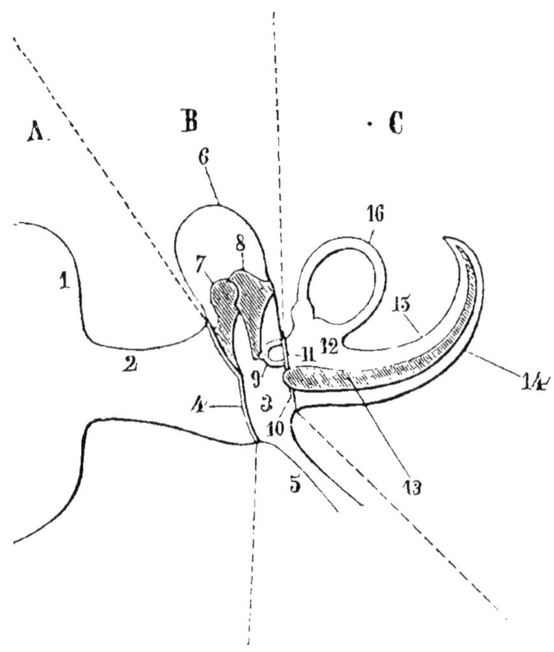

Fig. 100. — Schéma de l'oreille : A, externe ; B, moyenne ; C, interne.

une fine membrane, qui sépare la caisse du tympan du labyrinthe ; 2° En bas, la *fenêtre ronde*, fermée aussi par une membrane séparant la caisse du *limaçon* (rampe tympanique). La caisse du tympan se prolonge plus ou moins dans l'apophyse mastoïde du temporal par des cavités irrégulières nommées *cellules mastoïdiennes* : elle est tapissée entièrement par une muqueuse, qui n'est autre chose qu'un prolongement de la muqueuse pharyngienne, la caisse tympanique n'étant en réalité qu'un diverticulum du pharynx.

Entre la membrane du tympan et la fenêtre ovale, se trouve tendue une petite chaîne formée par trois petits

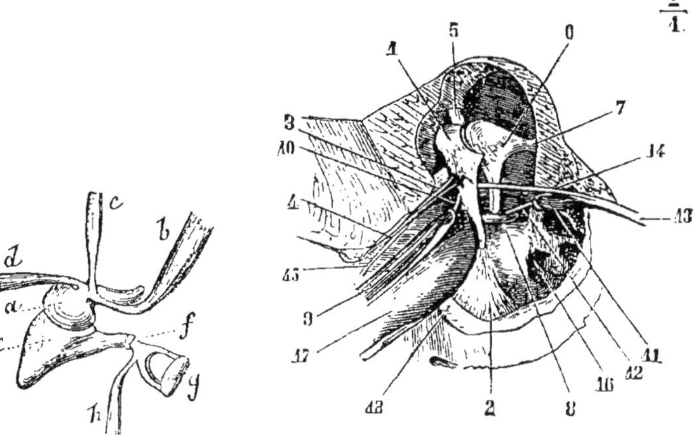

Fig. 101. — Osselets de l'ouïe.

Fig. 102. — Osselets et leurs muscles.

os (fig. 101 et 102) et connue sous le nom de *chaîne des osselets* : elle comprend le *marteau*, fixé à la membrane du tympan, l'*enclume*, articulée avec le marteau, et l'*étrier*, articulé avec l'enclume, et allant s'insérer sur la fenêtre ovale. Les noms de ces trois osselets viennent de leur forme particulière. On distingue quelquefois entre l'enclume et l'étrier un quatrième osselet, l'os *lenticulaire*, mais ce n'est qu'un tubercule de l'enclume. Les osselets de l'ouïe, peuvent être mis en mouvement par des muscles destinés à tendre la chaîne qu'ils forment : c'est le muscle du marteau et le muscle de l'étrier. La trompe d'Eustache est un conduit long de 3 à 4 centimètres, qui met en relation le pharynx et l'oreille moyenne. La surface de ce conduit est tapissée par un épithélium vibratile.

Parties essentielles. — L'oreille interne (fig. 103), comme l'oreille moyenne, est logée entièrement dans le rocher :

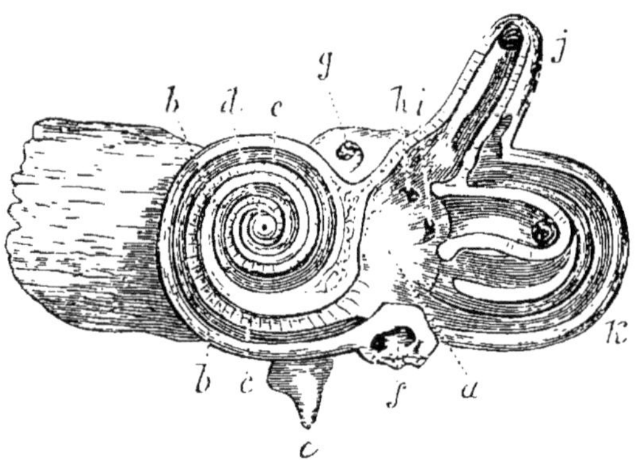

Fig. 103. — Oreille interne ou labyrinthe.

elle est en communication avec cette dernière par les deux fenêtres ronde et ovale. Sa forme extrêmement compliquée lui a valu le nom de *labyrinthe*. Le labyrinthe comprend le *vestibule*, les *canaux demi-circulaires*, et le *limaçon*. Le vestibule est une sorte de sac divisé en deux par un rétrécissement, *utricule*, *saccule* : il présente un prolongement inférieur, l'*aqueduc de Fallope*. Il possède une paroi membraneuse séparée des parois osseuses du rocher par un liquide, la *périlymphe*, et est lui-même rempli de liquide *(endolymphe)* renfermant des concrétions calcaires, les *otolithes*. La paroi est tapissée en dedans par un épithélium simple; qui dans deux endroits, l'un situé dans l'utricule, l'autre dans le saccule, présente des prolongements bâtonoïdes effilés *(taches auditives)*. Les canaux semi-circulaires sont au nombre de 3, ils s'ouvrent dans l'utricule avec lequel ils communiquent par 5 orifices dont 3 sont surmontés d'une ampoule. Ces canaux ainsi nommés à cause de leur forme en demi-cercle, sont dirigés suivant 3 plans perpendiculaires, deux verticaux, l'un d'avant en arrière, l'autre de droite à gauche, le troisième horizontal. Les deux premiers se fusionnent à l'une de leurs extrémités, c'est ce qui fait que le vestibule ne présente que 5 orifices, au lieu de 6. Chacun des orifices libres des 3 canaux présente, peu après la sortie du vestibule, un renflement en *ampoule*. C'est dans ces ampoules que l'on trouve, disposées en séries linéaires le long d'une légère saillie, des cellules analogues aux cellules ciliées du vestibule *(crètes acoustiques)*.

Le *limaçon* (fig. 104), ainsi nommé à cause de sa forme, car il présente l'aspect de la coquille du mollusque de ce nom, est un tube spiral osseux, décrivant deux et demi à trois tours sur lui-même. Il est divisé en deux par une cloison osseuse appelée *lame spirale;* et présente ainsi deux rampes : l'une vient appuyer son extrémité contre la fenêtre ronde, c'est la *rampe tympanique*, l'autre communique librement avec le vestibule, c'est la *rampe vestibulaire*. Les deux rampes sont complètement séparées l'une de l'autre par la lame spirale, sauf au sommet du limaçon où elles communiquent entre elles par un petit orifice percé dans cette lame l'*hélicotrème*.

Les deux rampes du limaçon sont remplies, comme les canaux semi-circulaires et le vestibule lui-même, par

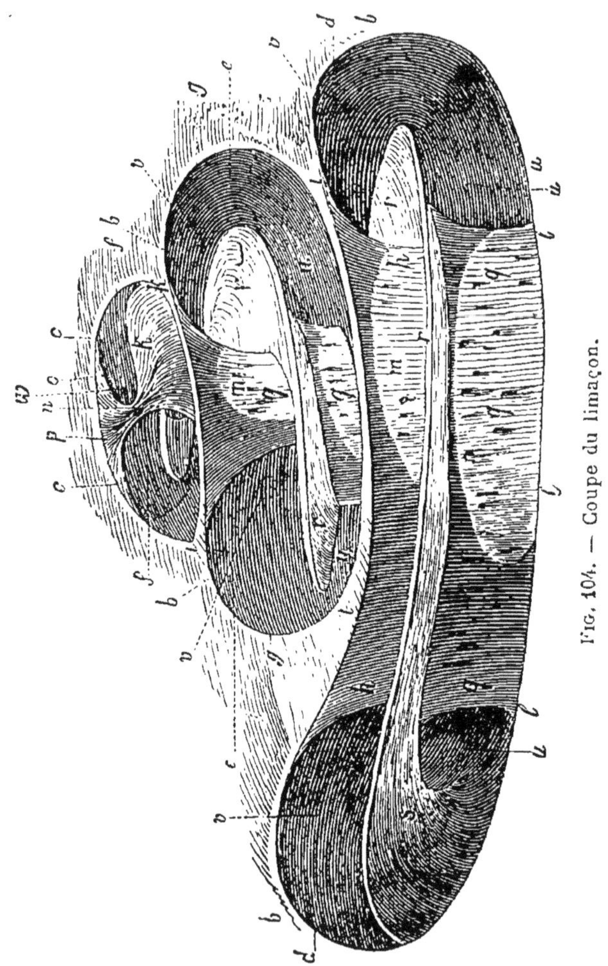

Fig. 104. — Coupe du limaçon.

l'endolymphe; mais le limaçon n'ayant pas de double paroi, osseuse et membraneuse comme le vestibule et les canaux, ne présente pas de périlymphe.

La lame spirale qui divise les deux rampes n'est complètement osseuse que dans le premier tour de spire du limaçon ; ensuite, elle présente une partie osseuse reliée à l'axe ou columelle du limaçon, et une partie membraneuse ou *membrane basilaire*, reliée aux parois : plus on avance vers le sommet du limaçon, plus la membrane basilaire devient relativement large par rapport à la partie osseuse de la lame spirale.

La rampe vestibulaire du limaçon se trouve elle-même divisée en deux par une cloison, de sorte que le limaçon en réalité présente trois rampes. L'espace compris entre cette cloison, ou *membrane de Reissner*, et la membrane basilaire, porte le nom *rampe de Corti*, ou *rampe auditive*, l'autre moitié de la rampe vestibulaire portant le nom de *rampe collatérale*.

C'est dans la rampe auditive que se trouvent situés les éléments sensitifs destinés à l'audition. Ils portent le nom d'*organes de Corti* (fig. 105), et forment par leur ensemble une crête longitudinale médiane sur la membrane basilaire.

Chacun de ces organes, dont les dimensions vont en diminuant de la base au sommet du limaçon, se compose 1° de deux piliers juxtaposés en arcades *(arcades de Corti)* dont l'ensemble forme le *tunnel de Corti ;* 2° de cellules ciliées s'appuyant sur ces piliers (bord extérieur) et divisées en ciliées externes et ciliées internes ; ce sont les cellules sensitives ; 3° de cellules de soutien.

Les arcades de Corti sont au nombre de 3000 environ.

L'appareil de l'audition est innervé par le nerf acoustique : celui-ci ne tarde pas à se diviser en deux branches.

1° branche *cochléaire* destinée au limaçon ; 2° branche

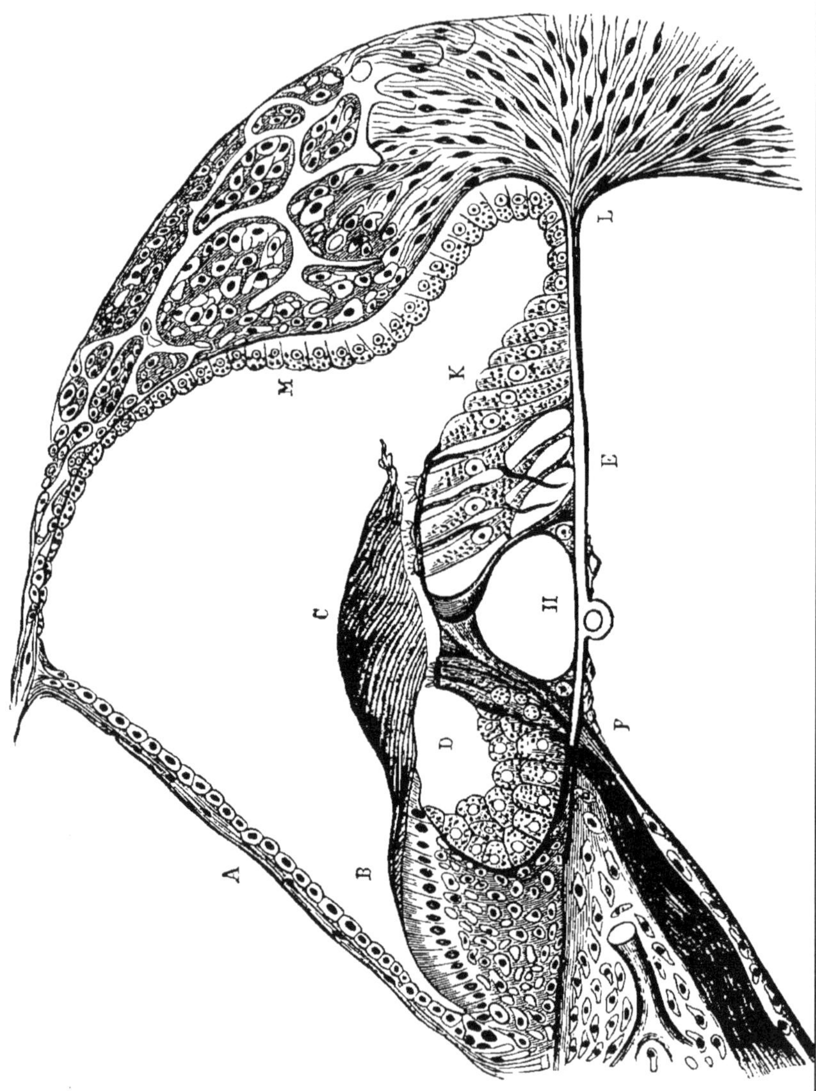

vestibulaire qui fournit trois rameaux : rameau *utriculaire*, rameau *sacculaire*, rameau *ampullaire*.

Le rameau cochléaire du limaçon, après s'être renflé en un ganglion, pénètre dans l'axe de ce limaçon et va se distribuer dans la lame spirale : ses dernières ramifications vont se terminer dans les organes de Corti. Le rameau utriculaire fournit des rameaux à l'utricule et à deux ampoules, ses filets vont se terminer dans les cellules auditives. Le rameau sacculaire se rend au saccule, l'ampullaire à la troisième ampoule ; ils se terminent aussi dans les cellules auditives.

Il nous reste à examiner le rôle des différentes parties que nous venons d'énumérer.

Rôle des oreilles externe, moyenne et interne. — L'oreille externe se compose comme nous l'avons vu du pavillon et du conduit auditif externe.

Le pavillon a pour rôle principal de recueillir les vibrations des corps sonores, et de les faire converger vers le trou auditif, il nous sert aussi à la perception de la direction du son. Il est facile de s'assurer que cet effet est dû à ses anfractuosités, car si l'on rend sa surface plane en remplissant les pavillons avec de la cire molle, en réservant simplement un orifice au milieu, l'audition devient moins nette, et il est impossible de discerner la direction d'où vient le bruit.

Le conduit auditif externe sert à conduire les ondes sonores jusqu'à la membrane du tympan : cette conduction se faisant grâce à des réflexions sur les parois du canal, les vibrations arrivent forcément un peu affaiblies, mais elles ont l'avantage grâce à la forme du conduit d'arriver perpendiculairement au tympan. Il joue encore le rôle de résonnateur et c'est grâce à lui que les sons compris dans la sixième octave, sont particulièrement bien entendus.

La membrane du tympan, qui sépare l'oreille externe de l'oreille moyenne, est chargée de transmettre les vibrations qui lui arrivent, jusqu'à la fenêtre ovale par l'intermédiaire de la chaîne des osselets. Les vibrations de cette membrane lorsqu'on produit un son auprès d'elle, ne sauraient être mis en doute, car on a pu les enregistrer. Le tympan possède encore un autre rôle qui est un rôle d'accommodation : en effet, il se tend inégalement suivant la hauteur du son à percevoir, étant d'autant plus tendu que le son est plus élevé ; or on sait qu'une membrane vibre à l'unisson de sons d'autant plus élevés, qu'elle est plus tendue. Cette tension de la membrane du tympan se fait par l'intermédiaire du muscle du marteau, il est fort probable qu'elle est réflexe, car on sait qu'un son aigre nous impressionne désagréablement.

Les osselets de l'ouïe, qui réunissent le tympan à la fenêtre ovale, servent à transmettre à cette fenêtre les vibrations du tympan. Cette chaîne est maintenue sans cesse tendue, condition primordiale pour qu'elle puisse vibrer, par l'action du muscle du marteau et celle du muscle de l'étrier, qui sont antagonistes l'un de l'autre. Le muscle du marteau dont la contraction serait volontaire pour certains auteurs, et il semble bien qu'il en soit ainsi chez certaines personnes ; est innervé par un filet du maxillaire inférieur, le muscle de l'étrier par un filet du facial. La suppression de la chaîne des osselets produit la surdité.

La trompe d'Eustache joue dans l'audition un rôle assez important bien qu'indirect, elle a pour fonction de maintenir l'air contenu dans l'oreille moyenne à la même pression que l'air extérieur, de manière à ce que la membrane du tympan ne soit pas plus pressée d'un côté que de l'autre. Cette égalité de pression sur les deux faces de la membrane, a une grande utilité, ainsi que l'on peut s'en assurer par l'expérience suivante. Après s'être bouché les narines et avoir fermé la bouche, on exécute un ou deux mouvements de déglutition, qui ont pour effet de raréfier l'air contenu dans l'oreille moyenne; aussitôt l'audition devient absolument indistincte. On la rétablit par une nouvelle déglutition narines ouvertes. A l'état normal, l'orifice de la trompe dans le pharynx n'est pas ouvert, les parois étant au contact; ce n'est qu'au moment de la déglutition que cet orifice s'ouvre, sous l'action du péristaphylin externe : un des rôles des fréquentes déglutitions à vide que nous opérons sans cesse, est justement de remettre constamment l'air de la caisse du tympan en communication avec l'air extérieur. Quelquefois dans certains rhumes, la trompe d'Eustache se trouve plus ou moins bouchée par des mucosités, la déglutition est alors impuissante à établir la communication, il en résulte une demi-surdité passagère, qui disparaît quand la trompe se débouche spontanément. La trompe d'Eustache semble encore posséder quelques rôles accessoires : tube de résonnance, canal pour l'écoulement du mucus, enfin elle servirait d'après Politzer à faciliter l'audition de sa propre voix.

Pour en finir avec les fonctions de l'oreille moyenne,

ajoutons que les cellules mastoïdiennes jouent un rôle de résonnance.

Nous examinerons les fonctions de la fenêtre ronde et de la fenêtre ovale en nous occupant de l'oreille interne.

Les vibrations de la chaîne des osselets se transmettent par l'intermédiaire de la fenêtre ovale au liquide contenu dans le labyrinthe, à l'endolymphe, dont la présence est indispensable à l'audition, car toute plaie qui, pénétrant dans le labyrinthe produit son écoulement, produit fatalement la surdité. Nous allons voir ce que ces vibrations deviennent dans les différentes parties du labyrinthe. Dans l'utricule et le saccule elles viennent ébranler les prolongements filiformes des cellules auditives des taches, et cet ébranlement transmis par le nerf auditif est perçu comme son par le moi. Les vibrations de l'endolymphe sont modifiées plus ou moins par la présence des otolithes, mais ces derniers servent-ils à renforcer le son, ou bien ont-ils au contraire un rôle d'étouffoir, c'est ce qui n'est pas établi avec certitude.

Dans les ampoules des canaux demi-circulaires, les vibrations sont transmises aux cellules des crêtes acoustiques, qui semblent avoir le même rôle que celles des taches auditives. Quant aux canaux semi-circulaires eux-mêmes, ils semblent posséder un rôle tout particulier, qui n'a rien à faire avec l'audition, et qui concourt puissamment au maintien de l'*équilibre*. Quand on détruit sur un animal les canaux semi-circulaires, on observe des troubles de l'équilibre très manifestes, et qui varient avec la nature de la lésion. La section des canaux horizontaux produit des mouvements de la tête de droite à gauche, avec tendance à la rotation autour d'un axe vertical ; la section des canaux verticaux inférieurs produit des oscillations de la tête d'avant en arrière avec tendance à la culbute en arrière ; la section des canaux verticaux supérieurs fait osciller la tête de la même manière avec tendance à la culbute en avant ; des sections combinées de différents canaux produisent les mouvements les plus bizarres, et après leur destruction complète, l'équilibre est complètement aboli. Ces faits ont pu être observés sur l'homme dans le cas particulier de la maladie dite *vertige de Ménière*. Quel est le mécanisme du fonctionnement des canaux ? on est encore réduit à des hypothèses : la plus probable, c'est que dans les différents mouvements que nous faisons, l'endolymphe se déplace plus ou moins, et vient comprimer plus particulièrement tel ou tel point des canaux, donnant lieu à une sensation qui indique le sens du déplacement de la tête. Le rôle des canaux semi-circulaires serait donc en définitive de nous donner la notion de la position qu'occupe notre tête dans l'espace, et comme tels, ils seraient un des agents les plus importants du sens de l'équilibre. Mais revenons aux fonctions auditives de l'oreille interne.

Dans le limaçon, les vibrations viennent impressionner les organes de Corti. Le limaçon n'est pas indispensable à la perception des sons, car son ablation n'amène pas la surdité, mais il paraît être en rapport plus particulièrement avec la perception des sons musicaux. On a pensé tout d'abord que, sous l'influence des vibrations de l'endolymphe, les arcs de Corti mis en mouvement venaient frapper, comme les touches d'un piano les cordes de cet instrument, les filets nerveux terminaux du nerf cochléaire, mais chez les oiseaux qui ont le sens musical très développé, les arcs de Corti manquent, et l'on admet aujourd'hui que les vibrations se transmettent aux *stries de Hensen*, sortes de petites cordes tendues sur la membrane basilaire, dont elles sont d'ailleurs dépendantes, et qui, à cette différence près, forment par leur ensemble un instrument plus ou moins semblable à une harpe dont toutes les cordes seraient accordées pour un son déterminé [1]: les arcs de Corti ne joueraient plus qu'un rôle, celui de ces poids de plomb qu'on fixe aux dents d'acier des harmonicas, pour rendre leur son plus grave : et en effet, les stries de Hensen étant très courtes (de 1/20 à 1/2 millimètre au plus), on conçoit qu'elles aient besoin de cela pour pouvoir vibrer à l'unisson de sons qui ne seraient pas très aigus. Les stries de Hensen sont chez l'homme au nombre de 6000 environ, or l'échelle des sons musicaux occupant 7 octaves, et comme il y a par octave 12 demi-tons, il en résulte qu'il existe par demi-ton environ 66 stries de Hensen. On comprend alors que tous les sons musicaux possibles peuvent trouver dans la membrane basilaire une strie qui vibre à leur unisson; ce qui semblerait bien prouver que les stries de Hensen sont les organes de réception des sons musicaux, c'est qu'il y a, nous l'avons vu 66 stries par demi-ton, et que nous ne pouvons percevoir comme distincts, que des sons ayant au moins 1/64 de demi-ton de différence, il y a là une concordance remarquable.

[1] Ce sont les stries près du sommet du limaçon qui sont accordées pour les sons graves et celles près de la base pour les sons aigus.

Les stries de Hensen ne font d'ailleurs que vibrer ; les véritables organes de perception, ce sont les cellules ciliées, qui transmettent les impressions au cerveau par l'intermédiaire du nerf acoustique. Ces impressions sont perçues sous forme de sons, dans lesquels nous distinguons trois qualités, la hauteur, l'intensité et le timbre. L'intensité résulte de l'amplitude des vibrations des corps sonores : on conçoit qu'elle soit perçue, puisque, suivant cette amplitude, les cellules auditives seront ébranlées plus ou moins fortement. La hauteur résulte du nombre des vibrations : on conçoit encore qu'elle soit perçue, puisque suivant cette hauteur, ce seront des stries différentes de la membrane basilaire qui seront ébranlées, et par conséquent des filets nerveux spéciaux qui conduiront l'excitation au cerveau. Le timbre résulte des harmoniques superposés au son fondamental. Il doit encore être perçu, puisque suivant la nature des harmoniques, ce seront des stries différentes de la membrane basilaire, qui vibreront simultanément.

Que deviennent les vibrations sonores, et comment s'éteignent-elles dans l'oreille ?

Transmises tout le long de la rampe tympanique du limaçon, elles peuvent passer ensuite dans la rampe vestibulaire, par suite de l'orifice percé au sommet de la lame spirale ou hélicotrème, elles redescendent cette rampe, atteignent la fenêtre ronde et vont mourir dans la caisse tympanique.

Toutes les vibrations des corps sonores ne sont pas perçues comme sons, au-dessous de trente-deux vibrations par seconde, l'oreille ne perçoit plus que des chocs successifs, et au-dessus de 70.000 environ, elle ne perçoit plus rien. Les limites des sons perceptibles sont d'ailleurs assez variables avec les individus, certaines personnes entendent des notes beaucoup plus élevées que les autres[1].

Nous ne percevons pas seulement avec l'oreille des sons musicaux, nous percevons aussi des *bruits ;* ces derniers ont pour cause des vibrations irrégulières, les sons musicaux étant dus au contraire à des vibrations régulièrement périodiques.

Les sensations auditives, quoique causées par une réalité objective, étant au fond subjectives, il est bien difficile de déterminer les raisons qui nous ont fait choisir certains sons particuliers pour la composition de notre gamme; disons cependant qu'il est assez remarquable que ces sons se trouvent naturellement dans des rapports assez simples les uns avec les autres pour ce qui est du nombre des vibrations.

Le nerf auditif est bien seul destiné à conduire au cerveau les impressions de son, sa section produit une surdité irrémédiable, et son excitation produit des sensations sonores purement subjectives. Dans certaines inflammations de l'oreille, les filets de l'acoustique sont plus ou moins comprimés, et produisent des bourdonnements qui sont exactement l'homologue de ce que nous étudierons sous le nom de phosphènes dans la vision.

Les sensations auditives, comme celles du goût et de

1 L'audition des notes très élevées est accompagnée de sensations douloureuses : plus les notes sont élevées moins elles sont facilement discernables entre elles.

l'odorat, se ramènent en réalité à des sensations tactiles, car les cellules sensitives sont impressionnées par des vibrations, soit de l'endolymphe, soit des otolithes, soit des stries de Hensen : il y a donc là une véritable excitation mécanique.

Vision.

Le sens de la vision, le plus parfait de tous, est peut-être celui qui nous donne les notions les plus complètes sur les objets extérieurs. Il nous permet en effet d'apprécier leur forme, leur grandeur, leur distance. L'agent qui lui sert d'excitant est la *lumière*, mouvement vibratoire particulier de l'*éther*, les excitations sont recueillies par le nerf optique et transmis par lui jusqu'aux centres conscients cérébraux : c'est là seulement que prend naissance la sensation subjective particulière que nous nommons sensation lumineuse et qui n'existe pas en dehors de nous.

Organe de la vision. — L'appareil de la vision est constitué par le *globe de l'œil* auquel sont annexées quelques parties accessoires. Nous commencerons l'étude de cet appareil par ces parties.

Parties accessoires. Leur rôle. — L'œil est situé dans une cavité osseuse l'*orbite*, qui présente au fond un trou destiné à laisser passer les nerfs et les vaisseaux de l'œil. Il est séparé des parois de cette orbite par des masses graisseuses qui lui servent de coussinet. Il est protégé en avant par les *paupières*, lubréfié par le produit de la *glande* *lacrymale*, et enfin susceptible d'être mis en mouvement par un certain nombre de muscles. Nous n'insisterons pas sur l'orbite déjà étudiée avec le squelette. Les paupières sont comme deux voiles membraneux tendus en avant de l'œil, et susceptibles de se rapprocher ou de s'écarter. Elles sont garnies sur leurs bords de poils raides, les cils; de plus, au-dessus des paupières supérieures se trouvent de nouveaux groupes pileux, les sourcils.

On trouve dans les paupières : 1° en dehors la *peau*, 2° le *muscle orbiculaire* qui sert à leur occlusion, et le muscle *releveur* de la paupière supérieure qui sert à les écarter, 3° une *charpente cartilagineuse* qui les soutient, 4° une muqueuse dite *conjonctive*, qui tapisse leur face interne et vient se réfléchir sur le globe de l'œil où elle devient transparente. Des glandules analogues aux glandes sébacées sont contenues dans leur épaisseur et viennent déverser leur produit sur leurs bords. A leur angle interne se trouve un petit corps rougeâtre, la *caroncule lacrymale*, et un rudiment de troisième paupière latérale, qui existe complète chez les oiseaux *(nictitante)*.

A la surface de l'œil vient se déverser sans cesse le produit d'une glande, la *glande lacrymale* (fig. 106). Elle est logée dans l'orbite entre la paroi et le globe de l'œil, dans l'angle supéro-externe. Son produit constitue les larmes. Dans certaines circonstances, sa sécrétion devient d'une extrême abondance, mais elle se produit même à l'état normal. Les larmes glissent sur la surface de l'œil qu'elles maintiennent dans un état d'humidité satisfaisant, et vont se réunir à l'angle interne des paupières : elles trouvent là deux petits orifices, les *points lacrymaux*, qui sont les origines de deux *canaux lacrymaux*. Ceux-ci ne tardent pas à se fusionner en débouchant dans une sorte de petit sac, le *sac lacrymal*. Celui-ci se continue par le canal nasal qui va s'ouvrir dans les fosses nasales.

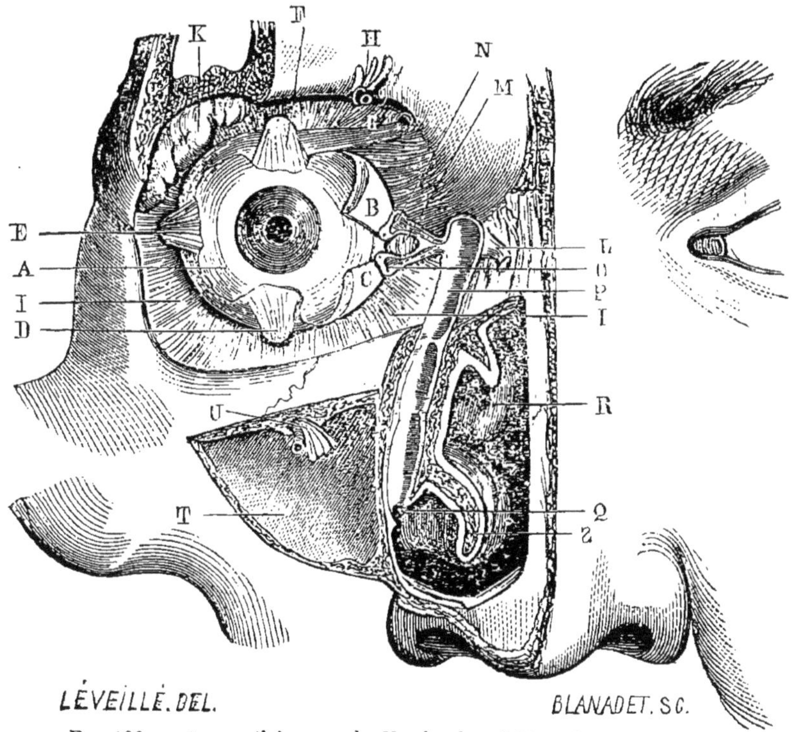

Fig. 106. — Appareil lacrymal : K, glande ; O N, points lacrymaux ; P, canal lacrymal.

C'est donc là en définitive que vont se rendre les larmes, ce n'est que dans les cas d'hypersécrétion, que ces voies d'élimination étant insuffisantes, elles débordent les paupières et coulent sur les joues.

Six muscles (fig. 107) s'insérant d'une part sur les

parois de l'orbite, d'autre part sur le globe de l'œil, assu-

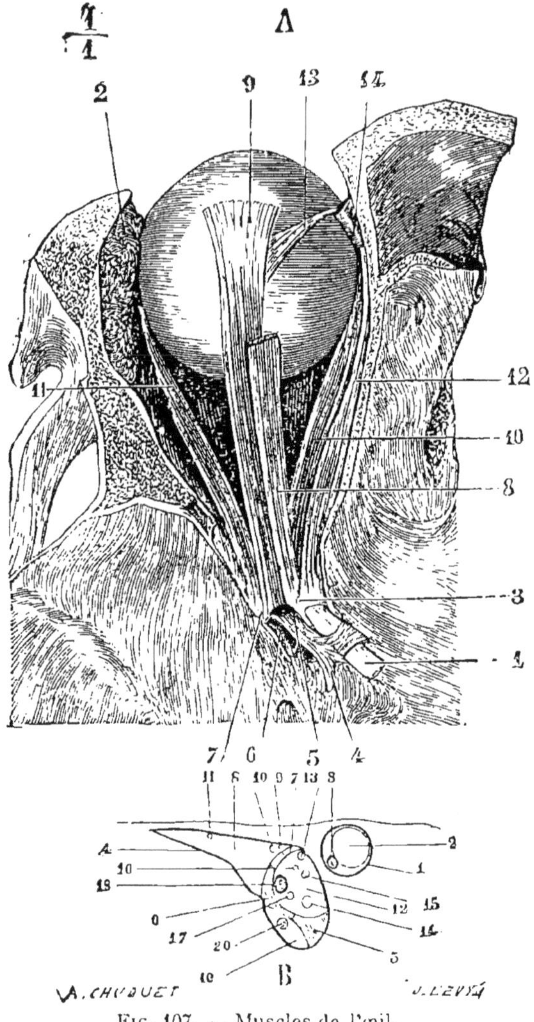

Fig. 107. — Muscles de l'œil.

rent son mouvement dans différents sens. Ce sont les droits supérieur, inférieur, externe, interne; et le grand et le petit oblique.

Avant de passer au globe de l'œil, terminons l'étude de ces parties accessoires par leur rôle.

Le rôle des paupières est d'abord et avant tout un rôle de protection, de plus, par leur clignement continuel et involontaire, elles étalent les larmes sur la conjonctive qu'elles maintiennent ainsi humide.

Le rôle de la glande lacrymale est d'assurer la lubréfaction du globe de l'œil.

Le rôle des muscles de l'œil, est de placer rapidement le globe de l'œil dans la direction des objets qu'on veut voir. Le muscle droit supérieur entraîne le globe de l'œil en haut, le muscle droit inférieur l'entraîne en bas, le muscle droit externe en dehors, le droit interne en dedans. Le grand oblique entraîne l'œil en haut et en dehors, le petit oblique en bas et en dedans.

La contraction des muscles droits supérieur et inférieur se fait simultanément pour les deux yeux, mais quand un droit interne se contracte, c'est le droit externe de l'autre œil qui entre en jeu, et *vice versà*, cela résulte de ce que la convergence des deux yeux vers le point fixé, étant essentielle à la vision (exception chez les personnes qui louchent), nous faisons instinctivement contracter simultanément les muscles qui produisent cette condition. Généralement, plusieurs muscles se contractent simultanément dans un même œil, pour l'amener à se diriger vers le point fixé ; il se produit alors en même temps dans l'autre œil, les contractions nécessaires, et souvent fort différentes des premières pour amener aussi cet autre œil vers le point en question. Les mouvements de l'œil se font par un glissement du globe sur la capsule graisseuse qui l'entoure et qui lui constitue une véritable articulation.

Les nerfs qui président aux contractions des muscles de l'œil, sont le nerf pathétique destiné au grand oblique, le nerf moteur oculaire externe destiné au droit externe et le nerf moteur oculaire commun qui innerve tous les autres muscles.

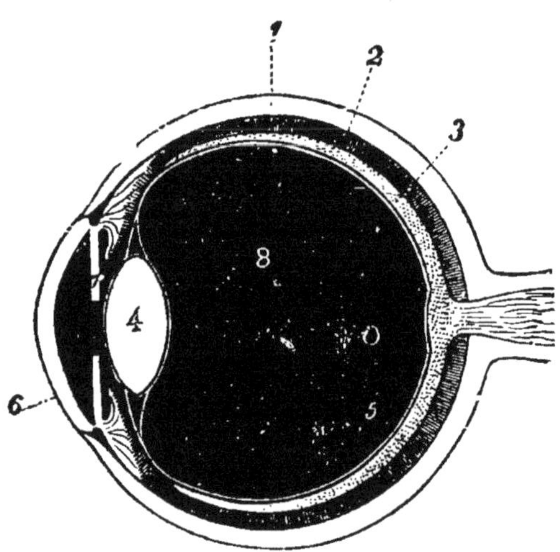

Fig. 108. — Coupe du globe de l'œil Schéma : 1, sclérotique ; 2, choroïde ; 3, rétine ; 4, cristallin ; 5, hyaloïde ; 6, cornée ; 7, iris ; 8, corps ciliaire.

Globe de l'œil. — Le globe de l'œil (fig. 108), dont la forme générale est plus ou moins sphérique, mais qui pour parler plus exactement est formé en réalité par l'intersection de deux sphères, d'un rayon inégal, la plus petite étant tournée en avant ; est constituée par une sorte de coque, renfermant dans son intérieur des milieux réfringents.

La coque est formée par la juxtaposition de quatre

membranes, qui sont en allant de dehors en dedans, la *sclérotique*, la *choroïde*, la *rétine* et la *membrane hyaloïde.*

Les milieux réfringents sont en allant d'avant en arrière, la *cornée* (qui fait partie de la coque), l'*humeur aqueuse*, le *cristallin* et le *corps vitré.*

Enveloppes du globe de l'œil. — La sclérotique forme l'enveloppe la plus extérieure du globe de l'œil ; elle est relativement épaisse et résistante, composée de fibres conjonctives et élastiques. Elle est opaque dans presque toute son étendue, sauf dans la partie antérieure légèrement bombée, et qui prend le nom de *cornée*, cette région est transparente comme du cristal : elle est recouverte antérieurement par la conjonctive, continuation de la muqueuse qui double la face interne des paupières. Son rôle est exclusivement protecteur, sauf dans la région cornéenne, destinée à laisser passage aux rayons lumineux qui pénètrent dans l'œil.

La choroïde tapisse en dedans la sclérotique : elle s'applique exactement sur cette membrane dans la plus grande partie de son étendue, mais en avant elle s'en détache et vient constituer les *corps ciliaires* et l'*iris.*

La partie de la choroïde qui tapisse la sclérotique est par suite d'une accumulation de pigment dans ces cellules, d'un noir intense, et c'est la raison pour laquelle la pupille, ouverture percée dans l'iris et qui permet de voir le fond de l'œil, présente une teinte noire. Chez certains individus, les *albinos*, le pigment manque dans la choroïde, la pupille paraît alors rouge sang ; c'est qu'en effet la choroïde est une membrane très vascularisée, excessivement riche en petits vaisseaux, et que l'absence de pigment permet d'apercevoir le lacis serré des artères et des veines. La vascularisation abondante de la choroïde semble avoir pour but d'empêcher le fond de l'œil de se refroidir, et de le maintenir à une température relativement élevée.

A l'endroit où la choroïde se détache de la sclérotique, elle constitue une zone annulaire, connue sous le nom de *corps ciliaire*. Cette zone qui s'appuie sur le cristallin, joue un grand rôle dans l'accommodation de la vision à différentes distances, ainsi que nous le verrons plus tard. Elle est constituée par un muscle circulaire, le muscle ciliaire, et par des prolongements très vasculaires, susceptibles de se gorger abondamment de sang, les procès ciliaires.

Sur le bord du corps ciliaire vient s'attacher l'*iris*, diaphragme tendu verticalement au-devant du cristallin. Son orifice central est la pupille. L'iris est plus ou moins riche en pigment, et il doit à cela les couleurs variées qu'il présente chez les différentes personnes, couleurs qu'on aperçoit à travers la cornée, et qui caractérisent ce que l'on appelle la teinte des yeux. L'iris renferme dans son intérieur des fibres musculaires concentriques, véritable sphincter, dont le jeu fait varier le diamètre de l'ouverture pupillaire. Certains auteurs admettent aussi des fibres radiées, mais elles sont fort hypothétiques. La couche musculaire de l'iris est revêtue de deux épithélium, un antérieur, baigné par l'humeur aqueuse, un postérieur, en contact avec le cristallin : ce sont les cellules de ce deuxième épithélium qui renferment le pigment. Le rôle de l'iris est celui d'un véritable *diaphragme* d'instrument d'optique, son ouverture varie par suite d'actions réflexes suivant le degré de l'éclairage, elle se rétrécit beaucoup pour une lumière vive, elle se dilate au contraire à son maximum dans l'obscurité.

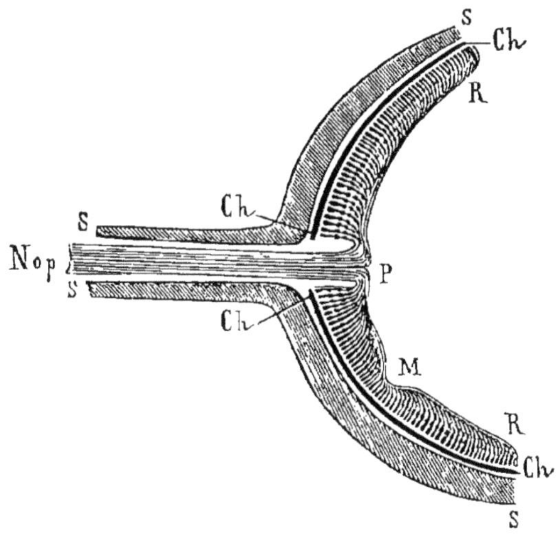

Fig. 109. — Schéma de la rétine, montrant la direction vers le fond de l'œil des bâtonnets et des cônes.

La *rétine* (fig. 109 et 110) constitue la partie la plus essentielle de l'œil, car c'est elle qui est la membrane sensible où vont se perdre les dernières ramifications du nerf optique : elle résulte d'ailleurs de l'épanouissement de ce nerf qui, après avoir traversé la sclérotique et la choroïde, vient s'étaler sur la face externe de cette dernière. Son épaisseur de 1/2 millimètre environ dans le fond de l'œil, n'est plus que de 1/20 de millimètre au niveau des corps ciliaires où elle se termine, tapissant ainsi toute la partie de la choroïde adhérente à la sclérotique.

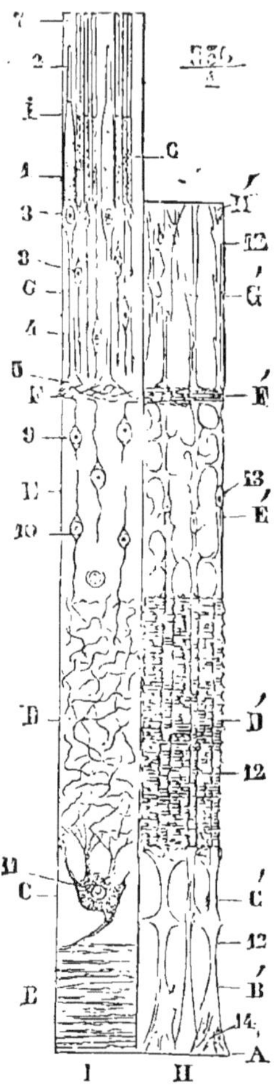

Fig. 110. — Coupe de la rétine.

Sa structure est extrêmement compliquée, et l'on n'y distingue pas moins de dix couches d'éléments différents. Ce sont en allant du fond de l'œil vers la choroïde : 1° la *limitante interne*, membrane conjonctive, qui envoie des fibres de soutien dans toute l'épaisseur de la rétine ; 2° la *couche des fibres du nerf optique ;* 3° la *couche des cellules nerveuses*, formée de cellules multipolaires ; 4° la *couche granuleuse interne*, formée de fins éléments nerveux ; 5° la *couche granulée interne*, formée de cellules bipolaires ; 6° la *couche granuleuse externe* formée d'un entrecroisement de fibrilles (plexus basal de Ranvier) ; 7° la *couche granulée externe*, formée de cellules bipolaires ; 8° la *limitante externe*, membrane conjonctive très mince ; 9° la *couche des bâtonnets et des cônes*, ou des cellules visuelles ; 10° la *couche pigmentaire*, qui doit être très probablement rattachée à celle des cônes et des bâtonnets [1]. »

[1] D'après des travaux récents de M. Dubois.

La partie essentiellement impressionnable de la rétine, est composée par les cellules visuelles dans lesquelles viennent se terminer, après un trajet encore mal connu les dernières ramifications du nerf optique. Les bâtonnets sont des cellules cylindroïdes formées de trois segments, l'un interne, granuleux, le deuxième intermédiaire hyalin et strié transversalement, le troisième externe, appliqué contre la choroïde, et pigmenté[1]. Les cônes ont à peu près la même structure, sauf que leur segment interne est plus renflé, et leur segment intermédiaire plus aminci.

On peut voir d'après cette description, que les extrémités des cellules visuelles sont tournées vers la choroïde, en effet le nerf optique, dont les fibrilles marchent d'abord vers la cavité de l'œil, s'infléchit ensuite pour suivre un trajet diamétralement opposé, après qu'il a formé la couche des fibres, et se dirige alors vers la choroïde. La membrane hyaloïde, qui double la rétine, est une membrane très mince, anhiste, qui enveloppe le corps vitré.

Milieux réfringents. — Les milieux réfringents de l'œil, qui remplissent la cavité de la coque oculaire, sont en marchant de la partie antérieure de l'œil vers son fond : 1° la cornée; 2° l'humeur aqueuse ; 3° le cristallin; 4° le corps vitré.

La cornée, n'est comme nous l'avons vu que la partie antérieure et transparente de la sclérotique, sa limpidité est rendue parfaite par une absence totale de vaisseaux. Elle est formée par des cellules aplaties de nature conjonctive, comprises entre deux épithéliums.

[2] D'après des travaux récents de M. Dubois.

L'humeur aqueuse est un liquide transparent comme l'eau et qui remplit l'espace compris entre la cornée et le cristallin, ou *chambre antérieure* de l'œil. Il renferme quelques sels en dissolution, il semble être sécrété par l'épithélium interne de la cornée. Le cristallin est une lentille biconvexe, en rapport en avant avec l'iris, en arrière avec le corps vitré dans une dépression duquel il se loge. Cette lentille a une courbure plus forte en arrière qu'en avant, de plus sa réfringence n'est pas uniforme ; il est formé de couches concentriques s'emboîtant les unes dans les autres, et dont la réfringence va en croissant au fur et à mesure qu'elles sont plus centrales. Il est maintenu en place par un ligament annulaire, le ligament suspenseur, qui est inséré d'une part sur sa circonférence, d'autre part sur le bord de la rétine. Il est renfermé dans une capsule, la *capsule cristallinienne* qui joue un grand rôle dans sa formation. En effet, quand dans l'opération de la *cataracte*, on énuclée le cristallin, en respectant la capsule, celle-ci ne tarde pas à reformer un nouveau cristallin.

Le corps vitré renfermé dans la membrane hyaloïde remplit tout l'espace compris entre le cristallin et le fond de l'œil, ou chambre postérieure. Il est formé par une masse gélatineuse transparente, composée de tissu conjonctif muqueux.

Formation des images dans l'œil. Accommodation. Défauts. — L'œil, tel que nous venons de le décrire, n'est autre en somme qu'une *chambre noire* analogue à une chambre photographique, dont les parois sont représentées par les enveloppes, et dont le système optique est constitué par les milieux réfringents. Il n'y manque même pas le diaphragme qui est représenté par l'iris.

L'ensemble des milieux réfringents de l'œil, se compose au point de vue physique : 1° D'une lentille convexo-concave (ménisque convergent) formée par la cornée et l'humeur aqueuse ; 2° d'une lentille biconvexe, le cristallin ; 3° d'une lentille concavo-convexe (ménisque convergent) formé par le corps vitré. Connaissant les courbures et les indices de réfraction de ces différentes lentilles, on a vu que leur ensemble, au point de vue dioptrique,

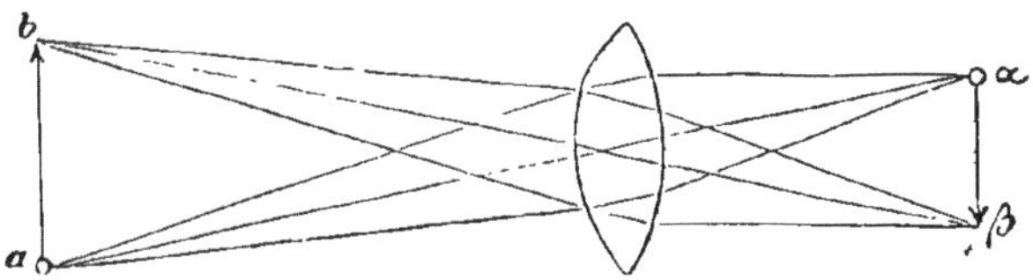

Fig. 111. — Marche des rayons dans une lentille convergente.

pouvait être représenté par une lentille biconvexe unique, d'une courbure et d'un indice de réfraction déterminés. Il en résulte que les rayons lumineux qui tombent dans l'œil sont exactement dans le cas de rayons lumineux traversant une lentille convergente. Or, on sait que ces lentilles ont pour propriété de donner des objets situés au delà de leur foyer, une image réelle et renversée. Les milieux réfringents de l'œil donnent donc des objets extérieurs une image réelle et renversée (fig. 111). Chez les personnes qui ont une bonne vue, cette image vient se former exactement sur la rétine (œil *emmétrope)* chez certaines autres, l'image vient se former un peu en avant (œil *myope)* ou un peu en arrière (œil *hypermé-*

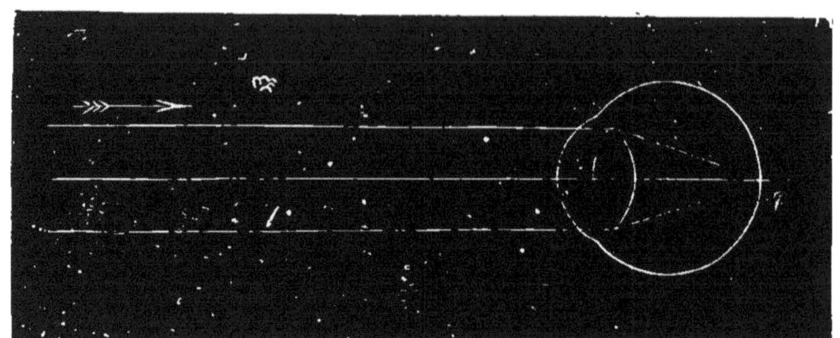

Fig. 112. — Œil normal ou emmétrope.

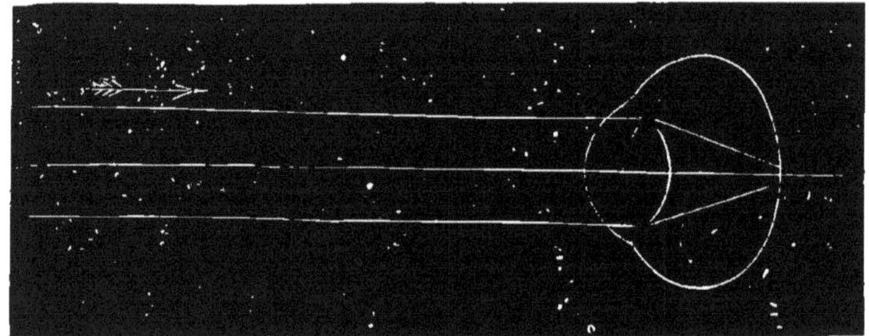

Fig 113. — Œil hypermétrope

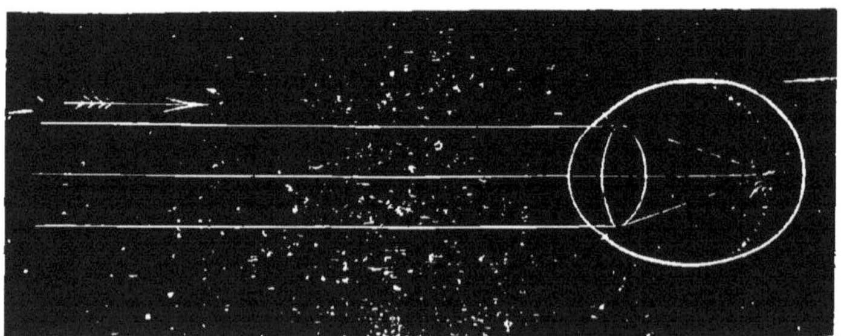

Fig. 114. — Œil myope.

trope) (fig. 112-113-114). Il en résulte des troubles de la vision, que l'on corrige facilement par des milieux réfringents, artificiels spéciaux, qui ont pour effet de ramener l'image sur la rétine (verres convergents pour les hypermétropes, verres divergents pour les myopes).

Mais on sait que la position de l'image donnée par une lentille, dépend de la distance de cet objet à la lentille, comment pouvons-nous donc voir distinctement les objets situés à différentes distances, puisque la condition de la vision nette est que l'image se forme exactement sur la rétine. C'est que suivant la distance des objets, le cristallin change de forme, ainsi que l'on peut s'en assurer facilement, en regardant les images d'un corps brillant, la flamme d'une bougie par exemple sur les deux faces du cristallin, dans un œil qui regarde soit un objet rapproché, soit un objet éloigné (fig. 115). Dans la vision des objets rapprochés, le cristallin se bombe surtout par sa face antérieure, il s'aplatit au contraire quand on regarde au loin. Or, on sait que plus une lentille est bombée, plus son pouvoir réfringent augmente. L'image d'un objet rapproché qui se serait formée au delà de la rétine, se trouve ainsi ramenée sur cette rétine par le bombement du cristallin. Un phénomène inverse se produit dans la vision éloignée. C'est ce que l'on appelle l'*accommodation*[1]. Avec l'âge, le pouvoir accommodant de l'œil disparaît, c'est ce que l'on

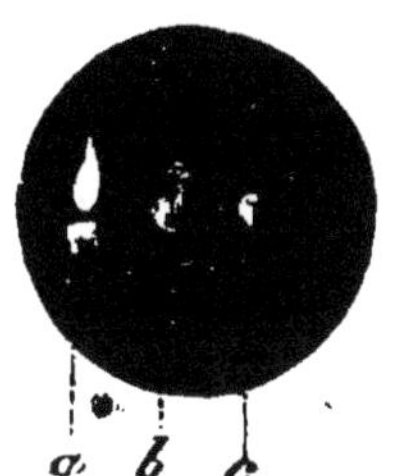

Fig. 115. — Images de Purkinje.

[1] Celle-ci a des limites, des objets trop rapprochés ne peuvent être vus distinctement, et il existe une distance minimum de la vision distincte, qui varie du reste avec les individus.

nomme la presbytie, l'œil alors ne peut plus voir nettement qu'à une distance déterminée.

Quel est le mécanisme de l'accommodation ? On sait qu'elle est réflexe et se produit spontanément et automatiquement. On admet qu'elle est produite par l'action du muscle ciliaire (fig. 116), mais sans être encore bien d'accord sur le mode de cette action. Pour les uns il agirait directement, sa contraction attirant en avant la choroïde permettrait au cristallin normalement aplati de reprendre sa forme plus convexe : pour les autres, il agirait par l'intermédiaire des procès ciliaires se gonflant de sang, et venant comprimer le cristallin. Ajoutons un mot pour en finir avec l'accommodation. On admet généralement qu'il n'y a d'effet d'accommodation que pour la vision rapprochée, et que l'œil est normalement accommodé pour la vision à l'infini (étoiles par exemple). MM. Morat et Dogon ont démontré qu'il existe une accommodation pour cette vision, et qu'il y a aplatissement *actif* du cristallin.

Les milieux optiques de l'œil ne sont pas absolument parfaits. Ils possèdent plusieurs défauts, qui leur sont communs avec nos lentilles de vase. Telle est l'*aberration de sphéricité*, telle encore l'*aberration de réfrangibilité :* et enfin un défaut qui leur est propre l'*astigmatisme*.

L'aberration de sphéricité consiste dans ce fait que dans une lentille, les rayons centraux et les rayons marginaux ne vont pas former leur foyer au même point : elle est corrigée en partie par la présence de l'iris qui masque plus ou moins les régions périphériques de la lentille cristallinienne.

L'aberration de réfrangibilité, consiste dans ce fait, que

les rayons de différentes couleurs ne forment pas leur foyer au même point, nous corrigeons ce défaut dans nos ins-

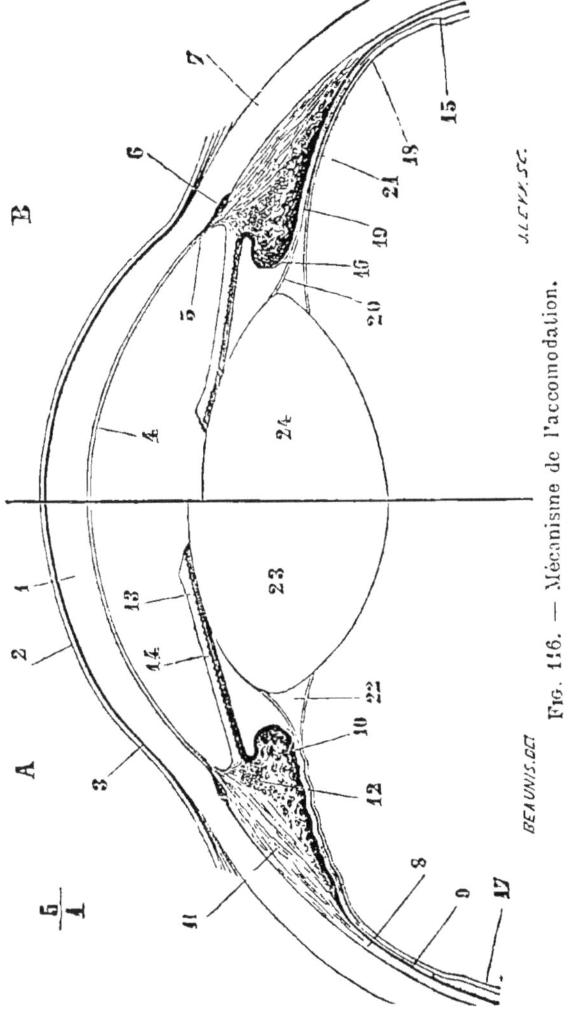

Fig. 116. — Mécanisme de l'accomodation.

truments d'optique, par l'emploi des lentilles dites achromatiques, mais l'œil n'est pas achromatique (la distance de la vision nette d'un point rouge et d'un point violet n'est pas la même), ce défaut d'achromatisme gêne d'ailleurs fort peu la vision, et Helmholtz, par l'emploi de lentilles qui achromatisaient son œil, n'a pas remarqué que dans ce cas la vision fût plus nette.

L'astigmatisme est produit par ce fait que les milieux réfringents de l'œil ne sont pas absolument sphériques, les rayons de courbure variant avec les méridiens. Il en résulte qu'une ligne verticale et une ligne horizontale placées en croix à la même distance ne seront pas vues avec la même netteté. Tous les yeux sont plus ou moins astigmates, mais généralement très faiblement. Quand ce défaut de l'œil est très accentué, la vision est fortement troublée. On remédie à l'astigmatisme par l'emploi de verres cylindriques, corrigeant les différences de courbures.

Ajoutons pour terminer ce qui concerne les milieux de l'œil, qu'ils sont légèrement fluorescents ; c'est ainsi que le cristallin frappé par des rayons ultra-violets, émet une lumière blanc bleuâtre. Quel est le rôle de cette fluorescence, il est encore peu connu. On peut admettre que la présence de rayons ultra-violets sur la rétine serait nuisible à la vision, et que c'est dans le but de les écarter qu'ils sont modifiés par les milieux réfringents de l'œil.

Nous avons vu que l'appareil dioptrique oculaire possède un diaphragme, l'iris. Le rôle de cet iris semble être surtout un rôle de réglage de la quantité de lumière qui pénètre dans l'œil, l'orifice se rétrécissant à la lumière vive, se dilatant dans la demi-obscurité, ces mouvements étant d'ailleurs automatiques. Le réflexe irien, a pour voie centripète, les fibres du nerf optique, pour centre, une région de la moelle située entre la sixième vertèbre cervicale et la deuxième dorsale (centre cilio-spinal) et pour voie centrifuge des filets sympathiques qui remontent avec le moteur oculaire commun et le trijumeau. L'excitation du moteur oculaire produit une constriction de la pupille, celle de la branche ophthalmique du trijumeau une dilatation. Cette dernière est-elle active ou passive, c'est ce que l'on n'a pu décider encore. Certains poisons ont une action marquée sur les mouvements de l'iris, l'atropine, principe actif de la belladone, le dilate énormément, la fève de Calabar le rétrécit au contraire.

Rôle de la choroïde. — On a cru longtemps que la choroïde, avec son pigment abondant, était destinée à absorber les rayons lumineux, après leur action sur la rétine ; on admet plutôt aujourd'hui avec Rouget, qu'elle est destinée à renvoyer la lumière qui tombe sur le fond de l'œil, dans la direction des cônes et des bâtonnets. Il ne faut pas oublier en effet, que ces derniers sont tournés vers le fond de l'œil, et que la lumière pénètre dans cet œil d'avant en arrière : pour agir sur les éléments sensitifs, il faut donc de toute nécessité qu'elle subisse une réflexion.

Rôle de la rétine. Mécanisme de la vision. — La rétine est la membrane sensible destinée à la réception des sensations lumineuses ; de toutes les couches qui la composent, c'est celle des cônes et des bâtonnets qui est seule directement excitable par la lumière. La répartition de ces cônes et de ces bâtonnets n'est pas la même dans toute la rétine. Au point où arrive le nerf optique, il n'y en a pas, aussi cette partie est-elle complètement insensible à la lumière *(punctum cæcum)*. On peut démontrer l'existence de cette tache aveugle par une expérience bien simple due à Mariotte (fig. 117). Si l'on examine la figure ci-contre avec un seul œil, en fixant la croix à une distance de 30 centimètres environ, on voit le cercle blanc disparaître ; c'est qu'en ce moment, il vient former son image sur la tache aveugle. Au point où l'axe optique de l'œil vient rencontrer

Fig. 117. — Expérience de Mariotte.

la rétine, se trouve une petite fossette de 2 millimètres environ de diamètre, à qui sa couleur spéciale a fait donner le nom de tache jaune. Dans ce point de la rétine, il n'existe que des cônes et c'est le point où l'acuité visuelle est la plus grande. Au fur et à mesure que l'on s'en écarte, les cônes deviennent de plus en plus rares, et la vision de moins en moins nette ; c'est sur la périphérie de la rétine que sa sensibilité est la moindre. On a trouvé que pour des points de la rétine situés à 60° de l'axe visuel, un objet pour être perceptible devait avoir un diamètre cent cinquante fois plus considérable que dans le milieu de la tache jaune. Il semble donc que, chez l'homme du moins, la netteté de la vision, toutes choses égales d'ailleurs, soit en rapport avec le nombre de cônes répartis sur une surface déterminée.

Notre œil nous permet de percevoir non seulement la forme des objets, mais encore leurs couleurs. Il semble que ce soient les cônes qui jouent également le rôle prépondérant dans cette perception : mais y a-t-il autant d'éléments divers, que nous pouvons percevoir de nuances. Cela est peu probable. Yung et Helmholtz, se basant sur e fait, que toutes les sensations de couleurs peuvent être produites par le mélange de trois couleurs fondamentales, le rouge, le vert et le violet, admettent dans la rétine la présence de trois sortes d'éléments, dont chacun serait excité spécialement par l'une des couleurs fondamentales. Cette théorie permet de rendre compte de certains faits très curieux, connus sous le nom général de *daltonisme* ou *dyschromatopsie*, et qui consistent en une cécité véritable de certaines couleurs. C'est en général le rouge qui n'est pas visible. Or dans ce cas le blanc paraît verdâtre, et l'on sait que le vert est la couleur complémentaire du rouge. Cette théorie permet encore d'expliquer les phénomènes de vision colorée consécutive. Si on a longtemps regardé un objet rouge, et que l'on reporte les yeux sur un mur blanc, on voit cet objet se détacher en vert sur le mur. Tous ces faits s'expliquent facilement, en admettant une paralysie, congénitale dans le premier cas, momentanée dans le second, des éléments destinés à percevoir le rouge ; il n'y a plus que les éléments du violet et du vert qui sont impressionnés, d'où une sensation bleu verdâtre.

Les impressions lumineuses perçues par notre rétine persistent un certain temps, fort court il est vrai (1/10 de seconde environ) mais appréciable. Il en résulte ce phénomène, que, si nous faisons tourner un charbon enflammé, nous aurons la sensation d'un cercle de feu, la sensation venant se reproduire au même point avant qu'elle n'y soit éteinte. C'est pour la même raison que les étoiles filantes nous apparaissent sous l'aspect d'un trait enflammé, qu'un disque troué qui tourne rapidement nous paraît plein, etc. C'est grâce à cette propriété, que l'on peut réaliser aussi l'expérience de Newton, du disque coloré des couleurs du spectre mis en rotation rapide, et qui paraît blanc par suite de la superposition de toutes les couleurs.

Les éléments sensibles de la rétine, trop longtemps impressionnés, finissent par se fatiguer. Il en résulte ce que l'on nomme des *images consécutives négatives*. Quand on a regardé longtemps un disque violemment éclairé et que 'on reporte les yeux sur un mur grisâtre, on voit le disque se détacher en noir sur le mur, cela vient de ce que les parties de la rétine fortement impressionnées par l'éclairage éclatant du disque, ne sont plus sensibles à la faible lumière envoyée par le mur : c'est comme si elles ne recevaient plus de lumière, d'où sensation de noir dans cette région de la rétine.

Quand une image violemment éclairée vient se peindre sur la rétine, les éléments voisins se trouvent plus ou moins ébranlés. Il en résulte le phénomène connu sous le nom d'*irradiation* (fig. 118). Deux carrés égaux l'un blanc sur fond noir, l'autre noir sur fond blanc, paraissent inégaux, le blanc paraît plus grand que le noir ; il y a comme un empiètement de la surface éclairée sur la surface obscure.

Nous avons vu que la condition essentielle à la vision, était la formation d'une image sur la rétine, par quel méca-

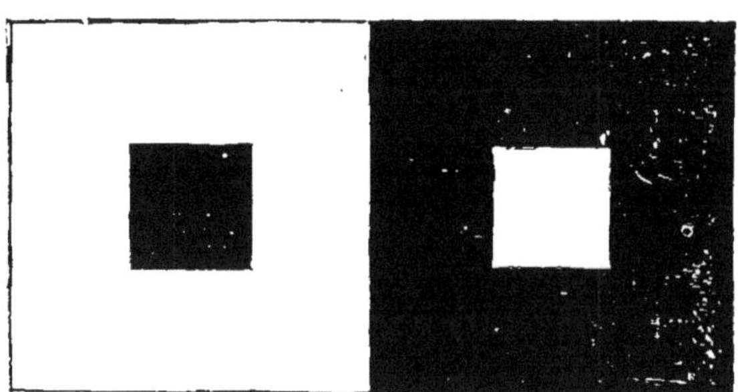

FIG. 118. — Irradiation.

nisme la lumière vient-elle exciter les cellules visuelles ?

Pour certains auteurs, ce serait par suite d'une action chimique, la rétine étant comparable à la plaque sensible d'un appareil photographique. Il existe en effet dans l'article externe des bâtonnets, une matière colorante rouge (pourpre de Boll, pourpre rétinien, *érythropsine)*, qui est décolorée par l'action de la lumière [1], et l'on arrive à obtenir de véritables photographies rétiniennes ou *optogrammes*, que l'on peut conserver en les fixant par l'alun. Mais remarquons d'une part, qu'il faut un certain temps pour obtenir les optogrammes, tandis que la vision est presque instantanée, d'autre part, que l'érythropsine

[1] Et qui se reforme sans cesse par l'action de la nutrition.

manque dans les cônes et par conséquent dans la tache jaune où cependant la vision a son maximum d'acuité.

Il existe une autre théorie de la vision, due à M. Dubois; d'après cet auteur, la lumière agirait sur le segment pigmenté des cellules visuelles : les mouvements de granules pigmentaires qui en résultent, et qu'on peut constater nettement en examinant des coupes de rétine éclairée ou maintenue à l'obscurité, agiraient sur le segment moyen de nature contractile, et dont les mouvements ont en effet été observés par Engelmann : ces contractions exciteraient en la tiraillant la partie nerveuse de la cellule, qui transmettrait son excitation aux centres par le nerf optique. Cette théorie permet de se rendre compte de nombreux phénomènes : les sensations d'intensité lumineuse seraient dues à l'amplitude des contractions, et les sensations de couleur à leur rapidité.

Quoi qu'il en soit, que l'excitation des terminaisons du nerf optique soit chimique ou mécanique, elle n'est pas due directement aux vibrations de l'éther, et nous voyons que là encore, nous pouvons ramener le mécanisme de la sensation à celui du toucher, puisqu'il y a toujours une véritable irritation des cellules sensitives, par un agent matériel.

Les terminaisons du nerf optique étant excitées par toutes les variations d'éclairage, quelle que soit leur cause, il en résulte que nous devons voir non seulement les objets extérieurs, mais encore ceux qui sont situés dans notre œil, assez près de la rétine pour que leur cône d'ombre vienne couper cette membrane. De là les phénomènes de *vision entoptique*, de *mouches volantes*, etc., qui sont surtout apparents quand on éclaire l'œil vivement. C'est ainsi que l'on arrive à voir les globules du sang cheminer dans les capillaires de la rétine, leur ombre venant se projeter sur la couche des cônes et des bâtonnets.

Toutes les excitations du nerf optique quelles qu'elles soient donnent naissance à des sensations lumineuses, de là ces lueurs, que produit la compression de l'œil avec le doigt et que l'on connaît sous le nom de *phosphènes*. Mais chose remarquable, la lumière ne peut exciter directement le nerf optique, elle n'a d'action sur lui que par l'intermédiaire de la rétine.

Vision binoculaire. — Nous avons supposé jusqu'ici que la vision s'effectuait avec un seul œil, mais nous savons qu'en réalité, elle s'effectue avec les deux yeux. Comment deux images se produisant, avons-nous la notion d'un seul objet ?

On explique ce phénomène par la théorie des points identiques, ce sont les points des deux rétines, qui impressionnés simultanément donnent une sensation unique. Ces deux points sont liés l'un à l'autre dans la perception, mais cette liaison n'est pas innée, elle est le résultat de l'expérience. Ce qui le prouve évidemment, c'est que les personnes affectées de *strabisme*, qui *louchent* comme on dit vulgairement, n'ont pas leurs points identiques placés de la même manière que les personnes normales, et quand on corrige leur strabisme elles voient double, exactement comme les autres quand elles louchent. Néanmoins la distribution particulière des deux nerfs, au moment de leur entrecroisement (chiasma) (fig. 119), doit favoriser la vision simple binoculaire.

C'est grâce à la vision binoculaire que nous pouvons apprécier la distance des objets et leur relief.

La notion de *distance*, qui est acquise et non innée,

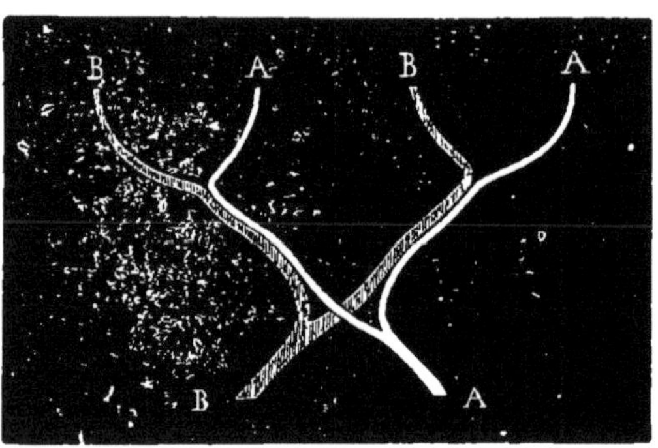

Fig. 119. — Entrecroisement des deux nerfs optiques et distribution.

résulte des mouvements différents que nous sommes obligés d'imprimer aux muscles de nos yeux pour faire converger leurs axes visuels vers l'objet que nous regardons. Cette convergence est nécessaire pour que l'image se forme sur les points identiques, et comme l'angle des axes doit varier avec la distance des objets, les mouvements des muscles varient aussi, et c'est la notion que nous avons de ces variations, qui nous permet d'apprécier les distance.

La notion de *relief* résulte de la superposition des images des deux yeux, qui ne sont pas absolument identiques. On peut le démontrer très facilement. Si l'on prend deux images photographiques d'un objet représentant leur perspective droite et gauche, et qu'on les superpose dans un *stéréoscope* (fig. 120), on a la notion du relief avec la plus grande intensité.

On peut se demander comment nous voyons les objets *droits*, puisque leur image est *renversée* sur la rétine : c'est là un simple effet de l'habitude, et cela tient aussi

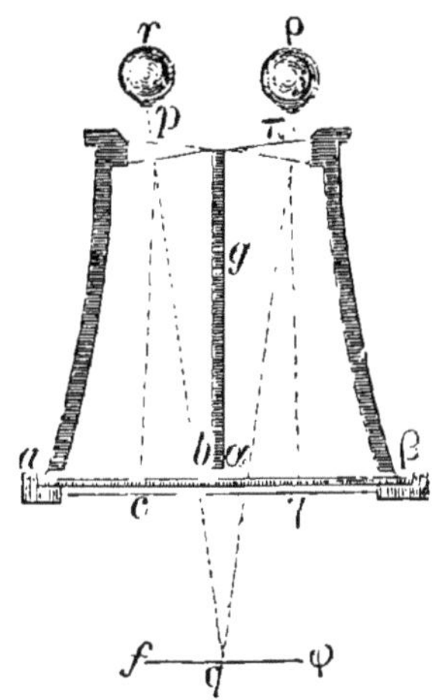

Fig. 120. — Stéréoscope.

sans doute à l'association que nous faisons des sensations visuelles avec celles qui nous sont données par le toucher.

On donne le nom d'*illusions d'optique* aux notions fausses qui nous sont fréquemment données par le sens de la vue, quand nous ne pouvons les contrôler par un autre sens. C'est par une illusion d'optique que la lune nous paraît plus grande à l'horizon qu'au zénith ; qu'une chaîne de montagnes nous paraît plus rapprochée par un temps clair que par un temps brumeux ; qu'immobiles par rapport à un objet mobile, nous croyons être nous mêmes en mouvement, etc.

La section des deux nerfs optiques est accompagnée toujours d'une *cécité irrémédiable*.

Nous terminons avec l'appareil de la vision, l'étude des organes des sens.

Nous avons pu voir au cours de cette étude, combien sont variées les terminaisons nerveuses qui nous mettent en rapport avec le monde extérieur, et combien sont différentes les sensations qu'elles nous procurent. Mais il faut bien se rappeler que ces sensations sont absolument subjectives, et n'ont aucun rapport avec les excitants qui leur donnent naissance. Il faut se rappeler aussi que les impressions ne deviennent sensations que dans les centres nerveux conscients, et cela par suite d'un mécanisme sur lequel il n'est pas encore possible de faire même des hypothèses.

Mais bien que les recherches à faire encore, sur cette machine merveilleuse que l'on appelle le corps humain soient innombrables ; on a pu voir, au cours de cet ouvrage, que nous connaissons sur sa structure et son fonctionnement bien des choses, qu'il ne devrait être permis à personne d'ignorer.

FIN

TABLE DES MATIÈRES

TABLE DES MATIÈRES

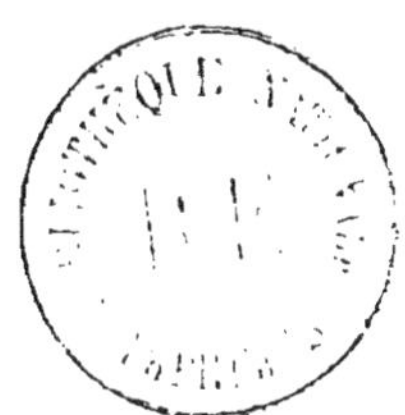

FIN DE LA TABLE DES MATIÈRES

ANATOMIE ET PHYSIOLOGIE ANIMALES

Par Mathias DUVAL

Professeur à la Faculté de médecine et à l'École des Beaux-Arts de Paris

Et Paul CONSTANTIN

Agrégé des sciences naturelles. Professeur au lycée de Rennes

1891, 1 vol. in-8, 530 pag. 472 fig. . . . . 6 fr.

Cet ouvrage est un exposé très clair, très méthodique et très au courant de la science, qui contient à la fois les questions élémentaires et dans un texte spécial les développements nécessaires pour une étude plus approfondie.

La première partie comprend les *Généralités:* anatomie et physiologie spéciales, anatomie et physiologie générales.

La deuxième partie, *Anatomie et physiologie humaines* étudie les fonctions de nutrition (digestion. circulation, respiration, sécrétion, nutrition en général) et les fonctions de relation (squelette, muscles, locomotion, organes des sens, larynx et phonation, système nerveux).

La troisième partie, *Anatomie et physiologie comparées*, résume les faits les plus importants relatifs aux divers embranchements du règne animal.

L'auteur a soin de ne jamais décrire un organe qu'au moment d'en indiquer le rôle physiologique.

La question historique, si importante pour montrer comment se sont formées les idées actuelles, a été traitée avec un soin tout particulier. De nombreuses notes ont été consacrées à la biographie des savants, dont les noms sont cités, soit à propos d'expériences, soit à propos d'organes auxquels ces noms sont restés attachés.

De nombreuses et belles gravures facilitent la lecture du livre : parmi celles-ci, les unes sont la reproduction, d'après nature, de préparations anatomiques ou d'appareils physiologiques, d'autres sont des schémas, destinés à aider encore à la clarté du texte.

BEAUNIS. — **Nouveaux éléments de physiologie humaine,** comprenant les principes de la physiologie comparée et de la physiologie générale, par H. BEAUNIS, professeur à la Faculté de médecine de Nancy, 3e *édition*, 2 vol. gr. in-8 de 1,484 pages, avec 513 fig. cart. . . . . 25 fr.

BEAUNIS et BOUCHARD. — **Nouveaux éléments d'anatomie descriptive et d'embryologie**, par H. BEAUNIS et A. BOUCHARD, professeur à la Faculté de médecine de Bordeaux, 4e *édition*, 1 vol. gr. in-8 de 1.072 pages, avec 456 figures, cart. . . . . 20 fr.

BRUCKE et SCHUTZENBERGER (de l'Institut). — **Les couleurs**, au point de vue physique, physiologique, artistique et industriel, 1 vol. in-16 de 344 pages avec 46 fig. *Bibliothèque scientifique contemporaine*. . . . . 3 f. 50

CHARPENTIER (A.). — **La lumière et les couleurs** , au point de vue physiologique, par A. CHARPENTIER, professeur à la Faculté de médecine de Nancy, 1 vol. in-16 de 352 p. avec 22 fig. *Bibliothèque scientifique contemporaine*. . . . . 3 fr. 50

CHATIN (Joannes). — **Les organes des sens**, dans la série animale. Leçons d'anatomie et de physiologie comparées, 1 vol. in-8 de 726 pages, avec 136 fig. . . . . 12 fr.

DALTON. — **Physiologie et hygiène des écoles, des collèges et des familles**, 1 vol. in-16 de 354 p. avec 68 fig. cart. . . . 4 fr.

DUCHENNE (de Boulogne). — **Mécanisme de la physionomie humaine, ou analyse électro-physiologique de l'expression des passions.**

1re *Edition*, gr. in-8, formant 1 vol., de 264 p., avec 9 pl. représentant 144 fig. photographiées. . . . . 20 fr.

2e *Edition de luxe*, formant 1 vol. gr. in-8, avec atlas composé de 74 pl. photographiées et de 9 pl. représentant 144 fig. cart. 68 fr.

DUVAL (Mathias). — **Cours de physiologie**, par Mathias DUVAL, professeur à la Faculté de médecine de Paris, 6e *édition du Cours de physiologie* de KUSS et DUVAL, 1 vol. in-18 jésus, VIII-712 p. 206 fig. cart . . . . 8 fr..

FAU et CUYER. — **Anatomie artistique du corps humain.** Planches par le Dr FAU, texte avec figures, par E. CUYER, 2e *édition* 1890, in-8, 208 p. avec 17 pl. fig. noires, 6 fr. — Fig. col. . . 12 fr.

LEFERT (Paul). — **Aide-mémoire d'anatomie**, 2e *édition*, 1892, 2 vol. in-18 jésus de 300 p. cartonné. . . . . 6 fr.

— **Aide-mémoire de physiologie**, 2e *édition*, 1892, 1 vol. in-18 de 312 p. cart. 3 fr.

MASSE (J.-N.). — **Traité pratique d'anatomie descriptive**, 1 vol. in-18 jésus de 700 p. cartonné. . . . . 7 fr.

PRODHOMME. — **Atlas manuel d'anatomie descriptive du corps humain.** 1890, 1 vol. in-18 jésus, contenant 135 pl. dessinées et gravées par l'auteur, avec texte explicatif en regard, cart. . 10 fr.

SHACK. — **La physionomie chez l'homme et chez les animaux** dans ses rapports avec l'expression des émotions et des sentiments, 1 vol. in-8 de 450 p. avec 154 fig. . . . . 7 fr.

LYON. — IMP. A. REY.

www.ingramcontent.com/pod-product-compliance
Ingram Content Group UK Ltd.
Pitfield, Milton Keynes, MK11 3LW, UK
UKHW021054270726
13967UKWH00012B/1095